健康促進

黃松元
總校閱

陳銘樹、楊文仁
主編

江慧珊、呂奇傑、李銘杰、吳淑慧
林金定、林柳吟、林萃芬、林靜宜
胡益進、郭憲文、陳致潔、黃奕孝
鄭麗媛、劉鴻文、簡聰義、歐陽鍾美
共同編著
（依姓氏筆劃順序排列）

全華圖書股份有限公司

PREFACE

推薦序

1978 年，世界衛生組織與聯合國兒童基金會聯合發布「阿拉木圖公元二千年全民健康宣言」，強調健康促進與疾病預防之重要性，是為健康促進運動之濫觴。*1986* 年，世界衛生組織發布「渥太華健康促進憲章」，揭櫫推動健康促進計畫五大行動綱領，無異乎宣布全球進入健康促進年代。

多年以來，世界衛生組織在健康促進運動之發展以及全球健康促進計畫之推動上一直居於領導地位。為加強各國推動健康促進計畫之經驗交流，提升工作成效，自 *1986* 年起，世界衛生組織先後召開了十屆全球健康促進研討會，在此將歷屆研討會舉辦之年份及地點臚列於下：第一屆－ *1986* 年於加拿大渥太華；第二屆－ *1988* 年於澳洲亞德雷德；第三屆－ *1991* 年於瑞典 *Sunds. Vall*；第四屆－ *1997* 年於印尼雅加達；第五屆－ *2000* 年於墨西哥市；第六屆－ *2005* 年於泰國曼谷；第七屆－ *2009* 年於肯亞奈羅比；第八屆－ *2013* 年於芬蘭赫爾新基；第九屆－ *2016* 年於中國上海；第十屆－ *2021* 年於瑞士日內瓦。

世界衛生組織於歷屆研討會所揭示的主題以及會後發布的憲章、宣言、建言或聲明，再加上於 *1998* 年 *5* 月 *16* 日發布的「二十一世紀全民健康」（*Health for All in the 21st Century*）文件引領世界各國邁向健康促進新紀元。

除了世界衛生組織等國際性組織外，全世界唯一的健康促進國際性非政府組織－國際健康促進暨教育聯盟（*International Union for Health Promotion and Education, IUHPE*）*1951* 年成立於法國巴黎。該聯盟每三年召開一次的世界健康促進與健康教育大會及八個分會不定期召開的會議，成為世界各國健康促進與健康教育專業人員交換工作經驗和心得，持續賦權共商更佳策略的重要場合和時機，對各會員國健康促進計畫績效的提升及永續發展，有其相當程度的貢獻，國人實應予以適度關切與參與。

為適度配合國內公部門及私部門推動各項健康促進計畫及提升健康促進學術研究水準，最近陳銘樹教授等十八位健康促進專業人員商議決定合寫《健康促進》一書。本書十八位作者均為該專業一時之選，每位作者均學有專精，且實務工作經驗相當豐富。所撰述的議題包括健康促進導論與發展、健康促進與健康教育理論與模式概論、高齡長者的健康促進、健康風險評估與健康促進、學校健康促進與實務、職場健康促進與實務、醫院健康促進與實務、營養與健康促進、心理與健康促進、健康數據資訊判讀量測與管理、健康促進的未來研究方向重點，以及數位健康管理與智能健康促進。這些議題涵蓋了在社區、學校、醫院、職場四大場域所推動的各項健康促進計畫。

每位作者對所選定的議題均盡心盡力加以撰述，呈現最新的資訊，提升本書的實用價值。每一項議題均兼顧理論與實務層面，因為理論必須透過實務加以驗證，方能成立，而實務必須立基於理論，方克有成，此為本書的最大特點，頗具理論探討和實務應用的價值。

健康促進專業工作項目日益擴充，服務對象日漸增多，因之健康促進專業人員必須不斷的充實專業知識，而且不只是要涵養本土情懷，還要擴大國際視野。健康促進（含衛生教育）計畫的推動必須結合公部門、私部門及民眾的力量方能達成預定的目標。在此過程中，健康促進學術論文的發表、專書的出版，以及各項媒體的運用，至關重要。本書之出版深信對我國健康促進專業之永續發展及各項健康促進計畫之推動定能發揮相當程度的助益和貢獻。本書亦適用於大專校院，可作為指定用書。

欣見本書付梓，也很榮幸為本書略述數語，是為序。

國立臺灣師範大學名譽教授

謹識

中華民國 112 年 12 月 12 日

PREFACE

推薦序

讓每個人都擁有更健康的未來

2024 年新政府就職前一個月，亞東醫院獲準總統的政策召集人陳志鴻教授之邀，共同主辦「健康臺灣論壇」北區場次，那是一場集結了眾人智慧，促成跨領域、跨世代的交流盛宴，主要為探討臺灣面對高齡化、少子化與照護體系缺工等問題，要如何縮短民眾不健康的平均餘命，讓大家活到老健康到老，並且培養國人對健康促進與身心靈照顧的識能，進而提升對疾病防治與失智／失能等照顧問題的了解與付諸行動。

健康，從來就不是一件理所當然的事，而是一個我們總有一天會深刻體悟必須終身維護、有錢也買不到的奢侈品。健康也是一份責任，是政府對於國民的責任，是醫療保健體系與醫療照護者對民眾或病人的責任，更是每一個人對自己、對家人的不讓之責，它可以充滿理論、知識、策略、原則、技能，更可能是植基於一份寬愛慈惠的憫人情懷。

而健康促進作為一個重要的公共衛生策略，便旨在幫助個人和社區改善他們的健康狀況，預防疾病，並提高生活品質；因此，其涵蓋範圍不僅僅是醫療照護服務的提供，更涉及到生活方式、社會支援、環境改善與健康教育等多面向的努力。

對個人而言，每個人都要能為自己的健康負責，以具體行動了解與維持健康的習慣，從生活型態、運動、飲食等各面向約己籲人，去延遲疾病的發生，學習自我照護，而不只是依賴醫療人員與醫療體系的照顧。

對醫療體系與醫療照護者而言，則必須與政府一同肩負著提升全民健康意識的責任，發揮重要作用。包括：以預防醫學作為健康促進的核心，協助健康篩檢與落實疫苗接種計畫，讓疾病早期發現早期治療，並且透過辦理社區活動、學校教育與媒體推廣等多重管道，增加健康教育講座、健康諮詢等服務，普及民眾的健康知識與自我照護的基本技能，鼓勵民眾產生健康促進的行為；同時也藉著不同的管道強化社會支持網絡，協助民眾正視與應對健康問題。

其次，將健康管理作為健康促進的策略，發揮資源整合與數位資訊研發的優勢，建立與維護個人電子健康檔案，以便於醫療服務提供者能在有限的人力資源下，持續性的追蹤與管理參與民眾或病人的健康狀況；尤其需善用臺灣資訊科技的強項，增加穿戴裝置及行動應用程式的應用，即時監測個人的健康數據，例如：心率、血壓、血糖等，及時發現與警示健康問題，並且根據實際生理數據，隨時評估個人健康狀況，制定與滾動調整個人化的健康管理計畫，包括飲食建議、運動計畫和藥物管理等。

儘管過去幾年的疫情凸顯了臺灣醫療體系專業雄厚的堅實力量，但我們若能從疫情中學習到更好的整合照護與健康管理，優化疾病治療向前管理，早期診斷、精準預測、有效預防與維持健康，以及向後管理建置完善的監測系統，維持治療成效，提升自我照護能力與促進康復生活等，都是全生命週期健康照顧與健康促進可發揮的面向。

另外，健康的環境對於健康促進也是至關重要，包括安全的飲用水、清潔的空氣、健康的食品以及安全的工作和生活環境。因此，醫療產業可以發揮不同領域職類的專長，協助推動職業健康，幫助企業實施職業健康計畫，改善工作環境，減少職業病和工傷事故等；並擴大影響力，積極參與地方政府健康城市的規劃，協助其推動綠色空間與運動設施的建設，促進健康生活環境的形成。而對於醫療院所本身營運管理方面，也需要納入健康環境的目標與行動，包括：妥善的能源管理，提高設備設施的能源效率、減少碳排放，以及實施有效的醫療廢棄物處理機制，推動廢棄物、廢水的減量、回收和再利用等，創造健康的生活環境。

醫療產業若能在推動健康促進方面發揮重要的作用，它將不僅是實質的幫助民眾提升個人健康與生活品質，而是實踐了符合*ESG*目標的各項策略，促進醫療機構永續發展，並實踐社會責任。此外，強調預防勝於治療的健康促進與健康管理，也將對於減少醫療系統負擔具有重要意義，透過預防措施減少疾病發生率，或延緩疾病發生，就能降低個人與社會的醫療資源耗用，同時維持勞動生產力，增強社會韌性及促進經濟持續發展的競爭力，進而維護社會發展的和諧與穩定，為社會帶來更大的價值。

健康促進是一個全民、全機構、全社會共同努力的過程，它需要政府、社會組織、社區及個人的共同參與，透過健康教育、政策支援、社會支持和環境改善等多元策略的實踐，才能強化民眾的健康識能與行為，減少疾病風險，提高生活品質與延長健康餘命。

欣見此書此際付梓面世，相信它不但會對學校教育與健康促進專業領域人才的養成有所助益，也會對整個國家社會有更深遠的影響。期待未來，能有更多人積極參與健康促進的行動，為自己、家人和社會奠定堅實基礎，創造一個更健康、更幸福、更和諧穩定的未來。

亞東醫院 院長

邱冠明 謹識

中華民國 *113* 年 *5* 月 *20* 日

PREFACE

推薦序

健康是一種習慣，更是一個動態平衡的過程，而健康促進則包含一系列的行為改變、自主性管理的過程。身為國民健康署前署長，個人多年來致力於推動臺灣健康促進事業的發展，深知健康促進對於個人和社會的重要性。因此，我對這本書《健康促進》深表讚賞與推崇。

這本書結合了理論與實務，透過各章節的作者們的深厚專業知識和豐富心得，探討了健康促進的多元面向。無論是在實務、教學研究或臨床工作上，作者們均有卓越的表現，尤其是對於中高齡長者的個人健康促進，以及社區、職場、學校、醫院等不同場域的健康促進，甚至健康促進與 *AI* 人工智能的應用等範疇，都有深入探討和實際經驗分享，為健康促進領域注入了新的思維與能量。

本書的內容結合了理論模型與實務案例，以深入淺出的方式呈現，讓讀者能夠從基礎理論到實踐應用進行全方位的學習和理解。特別是本書兼顧了公共衛生師證照國家考試「健康社會行為學」考科的相關考題內容知識，對於準備相關考試的讀者有著特別的幫助與價值。

值得一提的是，本書的作者群以簡單明瞭的方式，配合精美圖片和生動案例說明，提高了學習效果和讀者的興趣，對於初學者入門研讀十分適合。此外，本書還提供課後試題練習，讓讀者能夠即時檢視學習成果，增進學習效果和應用能力。

這本書的出版對於健康促進領域的發展具有重要意義。它不僅促進了理論與實務的結合，還提供了實用性強、系統性強的學習資源，對於培養更多的健康促進專業人才和推動健康促進事業的發展有著積極的影響。

總的來説，《健康促進》是一本內容豐富、結構完整、實用性強的大學教科書。我誠摯推薦給所有對健康促進事業有興趣和關注的讀者，相信它將會成為您學習和研究的寶貴資源，為您的專業生涯和社會貢獻帶來新的動力和啟發。

國民健康署 前署長

王英偉 謹識

中華民國 *113* 年 *5* 月 *10* 日

PREFACE

編著者序

從事健康管理與健康促進的實務工作將近 *20* 年，走進學術殿堂專任健康促進課程授課老師也有 *10* 年了；由於醫務管理系的「健康促進理論與實務」這門課是必修學分，因此為學生們篩選一本適當的教材是件十分重要的工作。鑑於坊間目前幾本相關名稱的書籍，雖多數已有五版或六版的更新版本，可惜仍無法完整涵蓋或補足現今健康促進領域日新月異的相關專業知識。

感謝全華出版社願意提供平臺，一起催生出這本《健康促進》理論與實務的專書，本書籍集結了許多不同專業領域的專家學者共同撰寫，內容不僅包含了理論層面，更關注了健康促進在不同場域中的實踐。在理論的部分，包含了公共衛生師證照國家考試「健康社會行為學」考科所可能涵蓋的各種健康促進理論架構與模型；在實務的部分，從個人的健康促進，進而到社區、職場、學校和醫院等各大場域的健康促進實務，各作者細緻地剖析了不同場域的健康促進策略，並通過豐富的案例和實際經驗分享，使讀者能夠更好地理解這些理論的運作方式。特別值得一提的是，本書針對健康促進與 *AI* 人工智能的結合，探討了當今健康領域中一個極具挑戰性和前景廣闊的領域，為讀者打開了一扇了解未來健康促進發展趨勢的窗口。

本書在共同主編楊文仁老師的發起下，歷經兩年多的時程終於順利完成。能夠將本書順利出版，除了必須好好感謝共同撰寫本書的作者群，願意在百忙之中撥冗提供嶄新且專業的內容；三位產官學界的前輩，臺灣師範大學黃松元名譽教授、國民健康署前署長王英偉教授，以及亞東紀念醫院院長邱冠明教授等大師惠予推薦序。特別要感謝全華出版社編輯部的王博昶經理和林昆明編輯的協助，以及兩位我曾指導過的導生許丘宜及賴予欣共同參與編輯工作。

總體而言，《健康促進》是一本內容豐富、結構完整、實用性強的大專校院教科書，對於希望更進一步了解健康促進的理論基礎、實際應用以及未來趨勢的老師或學生們來說，本書絕對是一本不可多得的好教材。此外，對於健康促進領域的專業人士，它更是一本兼具實務應用且值得珍藏的好書。我在此誠摯推薦給所有對健康促進事業有興趣和關注的讀者，相信它將會成為您學習和研究的寶貴資源，為您的專業生涯和社會貢獻帶來新的動力和啟發。

陳[illegible] 謹識

中華民國 *113* 年 *5* 月 *15* 日

本人從事健康事業的實務工作這麼多年，從創業到教學已累積了多達四十年的經驗，今日有幸能夠集結眾多大師級人物，並在全華出版社的協助下出版本書，備感榮幸更充滿喜悅。非常感謝健康促進各領域的學者專家，為本書提供該領域的精華，雖然無法如同專業教科書般的巨細靡遺，但對在學學子或職場實務工作者，本書提供了簡潔易懂的健康促進的輪廓方向指引。

內政部公布的西元 *2020* 年簡易生命表，國人的平均壽命為 *81.3* 歲，其中男性 *78.1* 歲、女性 *84.7* 歲，為歷年最高，且男、女性平均壽命分別高於全球平均水準 *7.9* 歲及 *9.7* 歲。雖然在全球 *Covid 19* 疫情期間，西元 *2022* 年的國人平均壽命為 *79.84* 歲，其中男性 *76.63* 歲、女性 *83.28* 歲，我國男、女性平均壽命仍是分別高於全球平均水準 *6.7* 歲及 *8.6* 歲。由此推估，加上臺灣有全球注目的醫療水準，平均壽命達到百歲將會來臨！因此，「如何降低不健康年數」是國人的重要議題，且要積極落實及執行。

近年來，人工智慧 *(AI)* 與物聯網 *(IoT)* 設備的快速發展，提供了各個領域的進步。臺灣 *2026* 年將邁入超高齡社會，未來醫療科技發展勢必須有 *AIoT* 加持，以輔助醫療流程、增進效率，此體系也將更專注個人化，而非僅治療疾病。透過科技導入，將醫療延伸至家中，以遠距方式具體呈現預防醫療。*IoT* 主要是拉近分散式的資料，彙整成物與物的數位資訊，聚集形成 *Big Data*（大數據），提供給 *AI* 做研究分析。有了 *AIoT* 的加持，未來在健康醫療與健康促進的領域上，相信有更廣闊的市場與應用前景。

2010 年衛生福利部國民健康署之統計，零歲平均餘命與零歲健康餘命相差 *8.18* 年，其中男性 *7.33* 年、女性 *8.99* 年。隨著醫療技術進步，到了 *2019* 年國人零歲平均餘命延長了 *1.7* 年，其中男性 *1.6* 年、女性 *1.7* 年；但其零歲健康餘命只有 *1.37* 年，增加了 *0.33* 年的不健康餘命，其中男性 *0.25* 年、女性 *0.37* 年。換言之，未來長命百歲絕不是夢，但恐面對不健康餘年的延長。期望本書能夠提供國人健康促進的參考，及早應用健康促進的技能，讓我們都能百歲長樂，去除百歲長病之苦。

楊文仁　謹識

中華民國 *113* 年 *5* 月 *16* 日

CONTENTS

目錄

04 / 郭憲文

健康風險評估與健康促進

05 / 林柳吟

社區健康促進與實務

06 / 簡聰義

學校健康促進與實務

07 / 黃奕孝、劉鴻文

職場健康促進與實務

CONTENTS

目錄

08 / 江慧珊、林金定、林靜宜、陳致潔

醫院健康促進與實務

09 / 歐陽鍾美

營養與健康促進

10 / 林萃芬

心理健康促進

AUTHORS

作者介紹

主編

陳銘樹

現任

◆亞東科技大學醫務管理系 教授兼總務長

◆亞東科技大學 環保暨安全衛生業務主管

◆醫院評鑑暨醫療品質策進會 健康檢查品質認證評鑑委員

◆全國認證基金會 健檢機構認證主評審員

◆新北市醫檢師公會 理事

◆臺灣健康管理學會 理事

◆亞洲華人醫務管理交流學會 監事

◆中華健康產業發展協會 常務理事兼任長照委員會主委

經歷

◆亞東技術學院 醫務管理系講師/助理教授/副教授/教授

◆亞東紀念醫院 健康管理中心副主任

◆天主教聖保祿醫院 健康促進中心經理

◆新光紀念醫院 腎臟科血液透析技術師

◆銘傳大學 醫療資訊與管理學系(所)兼任副教授

◆元培醫事大學 醫學檢驗生物技術系(所)兼任副教授

學術專長

健康管理與健康促進；長期照顧與樂活科技

醫院品質管制與控制；醫療行銷與國際醫療

楊文仁

現任

◆亞東科技大學醫務管理系 副教授

◆啟新醫事檢驗機構 負責人

◆啟新診所專業健康檢查機構 總經理

◆臺灣健康促進暨衛生教育學會 秘書長

◆中華民國國民健康署健康促進職場 評鑑委員

經歷

◆中華民國醫事檢驗師全國聯合會　前副秘書長

◆中華民國臺北市醫事檢驗師 前理事

學術專長

醫學檢驗專業、醫務管理專業、健康促進與衛生教育專業、公共衛生領域專業

編撰團隊

（依姓氏筆劃順序排列）

江慧珊

現任

- ◆三軍總醫院社區健康營造中心 社區衛教師

經歷

- ◆中山醫學大學附設醫院神經外暨泌尿外科 護理師
- ◆春暉啟能中心 教保員
- ◆身心障礙研究期刊 編輯助理

學術專長

社區健康促進、衛生教育、長者功能評估

呂奇傑

現任

- ◆輔仁大學 學術特聘教授
- ◆輔仁大學資訊管理學系與商學研究所 合聘教授
- ◆臺灣醫療決策科學學會 理事

經歷

- ◆健行科技大學民生與設計學院 院長
- ◆健行科技大學 學務長
- ◆北京大學信息管理系 訪問學者

學術專長

機器學習與應用、醫療/健康資訊、時間序列資料分析、供應鏈管理、品質管理

李銘杰

現任

- ◆臺灣師範大學健康促進與衛生教育學系 優聘助理教授
- ◆臺灣學校衛生學會 理事及秘書長
- ◆臺灣大學醫學院附設醫院研究倫理委員會 委員

經歷

- ◆中國醫藥大學公共衛生學系 助理教授
- ◆美國哈佛大學公共衛生學院營養學系 訪問學者及研究員

學術專長

環境與營養流行病學、健康促進與健康素養、衛生政策與法律

吳淑慧

現任

- ◆《啟新健康世界》 總編輯
- ◆啟新醫學健康促進中心 *i-Care* 健康促進服務網 知識庫總主筆

經歷

- ◆創意力文化 主編
- ◆《當代國語大辭典》 主編
- ◆《儂儂》雜誌 主編
- ◆肝病防治基金會 義工總監

學術專長

- ◆國內外醫學、保健、營養、運動、健康促進資訊報導與撰寫
- ◆企業健康促進、保健資訊演講

AUTHORS

作者介紹

林金定

現任

◆馬偕醫學院長期照護研究所 教授兼所長
◆國防醫學院公共衛生學系 兼任教授
◆臺灣健康醫院學會執行常務理事

經歷

◆國防醫學院公共衛生學系教授兼系主任
◆臺北醫學大學高齡健康管理學系教授
◆財團法人中華啟能基金會春暉啟能中心院長

學術專長

衛生政策與管理、社區衛生與健康促進、長期機構管理、身心障礙學

林柳吟

現任

◆臺北市政府衛生局長期照護科 科長

經歷

◆臺北市中山區健康服務中心 主任
◆臺北市政府衛生局健康管理科 技正
◆弘光科技大學 講師
◆康寧護理專科學校 講師

學術專長

社區健康促進、高齡友善社區、健康城市、失智症防治、長期照護

林萃芬

現任

◆德精神科診所 諮商心理師
◆東吳大學 兼任講師

經歷

◆臺北教育大學 心理與諮商研究所碩士
◆證照：諮商心理師證書、教育部講師證書

學術專長

企業及生涯諮商、身心減壓、好眠放鬆的各種技巧及方法、感情諮商、外遇後重建信任及親密關係、產後憂鬱媽媽的情緒壓力紓解、青少年情緒及自我探索諮商、人際溝通模式及互動技巧

林靜宜

現任

◆三軍總醫院社區健康營造中心 社區營造師

經歷

◆臺大醫院 品質管理師
◆臺灣長期照護專業協會 專員
◆三軍總醫院基隆分院 醫務管理員

學術專長

醫院及社區健康促進、醫院行政管理

胡益進

現任

◆臺灣師範大學健康促進與衛生教育系 教授兼教育學院副院長

◆臺灣健康促進暨衛生教育學會 理事長

經歷

◆臺灣師範大學 學生事務處副學務長

◆臺灣師範大學 學務處健康中心主任

◆臺灣師範大學 學務處課外活動組主任

學術專長

健康管理、健康促進與衛生教育、安全教育、健康素養、課程設計、健康教育雙語

陳致潔

現任

◆三軍總醫院家庭暨社區醫學部 秘書

經歷

◆三軍總醫院家庭暨社區醫學部 研究助理

◆臺大兒童醫院 研究助理

學術專長

醫院行政管理、全人照護教育

郭憲文

現任

◆陽明交通大學環境與職業衛生研究所 兼任教授

◆國防醫學院公共衛生研究所 兼任教授

◆臺灣綠色低碳協會 理事長

◆臺灣淨零 *PLUS* 聯盟 創辦人

經歷

◆哈佛大學公共衛生學院 訪問學者

◆加州柏克萊大學建築學院 訪問學者

◆臺灣健康城市聯盟 秘書長

學術專長

環境與職業流行病學、健康城市暨高齡友善城市、健康風險評估

黃奕孝

現任

◆臺灣職業衛生學會 監事

◆中華民國工業安全衛生協會 顧問

經歷

◆工業技術研究院工業安全衛生中心 能環所組長

◆中華民國工業安全衛生協會 副秘書長

◆交通大學、中山醫學大學、高雄第一科技大學兼任助理教授

學術專長

職業衛生、暴露評估、微污染監測、呼吸防護、職場健康促進

AUTHORS
作者介紹

鄭麗媛

現任

◆清華大學運動科學系 榮譽教授
◆臺灣健康科技管理協會 理事長
◆衛福部高齡者運動方案 師資

經歷

◆新竹教育大學 教授兼體育學系系主任
◆臺灣運動教育學會 副理事長
◆臺灣健康促進與衛生教育學會 理事

學術專長

◆學科專長：健康促進、樂齡運動指導、健康行為專題研究
◆術科專長：舞蹈、瑜珈、彼拉提斯、樂齡運動

劉鴻文

現任

◆花蓮慈濟醫院職業醫學科 主任
◆慈濟大學醫學院 兼任教授
◆中華職業醫學會 副理事長
◆中華整合醫學與健康促進協會理事長

經歷

◆花蓮慈濟醫院 教學研究副院長
◆慈濟大學 國際長、醫學院 副院長
◆長庚大學傳統中國醫學研究所 教授
◆國防醫學院 教育長、預防醫學研究所 所長、醫學科學研究所 所長

學術專長

職業醫學、醫學教育、醫學倫理、智慧財產管理及應用、細胞生物學、人體解剖學

簡聰義

現任

◆新北市鶯歌區鶯歌國民小學 校長
◆新北市學校健康促進輔導團 輔導委員

經歷

◆新北市瑞芳區吉慶國民小學 校長
◆新北市政府教育局 輔導員
◆曾獲「國家環境教育獎」、「健康促進學校國際認證金質獎」

學術專長

環境教育、健康促進學校

歐陽鍾美

現任

◆臺大醫院新竹臺大分院營養室 主任
◆臺灣糖尿病衛教學會 監事
◆中國醫藥大學營養系 兼任助理教授

經歷

◆臺灣營養師公會全聯會 (TDA) 監事
◆新竹市營養師公會 理事長、常務理事
◆中華膳食營養學會 理事長、秘書長
◆衛生福利部健康食品審議委員會 委員
◆衛福部糖尿病健康促進機構 評鑑委員

學術專長

營養評估、糖尿病衛教、健康促進與溝通、膳食管理與供應、老人營養與照顧

Chapter

01 健康促進的導論與發展演進

學習內容

1-1 健康促進緣起與演進

健康促進作為一門專業的學科，其歷史可追溯至 20 世紀 70 年代。在當時，由於人們的生活水準逐漸提升，再加上醫療技術的日益進步，多數已開發或開發中之國家的民眾健康狀況得到了明顯改善，但同時也出現了一些新的健康問題，例如：慢性病、心理健康等問題。這些問題不僅影響著人們的身體健康，對社會以及經濟之發展更是帶來了負面影響。是以，為了應對並改善這些健康問題，各國便開始採取一系列的措施，以促進國人的健康。於 1978 年，世界衛生組織便提出了「健康促進」這樣的一種概念與主張，其旨於透過社會、經濟、環境等各方面的干預，以提升人們的平均健康水準。自此之後，健康促進逐漸成為一個重要的學科領域，並得到了廣泛的關注和應用。

健康促進的主要行動方案源自世界衛生組織於 1986 年渥太華健康促進憲章中提出的五大行動綱領；渥太華健康促進憲章（The Ottawa Charter for Health Promotion）是 WHO 在加拿大渥太華舉行的第一屆國際健康促進會議上通過的一項議案。在當時，世界各國正面臨著越來越多的健康問題，例如：多種慢性疾病、心理健康等問題，為了應對這些健康問題，世界衛生組織便提出了健康促進具體行動綱領的概念。

健康促進不僅關注人們的身體健康，更注重促進社會、經濟和環境等多個方面的健康。為了進一步發展健康促進，世界衛生組織召開了國際健康促進會議，並在會上通過了渥太華健康促進憲章，這也是全球健康促進的第一份憲章。憲章中提出了健康促進的五個關鍵策略，並為全球衛生事業的發展奠定了重要的基礎，包含：

1. 建立健康的公共政策（Build Healthy Public Policy）：制訂公共政策時，必須考量到對健康的影響。
2. 營造支持性的環境（Create Supportive Environments）：整合各方面資源，創造一個友善的環境來推動健康活動。
3. 加強社區行動（Strengthen Community Actions）：透過有效的社區發展與參與，以協助推動健康促進活動。
4. 發展個人技能（Develop Personal Skills）：使民眾增加健康知識，以維持健康的狀態。
5. 調整健康服務方向（Reorient Health Services）：強調醫療服務不再侷限臨床治療，需擴建及健康促進，提供以人為中心之完整性照護。

此外，世界衛生組織於 1988 年進一步提出「新公共衛生運動」的概念，呼籲各國政府和社會各界共同推動公共衛生事業的發展；透過健康促進的展開，推出健康城市運動，並透過生態學觀點研擬健康促進計畫。於增進健康的過程再結合政策，以創造出有益於健康的環境。新公共衛生運動是基於健康促進理論和渥太華健康促進憲章的基礎上發展起來的，強調社會和環境對人們健康的影響，並提倡透過政策、環境和行為的改變來促進人們的健康。在新公共衛生運動框架下，WHO 提出了以下三個主要目標，包含：

1. 促進健康：通過創造支持健康的環境，提高人們的健康水準和生活品質。
2. 預防疾病：通過預防和控制疾病的傳播，降低疾病的發病率和死亡率。
3. 增強公共衛生體系的能力：透過建立健全的公共衛生體系，提高公共衛生事業的管理和運行水準。

新公共衛生運動的提出，對於全球公共衛生事業的發展具有重要的意義；它強調了政策、環境和行為的改變在健康促進中的重要作用，提倡全社會的參與和合作，推動了全球公共衛生事業的進一步發展和改善。近年來，「健康促進」更從致力於全球健康（Global health）延伸至共同推動包含 17 項全球永續發展目標（Sustainable Development Goals, SDGs）的實踐工程；相信健康促進理論與實務的專業知識，亦將與時俱進，持續疊代更新，創造出更新的理論架構與模式。

1-2 健康促進的理論範疇

瞭解了健康促進的發展沿革，這個章節將進一步介紹健康促進的理論範疇，綜觀各種學術理論與方法學的架構，健康促進大多包涵了健康行為理論模型、社會認知理論以及社會行為理論等幾大方向，以下先簡單的介紹一些相關的理論架構與模型。

一、健康行為理論

理論主要是試圖解釋應如何採取適當的健康行為，以及在某種情境或狀態下，人們為什麼會選擇不健康的行為。這些相關的行為理論包含：計畫行為理論（the theory of planned behavior）、自我效能理論（self-efficacy theory）、以及健康信念模式（the health belief model）等。

二、社會認知理論

理論著重在個人如何從社會環境中獲得與健康促進相關的訊息，以及如何在群體或社會互動中形成有助於健康的態度與信念。此外社會認知理論也涉及到如何促進行為的變革理論，例如：自我效能的提高、社會支持的提供以及知識的普及等。其中針對社會學習理論（social learning theory）；及社會資本理論（social capital theory）則是比較經典的例子。

三、社會行為理論

理論所關注的是如何改變群體或社區民眾的行為，包括行為形成、行為維持以及行為變革。這些理論亦包含：社會規範理論（social norms theory）、社區行為變革理論（community-based behavior change theory）和社會誘因理論（social incentives theory）等。

除了上述三種較主要的理論架構方向，健康促進亦涉及了「健康公共政策理論：此理論係專注於如何改善公共衛生和健康促進的政策和實踐。其中有針對利益相關者理論（stakeholder theory）、政策制定過程理論（policy-making process theory）、以及制度理論（institutional theory）是較為常見的理論框架。

因健康促進涉及到多個學科和理論框架，本書針對公共衛生師或衛生行政公務員國考的範圍或方向，僅就以下幾個方面進行探討。

在本書第二章「健康促進理論與模式」中，我們將進一步介紹的理論模式包含：「健康促進與健康教育理論與模式概論」；「個人層次的健康行為模式」，涵蓋了健康信念模式、理性行動論與計畫行為理論、及跨理論模式等；「人際層次的健康行為模式」，涵蓋了社會認知理論、壓力與因應模式、及創新擴散理論等；「健康促進理論與模式之應用」，亦包括了 PRECEDE-PROCEED Model 模式（衛生教育評價模式）、社會行銷、以健康生態模式等。

健康教育的目標是改變人們的行為，讓他們採取健康的生活方式。健康教育理論是強調透過教育和宣傳來促進健康，包括健康素養教育、健康風險溝通、健康信念模式、社會認知理論、自我效能理論、轉化理論、教育學習理論等。

常見的計畫行為理論（Theory of Planed Behavior, TPB）是基於理性行動論（Theory of Reasoned Action, TRA）演變、改良而來；理性行為理論是 Fishbein 和

Ajzen 於 1980 年一起提出的理論，該理論認為個人做出特定行為是受到其行為意圖（Behavioral intention）之影響，而行為意圖則取決於行為者對此行為的態度與主觀規範（Subjective norm）。由於理性行為理論假定個體的行為產生是出自於完全的自願控制，其忽略了個體內心的個人決定（可能是道德、倫理、控制觀等因素）；於是 Ajzen 在 1988 年增添了第三個元素：知覺行為控制 （Perceived Behavioral Control, PBC），並提出了計畫行為理論。1991 年 Ajzen 則又在態度、主觀規範、知覺行為控制的前方，分別加入了行為信念（Behavioral beliefs）、規範信念（Normative beliefs）、控制信念（Control beliefs），這就形成了目前的計畫行為理論模式。

健康信念模式（Health Belief Model, HBM）是指個體為維持或促進健康，達到自我滿足、自我實現而採取的行為與信念防止，包括疾病知識認知程度、健康知識掌握程度等幾方面的行為，健康信念模式對人們的健康狀況有重要的影響。

社會認知理論（Social Cognitive Theory）是社會心理學的重要理論之一，它是一種用來解釋社會學習過程的理論。係將個體描繪為積極地處理事件和發展關於強化期望的人，而不是作為根據以前相依強化物來自動行為的人。根據 Bandura 的理論，關於行為強化的個體期望，比這個行為以前是否受到過強化更為重要。

跨理論模式（Transtheoretical Model , TTM）則是當代的心理學架構，其目的是描述人們如何建立有益的新行為或修改目前的行為反應；該模式的發展主要在試圖解釋過去的經驗和動機如何影響有目的性的健康行為之採用和維持；Prochaska & DiClemente 於 1983 年提出跨理論模式（TTM）便說明了健康行為改變的動態性質，認知到個體在他們成功改變行為之前，往往必須做許多的嘗試。跨理論模式之行為改變包含五個階段：

1. 無意圖期（precontemplation）：近日內無改變行為之意願。
2. 意圖期（contemplation）：考慮在未來 6 個月中做行為改變。
3. 準備期（preparation）：在未來 1 個月進行行為改變，並對所採取的行動已有計畫。
4. 行動期（action）：已進行行為改變，但還不到 6 個月。
5. 維持期（maintenance）：已進行行為改變，且持續 6 個月以上。

健康促進模式（Health Promotion Model）是 Pender 於 1987 年所提出，他指出健康促進是一種開展健康潛能的趨向行為（Approach Behavior），包含任何可增進個人、家庭、社區和社會安寧與福祉（Wellbeing）的層次，並以實現健康潛能為導向的活動。此定義明確的將健康促進之範圍加以說明，涵蓋個人、家庭、社會安寧幸福；社區層次的健康促進模式包含：社會生態模式、PRECEDE-PROCEED 模式、創新擴散理論、社會行銷模式、社會組織模式等。

綜觀上述各種健康促進的相關理論，其所涵蓋範圍十分寬廣，且涉及不同的社會學、心理學、行為科學的理論學派，本書無法逐一比較，或進一步深入解析各種理論的案例，然而這些理論對於健康促進理論與實務，包含健康促進方案的執行，均有一定程度的實踐貢獻。除了上述健康促進相關理論之外，可能還包含了以下各種理論模式：

1. 社會學理論：強調社會結構、社會關係和社會制度對健康的影響，關注社會公平和社會正義等問題。
2. 行為改變理論：包括理性行動論、計畫行為理論、社會認知理論等，關注個體的行為改變和健康決策。
3. 社會生態學理論：健康是由個體和其所處環境交互影響而成，因此需要從社會、文化、經濟、環境等多方面進行干預。
4. 社會心理學理論：關注個體的信念、態度、價值觀和社會網絡等心理因素對健康的影響，如社會支持、社會認同等。
5. 健康資源理論：關注個體和社區的資源及能力對健康的影響，包括物質資源、社會資本、文化資本等。
6. 生態學理論：強調生物學、心理學、社會學和環境學等因素的交互影響，健康是由多種因素交互作用而成的。
7. 社會網絡理論：強調個體和社區之間的網絡關係對健康的影響，包括社會支持、社會互動等。
8. 健康行政學理論：強調政策、管理和領導對健康促進的作用，關注健康管理、健康政策制定等問題。

1-3 健康促進的國際發展

在全球化和日益緊密與相互聯繫的世界中，健康儼然成為我們共同關注的議題，並迫切需要跨國合作來應對各種健康挑戰，尤其在全球暖化與極端氣候的衝擊下，以「健康促進的國際發展」作為本書的一個關鍵章節，延續第一節的內容，回顧健康促進的起源與演進。透過第二節探討健康促進理論範疇，本章節將持續探討健康促進對全球健康的影響與國際發展趨勢，瞭解健康促進在國際發展不同階段的里程碑，並進一步瞭解它們如何在國際間得到廣泛的支持和發展，關注健康促進的國際發展所面臨的挑戰，包括健康不平等、全球性健康問題以及可持續發展目標的重要性。最後，將展望健康促進的未來前景，強調全球合作和跨學科合作的重要性，以實現更健康、更公平和更可持續的世界。這一章節將深入探討健康促進的國際發展趨勢。

一、國際健康促進的興起

健康促進的理論與實務在國際間的興起是一個歷史性轉折，它源於各國經濟條件的改善與全球平均餘命的增加，全世界對健康觀念的改變、疾病預防的重視以及全球健康合作的需求。在 20 世紀後半葉，人們逐漸認識到僅仰賴醫療系統是不足以維護人類的健康，更需要注重健康的預防和促進，回顧 1960 年代以及 1970 年代的衛生改革運動，這些運動促使各國政府開始將健康促進納入其衛生政策和計畫中。

隨著各國對健康促進觀念的逐漸轉變，並將全球健康提升至全球的核心議程，進而引領了全球健康促進運動的興起。回顧健康促進的緣起和演進，包括健康促進的起源、早期的健康促進理念與實踐，以及它在健康領域中的地位和重要性的逐漸提升。強調國際健康促進的重要性，因為健康問題不再僅僅是單一國家的挑戰而是全球性的議題，它需要跨國合作和共同努力，才能協助全球人類持續的提升健康。

二、國際健康促進的里程碑與行動

提及 1986 年世界衛生組織在渥太華召開的國際會議，發表了《渥太華健康促進憲章》，標誌著健康促進的重要里程碑。第一節所提之《渥太華健康促進憲章》中提出的健康促進五大行動綱領，即建立支持健康的環境、加強個人健康能力、強化健康公共政策、提升社會健康服務和發展健康促進策略。其促使各個國際組織，包含：世界衛生組織、聯合國、國際健康促進學會等，陸續開起推動健康促進各方面的的倡議、政策以及行動計畫。

《渥太華健康促進憲章》著重在健康促進的綜合性、全人健康觀、健康不平等問題、合作和政策等方面的重要議題。其所提出的五大行動綱領的實踐和推動過程，更包括建立支持健康的公共政策、營造支持性的環境、強化社區行動、發展個人技能、以及調整健康服務方向等重要策略。所以，健康促進需要有明確的策略和計畫，更需要根據具體的健康需求制定健康促進策略，並持續地進行評估和調整，才能確保其有效性。

三、國際健康促進的合作與協作平臺

世界衛生組織作為全球健康領域的主要監管機構，在健康促進的推動方面發揮著重要作用。它提出的健康促進行動計畫，鼓勵各國在健康促進領域采取具體措施，並提供技術支持和指導。此外，國際健康促進學會、協會等專業組織也在推動健康促進的研究和實踐方面發揮著重要作用。這些組織提供健康促進的最新研究成果，促進跨國界的經驗交流，並對政策制定提供專業建議。上述機構都是扮演國際健康促進的協作平臺的重要組織，並將持續致力以下三點重要的發展方向：

1. 強化國際合作的強度與頻率，以應對全球性的健康挑戰。
2. 建立國際合作平臺，並持續倡議健康促進相關協作項目，例如世界衛生組織的「健康促進行動計畫」、聯合國的「可持續發展目標」等。
3. 促進各國發展健康促進的國際交流，應強調跨國、跨部門以及跨學科合作的重要性，包括政府、非政府組織、學術界、社區和民間社會等的共同參與和貢獻；並促使各國分享學習，進而達到知識交流、政策制定、促進全球健康促進實踐的目的。

四、國際健康促進的挑戰與願景

雖然健康促進取得了許多進展，但仍面臨著不少挑戰。包含全球健康不平等的問題猶存，部分地區的健康資源匱乏，疾病負擔沉重，貧富差距、性別不平等、種族不公等對健康促進之影響，仍需持續提出因應策略與解決方案。且地球暖化造成環境衝擊，同時也危害著人類的健康與財富，氣候變化對健康的影響也日益明顯，例如極端天氣事件對健康的直接和間接影響，需要我們思考如何建立更強大的適應能力。此外先進國家的城市化發展過程中，伴隨而來的少子化和人口結構老齡化趨勢也帶來了新的健康挑戰。

然而，這些挑戰也伴隨著機會，透過持續的跨國合作，將可以共同解決全球的健康問題，分享最佳理論與實務經驗，加強學術與技術交流；持續倡議共同目標並且提供改善方案的框架，促使於健康促進的實踐中可以兼顧環境、社會和經濟的可持續發展，逐步改善以下幾個重要的議題，包含：

1. 討論國際健康促進面臨的挑戰，改善不平等的社會結構、環境污染、不良生活方式等，對健康產生負面影響的相關因素。
2. 強調可持續發展的角度，包括重視環境永續性、提升社會公正和經濟發展，這些都是實踐全球健康促進的基礎。

3. 探討國際健康促進的前景和未來發展方向，包括加強健康促進的研究和實證基礎、促進社會和環境的健康因素、推動健康公共政策的制定和執行等等。

綜觀上述的內容，可以從國際發展的層面初步了解健康促進的現況與未來，這些內容應該能夠連接前兩個章節，並為後續章節提供相應的基礎。對於健康促進的國際發展，有志者需要持續努力，進一步探索創新的健康促進理論模式與實踐方法，才能建立更強大的全球健康促進合作網絡，共同實現健康促進的目標，為每個人的健康和幸福作出貢獻。

1-4 健康促進的主要構面

健康促進的理論與實務涉及廣泛，「健康促進」本身就是一個多層次、多維度的概念，它包含了許多重要的構面，而這些構面彼此需互相關聯，才能共同促進健康的提升。此章節中將深入探討健康促進的主要構面，包括：個人健康行為、社會生活環境、健康公共政策以及健康促進策略，期盼透過本章節的描述，能讓讀者更深刻地理解健康促進的核心理念和實踐。

一、個人健康行為

個人健康行為關注個體的生活方式、健康行為的選擇和健康決策，對個人健康具重大影響。個人的健康行為包括飲食習慣、運動習慣、吸煙與飲酒習慣、安全行為等方面，亦包含生活作息與睡眠狀態等。而這些行為不僅影響個人的健康狀態，還對社區和社會的整體健康水平有著重大影響。

個人健康行為受到多種因素的影響，包括教育程度、社會經濟地位、文化背景、社會支持與社交媒體等。在健康促進實踐中，需要考慮這些因素以設計出適合不同人群的健康促進策略，鼓勵並引導個體採取對於自身有利於健康的行為，並提供相關的健康教育和資源。

二、社會生活環境

社會生活環境涵蓋了社會結構、社會支持、社會文化和生活環境因素等。社會環境對個體和群體的健康有著深遠的影響，它不僅影響著個體的健康行為，還直接影響著健康機會以及健康不平等。

社會環境中的良好建設需要政府、社會組織和社區共同參與，它包括創建健康支持的社區環境、減少健康風險的社會環境、提供健康知識和健康資源的社會支持等。同時也需要關注不同的社會文化、宗教信仰與飲食文化的影響，並促進對健康的正確認識和價值觀，以減少對健康的有害影響。

三、健康公共政策

健康公共政策涵蓋了政府的健康相關政策與其相應的重要法規，以及政府對健康促進的政策支持、持續性計畫和預算的投入。健康公共政策影響著健康系統的運作、健康資源的分配以及健康促進的實踐。

政府的健康公共政策之制定，包括疾病預防政策、健康教育政策、環境保護政策、社區健康營造等。政府應透過國家預算資金投入、法規制定和監管措施等來支持健康促進的實踐，並制定相應的監測和評估機制，以確保健康政策的有效性和可持續性。

四、健康促進策略

健康促進策略是實現健康促進目標的具體行動計畫，它包括各種健康促進活動、計畫和具體項目。這些策略必須基於不同的研究數據與科學證據，也可以根據各地區的特點和需求來進行設計。健康促進策略應充分考慮個人健康行為、社會生活環境和健康公共政策三大構面，並與之相互結合，才能產生具有效益的成果。

在制定健康促進策略時，需要考慮不同目標族群的各種特點與需求，以提供適切的健康教育和資源，並建立出有效益的評估機制，追蹤各項策略的實施效果。此外，健康促進策略還需要多方參與，政府、非政府組織、學術界、社區等需要共同參與及相互協作，發揮各自的優勢，才能共同促進全民健康的提升。

五、總結

健康促進的主要構面包括個人健康行為、社會生活環境、健康公共政策以及健康促進策略。這些構面需要彼此相互關聯，才能共同促進健康的提升，並為設計和實施健康促進的策略提供了指導和依據。維持健康需要包含吃得健康、動得健康、生活環境、生活習慣與生活型態，此外，還需注意個人的心理健康層面；在未來健康促進的實踐過程中，需要充分利用這些構面，進行不斷的反思、改善與創新，以發展出更好的理論架構與實務政策模型，才能創造出更健康、更幸福的社會。

Chapter

02 健康促進理論與模式

學習內容

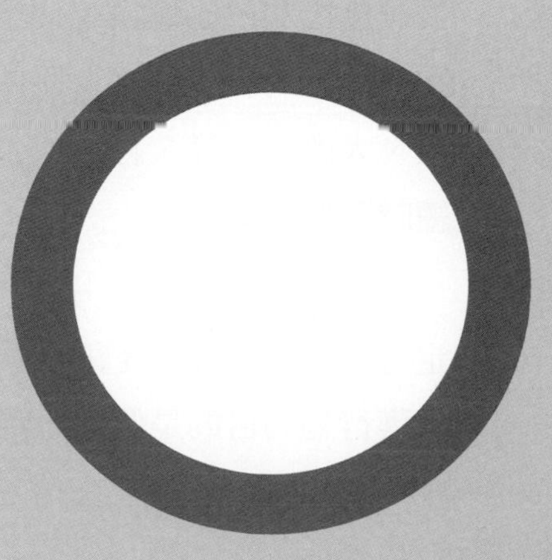

2-1 健康促進與健康教育理論與模式概論

世界衛生組織提到，可改變的行為，例如吸菸、缺乏運動、不健康的飲食和有害的飲酒，都會增加非傳染性疾病的風險。透過調整或是修正這類的行為，可以減少非傳染性疾病的風險。然而，健康行為的改變其實是非常困難的。傳授健康知識，實施衛生教育，或是執行健康促進計畫，經常無法改變一個人的健康行為。例如，沒有人不知道喝珍珠奶茶、吃炸雞對身體不好，但絕大多數的人還是無法抵抗這些誘惑，不時會從事這些可能危害健康的行為。過去的研究已經證實，健康行為與罹患疾病的風險有關，並對人的生活品質和壽命產生重要影響。因此，如何影響和改變一個人的健康行為，已經成為公共衛生關注的重要問題。

談論健康促進理論與模式之前，我們必須先了解何謂健康行為。首先，健康最被廣泛接受的定義，是世界衛生組織於1974年所下的定義：「健康不僅為疾病或羸弱之消除，而是體格、精神與社會之完全健康狀態」。儘管這個定義曾受到一些批評，但仍舊廣泛的被各界接受，並沿用至今。行為的定義，則是「生物體對刺激作出的任何行動和反應」，是指任何明顯的行動，包括有意識或無意識的，且可以測量頻率，強度和持續時間。行為又受到個人因素、人際因素、機構或組織因素、社區因素，以及公共政策因素所影響。在健康領域中，我們關注的是與健康有關的行為，稱作健康行為。世界衛生組織將健康行為定義為「任何個人進行的活動，無論實際或感知的健康狀況如何，旨在促進、保護或維持健康，無論此類行為是否客觀有效」。學者 David Gochman 則將健康行為定義為「那些與健康維護、健康恢復和健康改善有關的個人屬性，例如信念、期望、動機、價值觀、感知和其他認知元素；包括情感和情感狀態和特徵的人格特徵；以及與健康維護、健康恢復和健康改善有關的行為模式、行動和習慣」。以上的定義中，都強調保持健康、恢復健康和改善健康三個重點，正好與預防醫學的三級預防層次：初級預防、次級預防和三級預防相互呼應。因此，健康行為可以定義為在初級、次級或三級預防方面，在個人、人際、組織、社區或公共政策層面上執行的，所有具有潛在可測量頻率、強度和持續時間的行動。

健康行為又可以分為為風險行為和保護行為。世界衛生組織將風險行為定義為「特定行為形式，已被證實與增加特定疾病或不良健康的易感性相關」。例如，吸菸、飲酒等；保護行為的目的是保護人們免於罹患不良健康效應或特定疾病。例如，良好的睡眠習慣、良好的飲食型態等。

一、健康教育和健康促進

促進健康行為改變是一門專業，需要健康教育專業人員從中協助。世界衛生組織將健康教育（health education）定義為「任何結合學習經驗的方式，藉由增進他們的知識或影響他們的態度，以達到協助個人和社群改善健康的目的」。2020 健康教育與促進術語聯合委員會報告（2020 Joint Committee on Health Education and Promotion Terminology Report），將健康教育定義為「任何結合策劃的學習體驗，其中運用理論和以證據為基礎 / 以證據為依據的實踐，提供公平的機會，以獲取適應、採納和維持健康行為所需的知識、態度和技能」。從這些定義中發現，健康教育是一種系統性的、計畫性的應用領域，是一門科學。健康教育的提供方式，涉及一套專業技術，而不只是單一的技術 / 方法。更重要的是，健康教育目的是影響特定人行為的前因後果，使其能夠自願實施健康行為。行為的常見前因後果，包括個人的意識、訊息、知識、技能、信念、態度和價值觀。「自願」是健康行為改變強調的重點，健康教育的目標受眾，必須是自願實施健康行為，而非受到外在力量所產生的強制行為。若要強制目標受眾從事健康行為，應透過法規或政策，而非健康教育。再者，健康行為在自願實施的情況下，持續維持健康行為並成為一生習慣的機率也較高。非自願的健康行為，當外在強制力消失時，該健康行為很有可能也會隨之消失。

談到健康促進，世界衛生組織將健康促進定義為「使人們能夠增加對自身健康的掌控權並改善健康狀態的過程」。2020 健康教育與促進術語聯合委員會報告，則將健康促進定義為「任何經過計畫的教育、政治、環境、監管或組織方法的結合，旨在支持行動和生活條件，並有助於個人、群體和社群的健康」。就像健康教育一樣，健康促進同樣是一種系統性、計畫性的應用領域，符合科學的定義。然而，健康促進不僅僅是透過教育的方法，還透過包括社區動員、組織、參與和賦權（empowerment），以及政策和法律制定等策略來達到健康促進的目的。與健康教育最大的不同在於，健康促進並不特別強調自願改變行為，而是利用各種強制或是非強制的策略和方法，改變個人的健康行為。事實上在健康促進的過程中，更多時候是採用強制的手段。例如，政府為了降低成人吸菸率，徵收菸品健康福利捐，藉此降低吸菸率。

健康教育和健康促進源自於多個學科的統合，包括生命科學、行為科學、經濟學、政治科學和其他社會科學等。某些專有名詞（terms）在健康促進和健康教育領域經常被使用，建議讀者先熟悉這些專有名詞的基本概念，日後研讀相關模式或是理論時，才能事半功倍。以下介紹了其中一些常用術語供讀者參考。

（一）意識（awareness）

與行動、思想、物體、人或情況有關的覺醒，稱作意識。實施健康教育的過程中，我們經常針對一個特定的主題發展意識，要進行任何行為改變之前，目標受眾需要先意識到他將要改變什麼。舉例來說，很多人不知道煮熟米飯，放在室溫中超過 1 小時，就可能開始孳生大量細菌。身為健康教育工作者，此時播放食物中毒宣導影片，並提到上述的內容，即是發展目標受眾的相關意識。

（二）訊息（information）

與行動、想法、物體、人或情況有關的事實收集，稱作訊息。在意識到需要做出行為改變後，目標受眾會開始收集關於這個改變的相關事實。健康教育工作者可透過各種方式，例如衛教單張、宣導手冊、短片等，提供各種健康主題的訊息。

（三）知識（Knowledge）

與行動、想法、物體、人或情況有關的事實和見解，稱作知識。知識也是 Benjamin Bloom 提出認知學習（cognitive learning）的第一層。這六層次分別為知識、理解、應用、分析、綜合以級評估。舉例來說，學生學習如何避免感染 COVID-19，首先學習有關 COVID-19 的基本知識，例如病毒的傳播途徑、症狀、高風險人群等。

（四）技能（skills）

執行任何動作都需要一套心理動作技能（psychomotor skills）。Elizabeth Simpson 指出，技能可分為七個類別，從最簡單到最複雜的技能分別為：感知（perception），是指使用感官提示指導運動活動的能力；準備狀態（set），是指準備的行動，包括心態上的準備；引導反應（guided response），是指學習複雜技能的早期階段，包括模仿和試錯（try and error）；機械化（mechanism），是指學習的反應已經成為習慣性的，有一定的信心和熟練程度；複雜的外在反應（complex overt response），是指毫不猶豫地表現；適應（adaptation），是指技能已經有了很好的發展，個人可以修改運動模式以適應特殊要求；最後是創造（origination），是指個人創造新的運動模式以適應特定情況或具體問題。

（五）信念（beliefs）

人們對現實世界、自己、他人和事物的感知、陳述和評價，稱作信念。信念是主觀的，同樣的人事物，每個人的感知並不同。例如，某人認為運動，是維持健康的重要因素，但對於另一個人來說，運動只會帶來疲憊，對健康的幫助有限。

（六）態度（attitudes）

態度是相對持久的情感、傾向或一組對於某個觀念、對象、人物或情況的信念。換句話說，態度是帶有評價性成分的信念。反過來說，信念是態度的認知組成的一部分。例如，如果你相信吸菸對健康有害（信念），那麼你對吸菸很可能會持有負面的態度。

（七）價值觀（values）

價值觀體系是指個人或社會中所持有的一系列信念和態度，這些信念和態度共同塑造了一個人對於事物的價值觀和行為觀點。舉例來說，某人相信吸菸會增加罹患嚴重肺癌的風險（信念），這個人對於吸菸持有負面的態度。某人認為健康是追求幸福和達成目標的重要元素（價值觀），而吸菸的負面影響與他的健康價值觀相衝突。

（八）健康素養（health literacy）

世界衛生組織將健康素養定義為透過「取得一定程度的知識、個人技能和信心，以採取行動改善個人和社區的健康，包括改變個人的生活方式和生活環境」。舉例來說，吸菸者認識到吸菸對健康的嚴重影響，尋求診所幫助戒菸，學習到戒菸的方法，讓他有能力做出更明智的健康決策，並有信心能採取行動，戒除吸菸的習慣。2020 健康教育與促進術語聯合委員會報告，進一步將健康素養分類為個人健康素養（personal health literacy）：是指個人在找到、理解和運用資訊與服務，以便為自己和他人做出與健康相關的決策和行動的能力；組織健康素養（organizational health literacy）：是指組織公平地使個人能夠找到、理解和運用資訊與服務，以便為自己和他人做出與健康相關的決策和行動的能力。

二、理論和模式的差異

理論（theory）定義為「旨在解釋事實或事件的一個或一組思想」。**模式**（model）則有更多描述性的過程。模式可以用來描述一個過程發生的方式，但不一定能解釋為什麼會以那種形式發生。理論和模型都包含概念（concepts）和構念（constructs）。**概念**是模式或理論的主要組成部分，而**構念**則是為特定模型或理論而創建的組成成分。雖然如此，健康行為相關理論和模式的用語，有時候並沒有明確的區分，甚至常常是混用的。

健康行為理論和模式，又可粗略的分為個人和人際層次，個人層次的理論和模式較早提出，以個人為中心描述和解釋健康行為；人際層次則強調人與人的互動以及人所處的環境對於健康行為的影響。

健康行為理論和模式是經過一定程度驗證，可以用來解釋個人和社區為什麼會決定實施或是不實施某些健康行為。身為健康教育或健康促進工作者，可以使用健康行為模式和理論，提升健康介入計畫的效果。不同的情況下，可採取不同的理論或是模式，沒有一個理論或模式可以適用所有的情況。每個理論或是模式是否適用特定情境，應展開實證研究，以確保目標受眾能夠採納健康的行為，並讓健康行為成為習慣的一部分。學習健康行為理論和模式，是成為健康教育和健康促進工作者的必備技能。身為學者，則需要以理論和模式為基礎開展實踐和實證工作，或是從事理論和模式的修正和創新工作。筆者注意到，許多健康教育和健康促進工作者，其在設計教育策略和介入計畫時，並未從理論出發，這是不專業的表現。未能從理論和模式出發的教育策略和介入手段，並無法證明其是有效的策略。實施這些未經實證的教育策略和介入手段，不僅是資源和人力上的浪費，對目標受眾的幫助亦相當有限。

2-2 個人層次的健康行為模式

一、健康信念模式

談到與個人層次有關的健康相關的行為理論，最耳熟能詳的即是健康信念模式（Health Belief Model, HBM），也是最受歡迎的模式之一。健康信念模式的建立，最早可以追溯至1950年代，由Godfrey Hochbaum、Stephen Kegels，以及Irwin Rosenstock三位社會心理學家提出此概念。他們發現，即使衛生單位提供免費的肺結核篩檢，仍舊沒有太多人使用這項服務。為了解釋這種現象，並且促進大眾使用預防保健服務，進而發展健康信念模式。1950年代至1970年代，健康信念模式的建構過程，持續受到不同學者的理論影響。1984年，Nancy Janz及Marshall Becker系統性回顧了過去十年與健康信念模式有關的論文共46篇，確立了健康信念模式中的各類面向，確實是解釋和預測個人健康相關行為的重要因素。1988年，健康信念模式額外加入了自我效能（self-efficacy）的概念，至此健康信念模式的架構已經趨於完整，並廣泛應用在健康行為研究、初級預防和次級預防等議題。

健康信念模式的構成，共有六個重要構念（constructs）：自覺易感性（self-efficacy）、自覺嚴重性（perceived severity）、自覺利益（perceived benefits）、自覺障礙（perceived barriers）、行動線索（cues to action）以及自我效能（self-efficacy），以下分別說明六個的構念的定義。

（一）自覺易感性

是指一個人對於因從事某種行為而感染疾病或達到有害狀態的主觀信念。舉例而言，個人覺得「自己感染新冠肺炎的可能性」，就屬於自覺易感性；個人覺得「自己發生跌倒的可能性」，也屬於自覺易感性。有些人完全否認自己會感染某疾病的可能性；有些人雖然認為自己可能感染某疾病，但發生的機率不高；有些人則非常擔心感染某疾病，並認為自己可能被感染的機率很高。當一個人的自覺易感性越高，採取預防措施的可能性就越大。

（二）自覺嚴重性

是指一個人對於特定行為所導致的疾病，或有害狀態可能導致的傷害程度的主觀信念。例如，個人覺得「感染新冠肺炎的嚴重程度」或是「發生跌倒的嚴重程度」，皆屬於自覺嚴重性。有些人會從生理角度來看待疾病或是有害狀態的嚴重性，例如症狀是否明顯、疾病屬於暫時性的或是永久性的，以及疾病或有害狀態是否會導致死亡等；有些人則會從更廣泛的角度來看待疾病的嚴重性，例如該疾病是否會對個人的生活，例如家庭或工作等方面產生影響。

（三）自覺利益

是指一個人對於特定行為能帶來益處的信念。換句話說，就是個人認為採取特定行動後可能產生的利益。例如，個人覺得「打疫苗可以降低感染新冠肺炎的機率」或是「房間增設扶手設備能預防跌倒的機率」，都屬於自覺利益。

（四）自覺障礙

是指採取某行為的障礙以及採取該行為可能面臨的負面因素。有些人認為採取特定行動，確實能降低感染疾病的風險，但同時認為這類行動的成本太高，包括太耗費時間、費用太高，或是令人感到不舒服等，導致他們採取行動的意願降低。例如，個人覺得「打新冠肺炎疫苗會產生副作用的機率」即是自覺障礙。

（五）行動線索

是指促使一個人感到有必要採取行動的力量或因素。換句話說，就是可能觸發健康行為的因素，而這些因素又可分為內在或外在因素。內在因素可以是個人對於自己健康狀態的感知，例如感覺到身體不適，或是有一些疾病相關症狀；外在因素則是來自外部的線索，例如衛生教育的單張或社群媒體上看到的健康檢查廣告等。這些內在或是外在的線索，可能促使個人採取行動。

（六）自我效能

是指個人對於自己能夠執行特定行為的能力所擁有的信心，或是對於自己能夠執行建議的健康行為的信念。舉例而言，某人想要戒菸，自我效能在這個情境中，是指某人對於自己能夠成功戒菸的信心。如果某人相信自己具備充足的意志力，能夠克服戒菸的困難，他的自我效能就較高。高自我效能的人，更有可能制定一個具體的戒菸計畫，並堅定地執行。相反地，如果某人缺乏自信，認為自己能成功戒菸的機會不高，他的自我效能較低，更可能會放棄戒菸，甚至不會嘗試去戒菸。

除了健康信念模式中的六大構念會影響採取行動的可能性之外，一個人是否會採取行動，還受到其他因素的影響，包括人口學和社會心理因素等。六大構念以及其他影響因素之間的關係，如圖 2-1 所示。

圖 2-1 呈現健康信念模式的組成，以及各個概念與健康行為之間的關聯。我們將這些重要的因素分成三大類：調節因素（modifying factors）、個人信念（individual beliefs）以及行動（action）。如圖所示，人口統計學變項（年齡、性別、教育程度等）以及其他可能會調節個人信念與行為之間關係的因素，例如知識、個性等，統稱為**調節因素**。舉例來說，一個人年紀越大，通常更擔心自己會罹患慢性疾病，例如高血壓、糖尿病等，並且認為，由於自己不再年輕，一旦罹患慢性疾病，嚴重程度也會更高。上述的例子即說明，年齡如何調節個人的自覺易感性和嚴重性。自覺易感性、自覺嚴重性、自覺利益、自覺障礙以及自我效能，統稱為**個人信念**。而自覺易感性、自覺嚴重性兩個構念，又可以合併稱作為**自覺疾病威脅**。此外，由圖 2-1 可發現，除了個人信念會影響個人的行為之外，行動線索也是另一個能直接影響個人行為的因素。除此之外，行動線索還可以透過間接影響個人信念中的各項因素，間接影響個人行為。舉例來說，某人可能只因為看到糞便潛血檢查的衛教單張（外在線索），直接促使他做出接受篩檢的決定；

某人也有可能因為感到腸胃長期不適（內在線索），懷疑自己可能罹患大腸癌，並增加他對大腸癌的自覺易感性，最終決定採取接受糞便潛血檢查的決定。

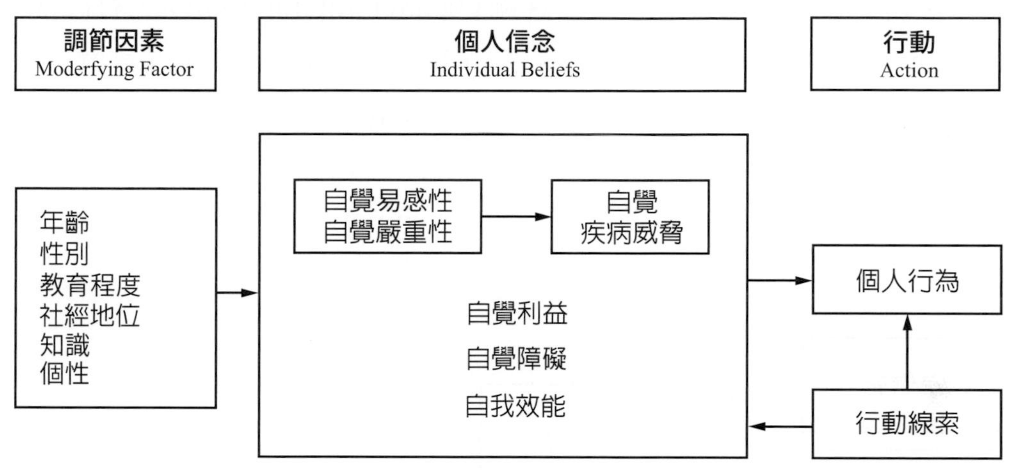

圖 2-1　健康信念模式的組成成分

二、理性行動論與計畫行為理論

另一個與個人層次有關的健康相關的行為理論，即是「理性行動論（Theory of Reasoned Action, TRA）」和「計畫行為理論（Theory of Planned Behavior, TPB）」都關注個人動機因素對於執行特定行為的可能性的影響因素。計畫行為理論是理性行動論更進化的版本，因此我們經常將這兩個理論一併討論。這兩個理論都強調行為意圖（intentions）是行為的最重要決定因素，人們在決定是否從事或避免某種行為之前，會先考慮這個行為所帶來的影響。理性行動理論指出，一個人的意圖由兩個先決條件（antecedents）決定，即個人因素（personal factors）及社會影響（social influence）。計畫行為理論另外增加了第三個預測因素，即對行為的控制（control over the behavior）。

理性行動理論是由 Martin Fishbein 和 Icek Ajzen 於 1975 年共同提出，該理論認為信念會影響態度，而態度又與意圖有關，而意圖會引發行為。1980 年，Icek Ajzen 和 Martin Fishbein 將理性行動理論簡化，使該理論更容易應用於各個領域。隨著應用越來越廣泛，許多學者發現，理性行動理論雖然有很好的預測效力，但卻難以用來解釋行為如何產生。為了解決這個問題，Icek Ajzen 在 1991 年，將行為的控制加入理性行動理論，計畫行為理論就此形成。

圖 2-2 呈現了理性行動理論和計畫行為理論的概念，共有十一項構念（constructs）。其中前八個構念組成理性行動理論，而計畫行為理論則額外增加了三個構念。這十一項構念分別為：行為（behavior）、行為意圖（behavioral intention）、對行為的態度（attitude toward the behavior）、行為信念（behavioral beliefs）、結果評價（outcome evaluations）、主觀規範（subjective norm）、規範信念（normative beliefs）、遵循動機（motivation to comply）、自覺行為控制（perceived behavioral control）、控制信念（control beliefs）、自覺能力（perceived power）。以下分別說明十一個構念的定義。

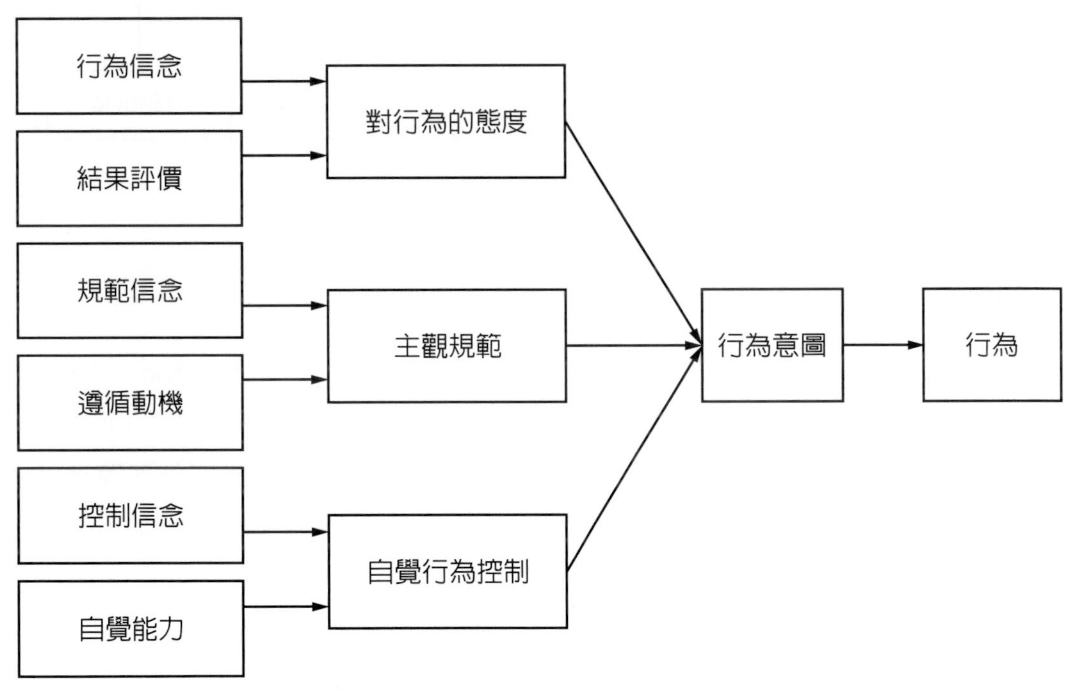

圖 2-2　理性行動理論和計畫行為理論的構念組成

（一）行為

第一個構念是行為，是指個體執行的、可觀察到的行動。在這裡，我們指的通常是健康有關的行為，簡稱健康行為。例如成年人是否有每週至少規律運動三次，每次至少 20 分鐘，心跳率應達到最大心跳率（220 －年齡）60% 以上，這就是一種健康行為。行為應該根據目標、行動、情境和時間來定義。舉例來說，我們希望在辦公室久坐的工程師，能每一小時就至少起身做伸展運動 5 分鐘。此時目標對象是辦公室的工程師，行動是指伸展運動，情境是指工程師久坐的狀態，時間則是指每 1 小時執行伸展運動 5 分鐘。我們必須先清楚的定義目標行為是什麼，才能夠有效的運用此理論。

（二）行為意圖

在這個理論中，行為意圖被認為是導致行為產生最重要且直接的因素。由於意圖與行為之間有高度一致性，並且會隨時間而改變，因此量測行為意圖時，應該在行為發生的時間點附近進行測量。

（三）對行為的態度

對行為的態度是指個人對於特定行為的整體的喜好，或是對特定行為的正面或負面評價。個人對該特定行為的態度越正向，越有可能執行該行為，反之就越不可能執行該行為。而個人對於行為的態度，又受到第四和第五個構念影響，也就是行為信念和結果評價。

（四）行為信念

行為信念是指，若是執行特定行為，將會產生特定結果的信念。

（五）結果評價

結果評價是個人對行為產生的各種結果所賦予的價值。這兩個構念共同決定個人對行為的態度。例如，某人認為蔬菜不好吃，會讓他感到胃口不好的機率很高（行為信念），而且胃口不好對他而言，是一個很糟糕的結果（結果評價）。綜合上述的行為信念和結果評價，某人對於吃蔬菜的態度是相當負面的。

（六）主觀規範

主觀規範是指個人相信，生活中大部分的重要他人，認為他應該或不應該執行某行為。舉例而言，某人感覺到，他的父母還有配偶，都認為他應該多吃蔬菜，即是一種主觀規範。主觀規範會受到第七和第八構念的影響，分別是規範信念和遵循動機。

（七）規範信念

規範信念是指，個人認為重要他人期待他如何行動。

（八）遵循動機

遵循動機是指，個人願意按照重要他人期待而行動的程度。因此，如果某人相信，重要他人認為某人應該執行特定行為，且某人有意願達到重要他人的期待，則某人擁有正向的主觀規範。例如，某人認為父母希望他不要吸菸（規範信念），某人配合父母期待的意願也很高（遵循動機），則某人對於吸菸行為，有正向的主觀規範。

上述這八個構念，即是理性行動理論的基本架構。

計畫行為理論則在理性行動理論的基礎上，又增加了三個構念，分別是：

（九）自覺行為控制

自覺行為控制是指個人感覺自己在執行特定行為方面，有多大的控制能力。自覺行為控制又受到第十和第十一構念的影響，分別是控制信念和自覺能力。

（十）控制信念

控制信念，是指可能阻礙或促進行為表現的內在和外在因素的信念。

（十一）自覺能力

自覺能力，是指個人在控制信念中所呈現的情境下執行特定行為的難易程度。舉例來說，某人認為自己只能在晴天跑步（控制信念），此時自覺能力是指某人認為自己能夠在晴天跑步的難易程度。這兩個因素構成了某人對於自己是否會跑步的自覺行為控制。

三、跨理論模式

跨理論模式（transtheoretical model, TTM），又稱作改變階段模型（stages of change (SOC) model），也是健康行為改變領域中，相當熱門的應用模式。有別於先前提到的模式，跨理論模式進一步解釋行為如何改變，並指出人們的行為改變會經歷不同的階段，這個階段需耗費約六個月到五年的時間。在 1970 年代末期，James Prochaska、Carlo Di Clemente 以及他們的同事，合作開發了跨理論模式。過去的研究發現，跨理論模式在促進行為改變方面確實有不錯的成效。

跨理論模式的組成結構共有六個構念（constructs），有些構念之下會再細分為不同的階段。這六個構念分別為改變的階段（stages of change）、改變的過程（processes of change）、決策平衡（decisional balance）、自我效能（self-efficacy）、誘惑（temptation）和改變的層次（levels of change）。以下分別說明六個構念的定義，其中第一、第二構念是跨理論模式的核心內容。

（一）改變的階段

第一個構念是**改變的階段**。個人嘗試改變壞的健康行為時，會經歷六個階段，最終會達到終止壞習慣的狀態。

1. 事前考慮階段（precontemplation stage）

或稱作**前意圖期**。在這個階段，個人並不打算在可預見的未來（六個月內）採取行動。在這個階段，人們往往會低估改變行為的好處，並且過分強調改變行為的壞處，以至於停滯不前。有些人之所以停滯於這個階段，可能是因為從未被告知相關的資訊，或是知道的相關資訊有限，他們並不知道做出行為改變能帶來什麼好處。有些人則是過去曾經嘗試過改變，但卻遭受失敗，以至於不願意再嘗試改變。舉例而言，某人曾經嘗試慢跑，但只跑兩天就放棄了，理由是慢跑讓自己更加疲憊。雖然知道慢跑可能帶來健康上的好處，但若繼續跑下去，一定會嚴重影響到他的工作表現，決定放棄。

2. 思考階段（contemplation stage）

或稱做**意圖期**。此時個人正在考慮在可預見的未來進行改變，但不是立即執行。可預見的未來通常定義為一到六個月之間。在這個階段，人們意識到他們的行為可能存在問題，並思考改變行為可能帶來的利弊。有別於前一個階段，在這個階段人們會同等重視行為改變可能帶來的利與弊。例如，某人意識到自己的體脂越來越高，並理解慢跑是降低體脂的好策略。某人知道慢跑剛開始會讓人感到疲憊，但只要實施一段時間，掌握了慢跑的技巧，疲憊的問題就能解決，還能帶來降體脂以及促進心肺功能的好處。

3. 準備階段（preparation stage）

或稱作**準備期**，此時一個人正在計畫進行改變，通常定義為一個月內（30天）。在這個階段時，人們已經執行一些重要的步驟，並相信改變行為可以帶來更健康的生活。例如某人打算在未來30天內開始規律慢跑，已經購買慢跑鞋，並且上網學習慢跑的技巧。

4. 行動階段（action stage）

又稱作**行動期**。在此階段，個人在過去的六個月內，已經進行了有意義的行為改變，並且有打算繼續執行。

5. 維持階段（maintenance stage）

又稱作**維持期**。在這個階段，個人已經維持行為改變一段時間，通常是六個月以上。

維持階段的持續時間，一般來說是六個月到五年左右。當一個人完全戒掉習慣、不再受誘惑、並且完全有自信繼續保持下去，則進入第六階段。

6. 終止階段（termination）

又稱作**終止期**。需要注意的是，這六個階段的進展並不是線性的，而是循環或螺旋狀的，如圖 2-3 所示。一個人可能從事前考慮階段進展到行動階段，然後退回思考階段，再次進展到行動階段，以此類推。

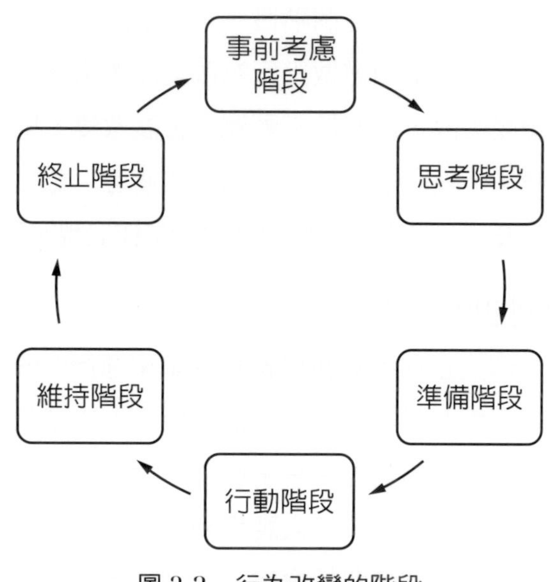

圖 2-3　行為改變的階段

（二）改變的過程

第二個構念涉及到十個**改變的過程**：

1. 意識提升（consciousness raising）

又稱作**意識覺醒**。在這個過程中，重點是提高個人對健康行為的認知。此可透過提高其對特定健康問題的原因、後果還有治療方法的意識來進行。人們是否會從事前考慮階段進入思考階段，意識提升扮演關鍵的角色。例如跟目標受眾強調吸菸可能帶來的健康問題、後果，對家人的負擔以及治療所需要花費的費用。

2. 強烈的情緒緩和（dramatic relief）

又稱作**情緒舒緩**。這個過程會激發個人對於行為的情緒，並強調透過改變這樣的行為，能帶來情緒上的舒緩。例如可以請因吸菸導致肺癌的患者分享，引發個人對於吸菸行為的負向情緒（擔心、害怕），並強調若能不吸菸，得到肺癌的機率將會降低許多，就不需要再如此擔心受怕。這個過程對事前考慮階段或思考階段而言非常重要。

3. 環境重新評估（environmental reevaluation）

又稱作**環境再評價**。這個過程涉及個人在情感和認知上，認為行為正在影響環境，以及若是能改變行為將會如何影響環境。舉例而言，吸菸的人認識到自己吸菸會影響小孩的健康，若是能不吸菸，小孩子就不需要再忍受二手菸的環境。這個過程對事前考慮階段和思考階段而言非常重要。

4. 自我重新評估（self-reevaluation）

又稱作**自我再評價**。這個過程涉及個人在情感和認知上，認為個人從事新行為後的自我形象評估。舉例來說，吸菸的人想像自己戒菸後，身上不再有菸味，小孩子更願意接近他。此外也因為心肺功能逐漸改善，整個人看起來更有精神。自我重新評估對思考階段和準備階段而言非常重要。

5. 自我解放（self-liberation）

在這個過程中，個人相信自己能夠改變，並藉由公開承諾和再承諾來實現行為改變。例如，某人於臉書上公開承諾他將在八週內完成戒菸的目標，並且尋求戒菸門診的幫助。這一過程對準備階段和行動階段而言非常重要。

6. 反制約作用（counterconditioning）

指的是學習一種新的、更健康的行為來取代不健康行為的過程。例如戒菸的過程中受到菸癮困擾，可以進行深呼吸、做伸展運動或是嚼尼古丁口香糖等健康的行為，取代吸菸的行為，將菸癮的渴望轉移為對健康行為的渴望，以減輕焦慮感。這一個過程對行動階段而言非常重要。

7. 強化管理（reinforcement management）

或稱作**增強處理**。這個過程利用獎勵正向的行為，以及減少負向的行為帶來的獎勵，來促進行為的改變。舉例，正在戒菸的人，若成功地戒菸一段時間後，家人在言語上（讚美）、物質上（享用大餐）等方式給予鼓勵；同時，避免讓戒菸者靠近吸菸場所，並以尼古丁吸入劑及咀嚼錠來緩和吸菸者的菸癮。這一過程對行動階段和維持階段而言非常重要。

8. 刺激控制（stimulus control）

指的是改變和設計環境，以提供支持和鼓勵健康行為的提示和線索，同時間消除那些鼓勵不健康行為的提示和線索。舉例來說，幫助正在戒菸的人清除與吸菸相關的物品，減少觸發吸菸行為的刺激。這一過程對行動階段和維持階段而言非常重要。

9. 互助關係（helping relationships）

又稱作**協助關係**。在這一過程中，尋找支持和鼓勵的關係，以幫助人們堅持健康行為。例如戒菸時，尋求專業輔導人員的協助，或是加入戒菸支持性團體。這一過程對行動階段和維持階段而言非常重要。

10. 社會解放（social liberation）

是指增加健康的社會機會（social opportunities）或替代選擇（alternatives）的一個過程。所謂的社會機會是指在社會環境中存在著一些機會和資源，可以彰顯社會對於健康行為的支持和鼓勵。舉例來說，無菸城市的推動就是一種社會解放。社會解放可以通過倡導、賦權和增加社會機會的政策等方式來加強。這個過程可能有助於準備階段和行動階段。

（三）決策平衡

第三個構念是決策平衡。只有當行為改變的利大於弊時，行為改變才會發生。因此，教育者必須試圖增強行為可能帶來的利益，同時減少行為帶來的壞處。決策平衡對於行為改變的思考階段和準備階段特別重要。

（四）自我效能

第四個構念是自我效能。這個構念在健康促進模式中已經有提過，而跨理論模式同樣加入此構念。自我效能是指個人對於自己能夠執行特定行為的能力所擁有的信心。

（五）誘惑

第五個構念與自我效能關係密切，它是誘惑。誘惑與自我效能是相對的概念，指的是在面臨困難情境時，對從事不健康行為的衝動。在不同的挑戰情境下，對於從事不健康行為存在強烈的渴望或欲望。

（六）改變的層次

第六個構念是改變的層次。這個構念比較常使用在心理治療中，對於健康行為改變介入的實用性相當有限。五個獨立但相互關聯的心理問題層次如下：症狀 / 情境問題（symptom/situational problems）、不適應認知（maladaptive cognitions）、當前人際衝突（current interpersonal conflicts）、家庭 / 系統衝突（family/system conflicts）和內心衝突（intrapersonal conflicts）。

2-3 人際層次的健康行為模式

一、社會認知理論

談完個人層次有關的理論和模式後，接著要談的是與人際層次（interpersonal levels）有關的理論模式。首先要介紹的是社會認知理論（Social Cognitive Theory, SCT）。1963 年，Albert Bandura 和 Richard Walters 共同提出社會學習理論（Social Learning Theory），該理論認為學習會受到三個重要因素影響。

（一）模仿的作用（role of imitation）

第一個影響因素是模仿的作用。模仿可以透過三種方式對學習產生影響，分別是：

1. **建模效應（modeling effect）**：亦即直接複製該行為。
2. **抑制或解抑效應（inhibitory or disinhibitory effect）**：亦即透過觀察而決定增加或是減少特定行為。
3. **引發效應（eliciting effect）**：亦即模仿是觀察者釋放相似反應的促發點。

換句話說，當觀察者觀察到他人的行為並進行模仿時，模仿作為一個提示，促使觀察者釋放出相似的反應。例如當觀察者看到別人大笑時，他們可能會因為模仿別人，而開心地大笑。

（二）強化模式（reinforcement patterns）

第二個影響因素是強化模式，正向的強化會增強行為的發生，反之負向的強化會抑制行為的發生。

（三）自我控制（self-control）

第三個影響因素是自我控制，有三種自我控制行為，分別是抵抗偏離行為，亦即個體對於偏離預期行為或規範的抵抗能力；管理自主管理的獎勵資源，亦即個體對於自己所掌握的具有獎勵價值的資源進行有效管理和運用的能力；以及將即時的獎勵延遲，以換取未來更有價值的獎勵。

1977 年，Albert Bandura 對其社會學習理論進行補充和改善，並發表《社會學習理論》一書。1986 年，他將社會學習理論重新命名為社會認知理論。社會認知理論指出，人的行為可透過一個三元的、動態的因果關係模型來解釋，分別是行為（behavior）、環境因素（environmental factors）和個人因素（personal factors），這三個維度之間的互動導致行為的改變，又稱作相互決定論（reciprocal determinism）。過去的研究證實，社會認知理論可在各種情境中預測和解釋行為的改變。

首先要跟各位讀者強調的是，社會認知理論目前最大的限制是並未有一個明確且統一的理論架構。不同的學者或是教科書對於社會認知理論的內涵都有不同的見解和差異。本書以 Albert Bandura 於 2004 年發表的論文"Health Promotion by Social Cognitive Means"文章為基礎，闡述社會認知理論的內涵，並在後面補充其他學者和教科書的彙整，供各位讀者參考。

社會認知理論共有九個重要構念，以下將分別解釋各個構念的定義和內涵。

（一）知識（knowledge）

是指與特定主題相關的訊息和事實，也就是學習那些與行動、思想、物體（object）、人或情境相關的事實和見解。然而只有知識是很難引發行為改變。大家都知道珍珠奶茶配炸物對身體不好，即使如此，多數人也還是無法克制其對於美食的慾望。雖然知識無法直接引發行為改變，它依舊是行為改變的一個重要基礎。

（二）結果期望（outcome expectations）

是指對行為可能產生的期待結果。結果的類型包括行為產生的身體變化，行為改變對於自我形象以及人際關係的影響等。

（三）結果期望值（outcome expectations）

是指個人對於某種行為產生的預期結果之價值觀，也就是預期結果對於當事人的重要性。結果期望值越高，就越有可能執行該行為。例如某人相信減重可以使他的個人形象提升，這點對他非常重要，可以顯著地提升他的自信心。這樣的期望值越高，某人就越有可能認真減重。

（四）情境感知（situational perception）

是指個人對環境的感知和解釋方式。個人對於環境的認知和解釋方式正確與否，很可能影響他的後續行為。舉例來說，某人認為，絕大多數的人都認為吸菸是一個帥氣的行為，但事實上並沒有數據能支持這樣的想法，而這類錯誤的感知和解釋方式，會讓某人更不願意戒菸。

（五）環境（environment）

指的是環繞於個人的物質或社會環境、情境或條件。與前一個構念不同，情境感知的重點是個人對周圍環境的解釋，而這裡所指的環境，強調的是真實的環境狀況，包括物質環境，例如是否有自行車道供人從事自行車活動；以及社會環境，例如親友的支持。

（六）自我效能（self-efficacy）

自我效能也是我們前面多次提及的概念。自我效能是許多理論的重要核心，指的是個人對於自己能夠執行特定行為的能力所擁有的信心，即個人的行為信心。事實上，自我效能這個概念，正是由 Albert Bandura 所提出，Albert Bandura 認為，除非人們相信自己可以透過自己的努力實現所需的改變，否則他們很難有動力付出努力。

（七）克服障礙的自我效能（self-efficacy in overcoming impediments）

指的是個人在執行某種行為時，能克服障礙的信心，也就是對於克服困難的行為信心。很明顯這個構念跟自我效能高度相關，常被視為是自我效能的一部分，但 Albert Bandura 認為，應該將其視為一個獨立的構念。舉例來說，某人若是想要戒菸，就必須克服戒斷症狀；某人若是想要減重，就要克服飢餓，個人克服這些障礙的信心越高，越有可能產生行為改變。

（八）目標設定或自我控制（goal setting or selfcontrol）

是指設定目標並制定計畫來實現所選擇的行為。當個人設定目標並制定具體計畫時，行為改變更有可能發生。

（九）情緒調適（emotional coping）

最後一個構念是情緒調適，是指個人用來控制與學習新行為相關的情緒和生理狀態的技巧，也就是情緒管理。例如，某人因為嘗試戒菸而產生焦慮，並感到龐大的壓力，此時某人就需要學習情緒管理的技能。

另外，Steven Kelder、Deanna Hoelscher、Cheryl Perry，從先前提到的行為、環境因素和個人因素，三元的、動態的因果關係模型出發，闡述社會認知理論的核心概念。他們將這三元因素稱作**個人認知因素**、**社會環境因素**、**行為因素**。

（一）個人認知因素（personal cognitive factors）

個人認知因素，是指個人自我決定或自我調節行為的能力，以及對經驗進行反思和分析的能力，包括**自我效能**、**團體效能**（collective efficacy）、**結果期望**以及**知識**四個構念。其中自我效能、結果期望以及知識的定義和解釋已在前面的段落說明。團體效能是指一個群體中的成員具備協同行動、共同努力以達成特定結果的能力的信念。

（二）社會環境因素（socioenvironmental factors）

社會環境因素包括**觀察學習**（observational learning）、**規範信念**（normative beliefs)、**社會支持**（social support）以及**機會和障礙**（barriers and opportunities）四個構念。觀察學習，是指透過觀察他人的行為和結果來學習新訊息和行為的一種學習方式。規範信念，是指行為的社會可接受性和自覺普遍性的文化規範和信念。社會支持，是指個人從社交網絡中感受到的鼓勵和支持。機會和障礙，是指社會或物質環境的特定屬性，使行為更難或更容易執行。

（三）行為因素（behavioral factors）

行為因素包括**行為技能**（behavioral skills）、**意圖**（intentions）以及**強化和懲罰**三個構念（reinforcement and punishment）。行為技能，是指成功執行一個行為所需的能力。意圖，是指增加新行為或修改現有行為的目標。強化和懲罰，是指藉由提供或取消獎勵或懲罰，增加或減弱特定行為。

再者，也有學者認為社會認知理論可由下列六個重要構念簡化說明，包括**相互決定論**、**行為能力**（behavioral capability）、**觀察學習**、**強化**、**期望**以及**自我效能**。其中觀察學習、強化、期望、自我效能之定義和解釋已經在前述說明。相互決定論在本章節一開始曾提到這個名詞，是指個人、環境和行為之間的動態變化、三者相互影響、相互作用和互動。行為能力是指個人藉由必要的知識和技能以實際執行行為的能力。

二、壓力與調適理論

行為改變的過程中，難以避免的是會感受到來自內在以及外部的壓力，這些壓力也是影響行為改變的重要因素。儘管適度的壓力可能是好的，但若是行為改變的過程中承受過大的壓力，成功率將會大幅降低。事實上，在絕大多數的行為改變過程中，壓力經常是導致行為改變失敗的主因之一。因此在推動健康促進時，我們要制定減少負面壓力的策略，以增加行為改變的成功率。

壓力和調適理論（Theories of Stress and Coping）的發展涉及許多學者和研究者的貢獻。在 1932 年之前，壓力這個概念仍是未知的，直到 Walter Cannon 將壓力定義為「他的戰鬥或逃跑症候群之一部分」（part of his fight-or-flight syndrome），壓力的概念才逐漸成形。Walter Cannon 認為，當有機體面臨壓力刺激時，會透過與之戰鬥或逃跑來做出反應，這就是壓力反應模式（response-based models of stress）的起源。Hans Selye 在其提出的一般適應症候群（General Adaptation Syndrome，GAS），進一步闡述了壓力反應的概念。Hans Selye 發現，將老鼠暴露在各種有害刺激下，體內經歷三個階段，稱之為一般適應症候群。第一階段稱為警戒反應（alarm reaction），即有害刺激干擾了生物體的體內平衡；第二階段是抵抗階段（resistance），此時身體試圖抵抗有害刺激；第三個階段是耗竭（exhaustion）。耗竭會對系統造成永久性損害，若是有害的刺激沒有被消除，有機體的能量將耗盡甚至導致死亡。上述的研究主要是生理研究，直到 1960 年代，學者 Thomas Holmes 以及 Richard Rahe 開發了社會適應評估量表（Social Readjustment Rating Scale），該量表列出許多生活事件，並給予相對應的權重。他們發現，在該量表上得分越高的人，在接下來的一年裡生病的機率越大。這稱作基於事件的模式（event-based models）。過去學者較關注壓力所產生的反應，此研究的出現，讓學者更加關注壓力產生的來源。

調適（coping）的概念，同時間也受到許多學者的關注。調適概念緣起於 20 世紀 20 年代，著名的學者 Sigmund Freud 描述了一個人如何使用心理防禦機制來保護自己，例如孤立（isolation）、壓抑（repression）等。當個體遭遇到使其心理平衡受到干擾的情況時，這些防衛機制將被啟動，以調整個體對這些情況的感知。然而另一個同樣著名的學者 Alfred Adler 並不認同這樣主張，他認為防禦機制是對外部威脅或挑戰的一種保護。Sigmund Freud 的女兒 Anna Freud 進一步統合兩位學者的觀點，強調防禦機制在保護內部和外部威脅方面的作用。整體來說，防禦機制的概念與調適的概念非常相似。20 世紀 70 年代，Norma Haan 進一步闡述防禦機制和調適的不同。調適是有目的，並且可以選擇，專注於當下的狀況；防禦機制則是僵化和固定的，以過去為前提並且會扭曲當下的狀況。

Richard Lazarus 和 Susan Folkman 基於調適的概念發展了交互作用模式（Transactional Model），又稱作**壓力與調適交互作用模式**（Transactional Model of Stress and Coping），也有人稱作**壓力與調適模式**。這個模式指出，壓力是個體與環境的交互作用。在這些交互作用中，個體會經歷評估（appraisal）的過程，共有四個階段。初級評估（primary appraisal）、次級評估（secondary appraisal）、調適（coping）以及再評估（reappraisal）。在這四個階段中，個體首先進行初步評估，評估壓力源的嚴重程度和是否構成威脅。如果被認為重要，則進入次級評估階段；在次級評估中，個體評估自己對壓力源的控制程度，並選擇調適方法；調適階段中，個體根據情況選擇問題導向或情緒導向的策略來調適壓力源；最後，在再評估階段，個體重新評估調適的效果，判斷是否有效地減輕了壓力的影響。

Del Giudice 所提出的適應校準模式（Adaptive Calibration Model, ACM），是另一個熱門的壓力模式，結合了進化生物學和發展生物學的概念。根據適應校準模式，個體對壓力的反應變化是因為無法適應不斷變化的身體、社會和環境條件。該模式指出，壓力的生理反應受到交感神經系統、副交感神經系統和下視丘 - 腦垂體軸的調控。交感神經系統促使戰鬥或逃跑反應，而副交感神經系統負責放鬆反應。在長期壓力下，下視丘 - 腦垂體軸會釋放皮質醇，影響能量、警覺性和記憶。因此壓力管理的策略，應試者減少交感神經系統和下視丘 - 腦垂體軸的活化。

圖 2-4 統合了各個觀點所產生的壓力和調適理論（theories of stress and coping），共有五個重要構念，分別為壓力源、初級評估、次級評估、調適、重新評估。以下將分別解釋各個構念的定義和內涵。

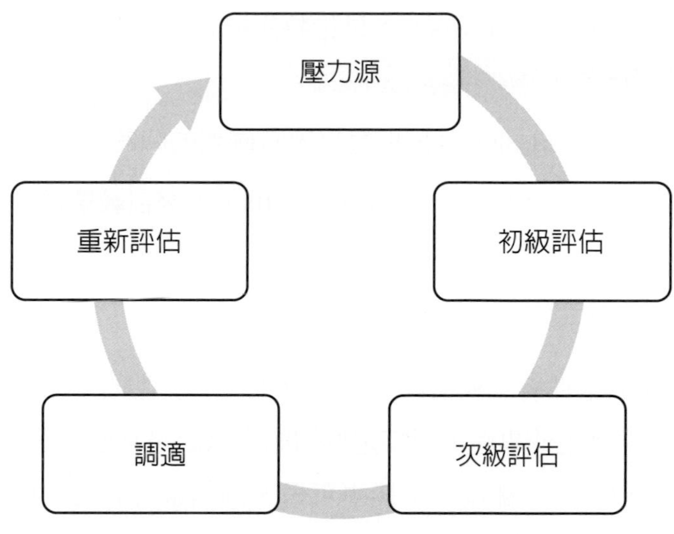

圖 2-4　壓力和調適理論的重要構念

（一）壓力源（stressors）

壓力源是指個體感知到有害或具威脅性的，來自內在或外在環境的各種要求，可分為三個類別：離散的，重大生活事件（discrete, major life events）、持續的，日常慢性壓力源（ongoing, everyday chronic stressors）以及無重大事件（absence of major happenings）或無事件（nonevents）。

1. 生活事件

或稱為生活變化事件（life change events），是指明確、可觀察且客觀可報告的事件。例如畢業和換工作等。過去一年內發生的事件稱作近期生活事件（recent life events），反之發生在遙遠的過去，能記得且對當事人產生困擾的，被稱作久遠生活事件（remote life events）。

2. 慢性壓力源

有五種類型：

(1) 持久的生活困難（persistent life difficulties）：是指超過 6 個月的生活事件，例如慢性疾病。

(2) 角色壓力（role strains）：是指扮演特定角色而產生的壓力。

(3) 長期壓力（chronic strains）：是指特定社會群體對另一社會群體的反應，例如種族歧視行為。

(4) 日常困擾（daily hassles）：是指每日經常碰到的問題，例如小孩上學接送問題。

(5) 社區層次壓力（community-wide strains）：來自較廣泛社會生態層面的壓力源，例如該社區治安不好。

3. 無重大事件或無事件

沒有重大事件或無事件有三種情況：期望發生但未發生的事件，例如，希望中樂透但沒有發生；某個希望發生的事件，對特定群體的人來說是常態的，但並未發生。例如，同年齡人大多都有手機，某人卻沒有；無事可做。例如整日放空。壓力源一般來說是無法改變的，但個人可以調整如何面對壓力源。

（二）初級評估（primary appraisal）

是指個人確定壓力源的嚴重程度，並評估自己是否陷入困境。舉例來說，某人評估升學考試是否對他產生壓力，以及該壓力是否對他的生活產生影響。

（三）次級評估（secondary appraisal）

是指個人確定自己對壓力源的控制程度。控制力的高低會影響壓力的大小。例如，某人確定升學考試會對他產生壓力，但某人每天按照原定規劃念書，他認為該壓力仍在可以控制的範圍內。

（四）調適（coping）

又分為**問題導向調適**（problem-focused coping）以及**情緒導向調適**（emotion-focused coping）。問題導向調適是指個體思考和改變環境事件或情況的能力。解決問題需要思考和評估各種不同的選擇以及解決方案之利弊，然後執行一個可能最有利的解決方案來減輕壓力。例如針對特定壓力來源，思考的過程可以針對問題進行專業諮詢，獲得幾個可能解決方案，並選擇其一執行，而行動的過程則努力遵循諮詢的建議。情緒導向調適的重點，則是改變個體對特定情況或事件的思考或情感方式。在思考過程中，可以自由表達自己對於該事件的情緒，並聚焦在該事件的光明面。在行動的過程則可尋求社會支持來抵消壓力帶來的負面情緒。

（五）重新評估（reappraisal）

最後一個構念是重新評估，是指個體判斷壓力源的影響是否被有效消除的一種回饋循環。例如，某人已經針對壓力進行調適，此時將再次評估該壓力源對自己的影響是否已經有效消除。若是沒有，就有必要回到前述的步驟再進行修正。

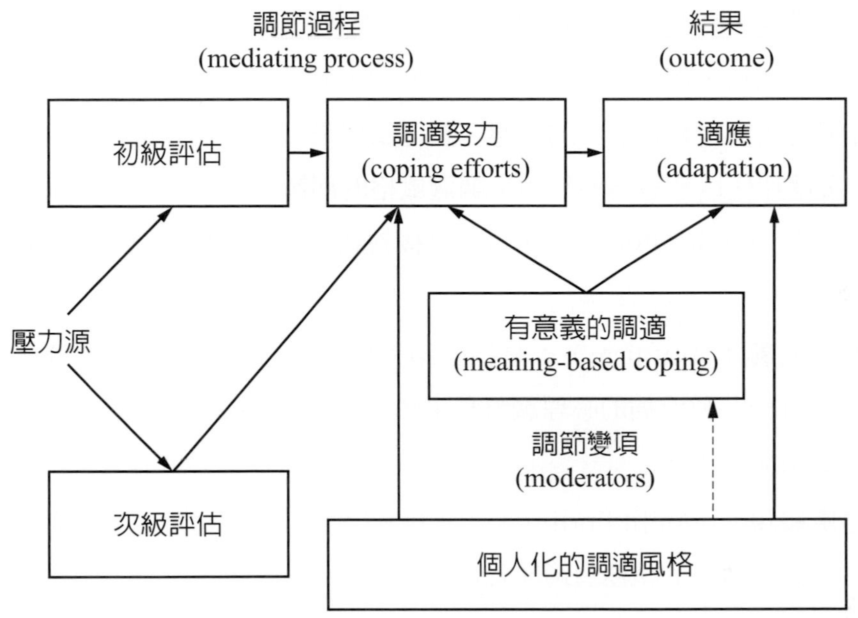

圖 2-5　壓力與調適交互作用模式的延伸版本

以下補充 Elaine Wethington、Karen Glanz 及 Marc Schwartz，以 Richard Lazarus 和 Susan Folkman 發展的壓力與調適交互作用模式為基礎，彙整並提出了其延伸版。圖 2-5 為壓力與調適交互作用模式的延伸版本，描述壓力與調適的交易模型的關鍵概念、主要延伸內容，以及這些概念之間的相互關係。如圖所示，壓力源、初級評估、次級評估已經在前述提過。調適努力（coping efforts）與前述所提的調適是一樣的概念。

1. 適應（adaptation）

調適成果是指一個人對壓力因素的適應（adaptation），是一種調適的結果（outcomes of coping），可能導致短期和長期的正面或負面適應。它源自於初級和次級評估，並受到調適努力的影響。調適的結果可分為三個類別：情緒幸福感（emotional well-being）、功能狀態（functional status），以及健康行為（health behaviors）。

2. 有意義的調適（meaning-based coping）

是一種調適的過程，可以產生積極的情緒，進而透過重新實施問題導向或情緒導向的調適方式，來持續調適的過程，包括對壓力因素進行積極的重新評估、修正目標、仰賴於精神和宗教信仰、以及專注於積極的事件等。

3. 個人化的調適風格（dispositional coping styles）

或稱作調適風格，與特定情境下的調適努力不同，它是指一種更廣義的行為方式，可能會影響個人在情緒和功能上的反應。調適風格是一種較為長期的個人特質，會影響初級評估、次級評估以及調適的努力。調適風格的個體差異，可以作為壓力調適過程和結果的調節變項（moderators），也可能直接對結果產生影響。以下介紹幾個常見的調適風格定義。

(1) **樂觀主義**（optimism）：是指對結果持有積極而不是消極的廣義期望。樂觀主義對於各種疾病的心理調整和生活品質都有直接的好處，是許多健康效應的重要預測因子。

(2) **益處發現**（benefit finding）：是指在困境中尋找利益。益處發現與積極重評估和其他形式的積極調適顯著相關。

(3) **訊息尋求**（information seeking）：在醫療保健環境中，人們通常會使用尋求訊息來處理疾病診斷的結果以及做出治療選擇，然而訊息尋求的效果是有些矛盾的，對於患者而言，訊息尋求與知識增加有關，且在準備進行醫學檢測等較為短期的健康威脅時，訊息尋求可以促進更積極的調適。然而，訊息尋求會使患者較不滿意他們接收到的訊息，對個人受到威脅的評估，也較為嚴重，並會對醫療提供者提出更多要求。

(4) **社會支持**（social support）：是指透過社會關係和人際交往而獲得的幫助。許多研究證據顯示，社會支持對幸福感和健康結果有直接正面的影響。社會支持也可以透過影響調適過程，進而影響人們對壓力事件的適應。然而，不支持的環境也會對調適健康威脅的能力產生負面影響，例如較低社會支持與心臟病發作後的死亡率、乳腺癌和全因死亡率等有關。較低的社會支持也與不健康行為有關。

三、創新擴散理論

創新擴散理論（Diffusion of Innovations）由 Everett Rogers 所提出，是指新思想、物品或做法，如何在社區中透過各種管道，在一定時間內傳播的過程，並以系統方式，處理和分析新的思想如何被傳播和採納。創新擴散理論的發展，最早可以追溯到 20 世紀初，Gabriel Tarde 在其 The Laws of Imitation 一書中探討促進創新傳播的因素。Bryce Ryan 和 Neal Gross 的研究進一步證實了創新擴散理論的應用。兩位學者的研究發現，即使雜交種子（hybrid seed）這樣創新的技術，能讓收穫量增加 20%，一開始仍舊只有少數農民願意使用。而後共花費了將近 12 年的時間，農民才完全採納此技術。農民採納此新技術的累積數量，與時間的關係形成了一個 S 形曲線，這條曲線後來也經常被用來描述創新擴散的過程。

創新擴散理論在 20 世紀 40 年代和 50 年代的農村社會學中相當流行，直到 20 世紀 50 年代，Everett Rogers 對擴散理論產生了興趣，並將其作為博士論文的方向。1962 年，Everett Rogers 撰寫《創新的擴散》（Diffusion of Innovations）一書，自此之後，相關的研究和應用蓬勃發展。創新擴散理論在公共衛生、健康促進和健康教育領域的應用廣泛，包括免疫接種推廣、計畫生育以及愛滋病防治介入等。一般而言，我們會認為創新的概念是客觀的。事實上，在這套理論中，創新的意思是指被個體或其他採用的單位，感知為新的想法、做法、產品或服務，無論這個想法、做法、產品或服務，存在多久，重點在於採用它的個人或是單位，是否認為它是創新的。因此創新一詞在這個理論中，其實是主觀的想法。創新包括三種類型：漸進式創新（incremental innovations）：對以前產品的小幅度改進；有特色的創新（distinctive innovations）：對於以前的產品有重大的改進，但不涉及任何新的技術或方法；突破性創新（breakthrough innovations）：該創新是基於新的技術或方法。而創新的新穎性，可來自於知識、說服或決策。知識的新穎性，是指可能的採用者之前不知道該產品、做法或想法。說服的新穎性，是指可能的採用者之前沒有被任何人聯繫過關於該產品、做法或想法。決策的新穎性，是指可能的採用者沒有形成對使用該產品、做法或想法持積極或消極態度的情況。

以下將介紹創新擴散理論五個重要構念，分別為創新、溝通管道、時間、採用者以及社會系統。

（一）創新（innovation）

第一個構念是創新，蘊含以下幾個重要屬性，這些屬性可以用來理解人們對創新的態度，以及人們最終是否會採用創新產品：感知到的相對優勢（perceived relative advantage）：指新產品、想法或做法，相對於即將取代的產品、想法或做法的優勢程度。兼容性（compatibility）：指創新與可能採用者的價值觀、過去經歷以及需求的一致程度。複雜性（complexity）：指理解和使用新想法、做法或產品的難度程度。可示性（demonstrability）：指創新可以在有限的基礎上進行試驗的程度。結果的清晰度（clarity of results）：指創新的結果是否清晰可見。成本（Costs）：採用新想法、做法或產品所產生的有形和無形的費用。可逆性（reversibility）：指在停止使用創新時是否可以恢復現狀的能力和程度。滲透性（pervasiveness）：指創新要求社會系統中其他元素進行變更或調整的程度。再創新（reinvention）：指潛在採用者可以根據自己的需要改編、精煉或修改創新的程度。

（二）溝通管道（communication channels）

第二個構念是溝通管道。是指擁有某項創新知識的人，以及尚未採用該創新知識的人之間的連結，是訊息如何在個人之間傳遞的手段。溝通管道有三種類型：大眾傳媒管道（mass media channels），例如電視、廣播和報紙；人際管道（interpersonal channels），需要兩個或多個個體之間的面對面互動；互動式溝通管道（interactive communication channels），例如社群網絡。

（三）時間（time）

第三個構念是時間，是指從了解一個想法到採用該想法之間的時間間隔。這段時間受到三種層面影響：創新決策過程（innovation-decision process）、採用者類別（adopter categories）、採用速度（rate of adoption）。

創新決策過程包括五步流程：獲得關於創新的知識、被說服接受創新、決定是否採用或拒絕創新、實施創新（使用）、以及撤銷決定或採用創新。

（四）採用者（adopters）

1. 採用者類別

是指在採用創新方面表現出不同特徵的個人或群體，用以表示人們接受創新的意願，並呈現鐘形分布（圖 2-6）。採用者共分為五類：

(1) **創新者**（innovators）：是第一批採用創新人事物的人。這類人較願意冒險的、好奇心較高，願意嘗試新事物。

(2) **早期採用者**（early adopters）：是第二批採用創新人事物的人群。他們是外向的，具有一定的影響力，也願意接受新的想法。

(3) **早期多數**（early majority）：是第三批採用創新人事物的人。相對於前者，他們較務實、理性，看到其他人採用創新策略並獲得成功後，才有意願採用它。

(4) **晚期多數**（late majority）：是第四批採用創新人事物的人。他們相對較保守、傳統，並且較不願意改變。

(5) **落後者**（laggards）：最後一批採用創新人事物的人。他們較為固執、不願意改變，且很可能永遠不會採用和接納創新策略。

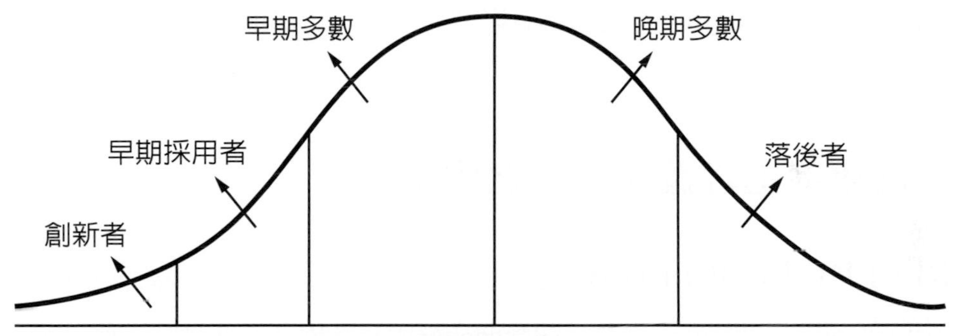

圖 2-6　採用者類別及其分布

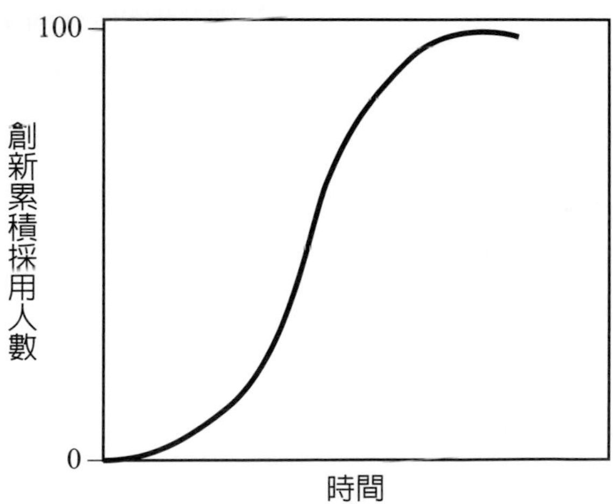

圖 2-7　創新累積採用人數和時間的關係

2. 採用速度

是指一個創新被採用的速率。它可以圖 2-7 的 S 形曲線來表示。早期階段，創新的採用速度很慢，然而隨著創新理論被接受度和能見度增加，採用速度會加速，並在到達高峰後開始減速，最終停滯。

（五）社會系統（social system）

社會系統是指人們是社會的一部分，社會由個體、群體、組織或社區組成，人們因為共同的目標而連結在一起。社會系統包含個四個重要層面，首先是群組成員的相似性，稱為**同質性**（homophily）。群體同質性越高，創新傳播的速率就更快。第二個層面是**社交網絡**（social networks），是指以人為中心的社會關係網絡。創新的傳播速度和範圍取決於社交網絡的配置。第三個層面是**變革推動者**（change agent），指那些在創新傳播過程中發揮正面作用的人，促使可能採用者採用創新產品、想法等。第四個層面是**意見領袖**（opinion leaders），是指具有影響力的人，能在正面或負面的層面上，影響可能採用者的態度和行為。

2-4 健康促進理論與模式之應用

一、PRECEDE-PROCEED 模式

PRECEDE-PROCEED 模式是另一個熱門的健康行為模式，此模式一般以英文原文縮寫稱呼，並未有中文直譯。此模式起源於 1970 年代，由 Lawrence Green 等人所提出，最早被稱作 PRECEDE 模式。該模式在 1980 年代廣受歡迎，並在新增了一些健康促進功能後，改稱作 PRECEDE-PROCEED 模式。PRECEDE 是指教育 / 環境診斷和評估中的前傾、增強和使能結構（predisposing, reinforcing, and enabling constructs in educational/environmental diagnosis and evaluation）。PRECEDE 則是指教育和環境發展中的政策、法規和組織結構（policy, regulatory, and organizational constructs in educational and environmental development）。PRECEDE-PROCEED 模式廣泛運用在各類健康促進和健康教育場域，包括增強社區參與、需求評估、疾病預防計畫、健康促進學校等。

圖 2-8 呈現了 PRECEDE-PROCEED 的組成結構，共有八個階段，分別為社會評估、流行病學評估、教育和生態評估、行政和政策評估與介入措施的一致性、實施、過程評價、影響評價、結果評價。以下分別說明八個階段的重點內容。

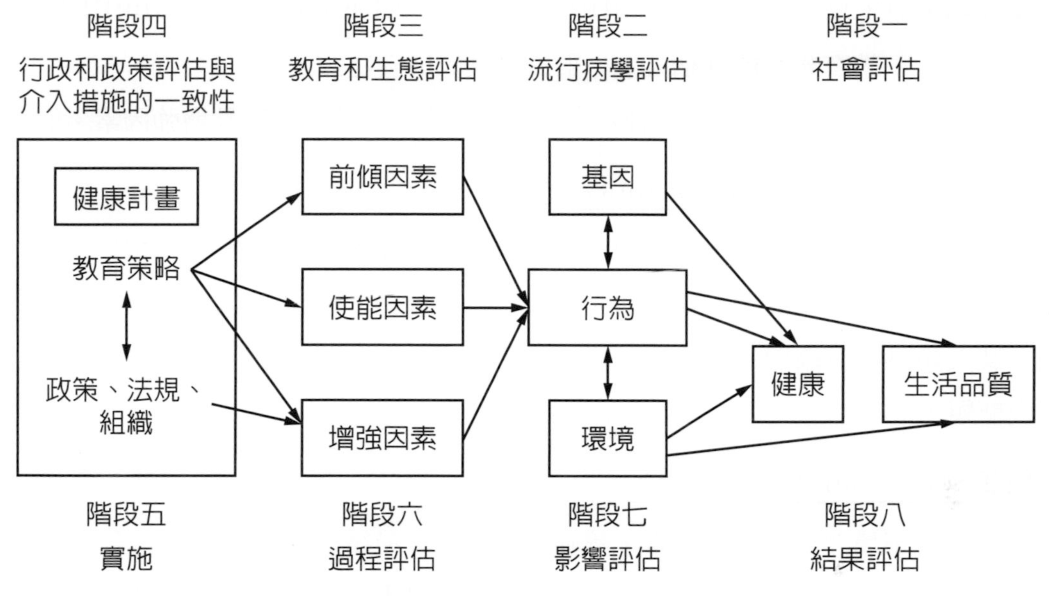

圖 2-8 PRECEDE-PROCEED 的組成結構

(一)社會評估(social assessment)

第一階段是社會評估,是指針對社區的認知所進行的評估,以瞭解社區的現況。這裡所說的社區,可以是地理上的一個區域,也可以是具有類似價值觀、文化的社群,或是共同生活或工作的場所。在這個階段,計畫規劃者會透過各種手段,例如訪談、問卷、座談會等,收集社區相關背景資料,以確保之後執行的計畫是社區成員所關心的重要議題。

(二)流行病學評估(epidemiological assessment)

第二階段是**流行病學評估**,此階段確認在社會評估中所發現問題,是由哪些特定健康問題所貢獻的或是與其有交互作用,也就是辨識已確定問題的健康決定因素,並且設定優先順序和目標。在這個階段還有兩項重要的工作,其一為**行為分析**(behavioral analysis),其二則是**環境分析**(environmental analysis)。行為分析有三個重點:近端(proximal)或直接影響健康的行為、影響他人健康的行為、以及影響組織或政策環境的遠端(distal)行為。環境分析包括社會、物質和生物環境中的條件,這些條件直接影響或間接影響健康問題。我們可以根據其重要性和可改變性(changeability)進行相關評估。

（三）教育和生態評估（educational and ecological assessment）

第三階段是**教育和生態評估**。這一階段將探討導致第二階段所描述的行為和環境條件的各種因素。這些因素被分類三種類別：前傾因素、使能因素以及增強因素。

1. 前傾因素（predisposing factors）

是指行為改變的先行因素，使個人更有可能採取健康或有風險的行為或生活方式，或者是接受特定的環境條件。這些因素包括知識、信念、態度、價值觀、感知等。舉例來說，某人如果知道攝取過多的糖類與心血管風險增加有關（知識），某人就可能會避免攝取糖類。

2. 使能因素（enabling factors）

是行為或環境改變的先行因素，讓動機或環境政策得以實現。這些因素是與問題直接相關的內在和外部條件，有助於人們採納和維持健康或不健康的行為和生活方式，或者接受或拒絕特定的環境條件。前面所述包括資源的可用性、服務的可及性、法規、政策、與問題相關的技能等。舉例來說，學校提供諮商服務時間彈性（資源的可用性），等待時間短（服務的可及性），此時有心理健康問題需要幫助的人，就越有機會使用到相關服務，以提升心理健康。

3. 增強因素（reinforcing factors）

是指在行為之後提供持續的獎勵，以維持行為，包含支持或阻礙採取健康行為或促進健康環境條件的人和社區因素。例如家庭、同儕、教師、雇主、社區決策者等。舉例來說，某人正在減重，家人從各方面給予支持，某人減重的成功機率就較高。

（四）行政和政策評估與介入措施的一致性（administrative and policy assessment and intervention alignment）

此階段是找出那些影響實施內容的行政和政策因素。在這一階段，必須確定執行計畫所需的資源，解決可能阻礙計畫執行的障礙，並制定執行計畫的政策。這階段幫助我們檢視可能對實際介入產生影響的各種組織問題。

（五）實施（implementation）

這一個階段開始正式實施計畫。在這一階段之前，已經根據前述的分析，制定一套介入計畫，在這個階段則是確立和執行計畫的各項介入措施。計畫的資源和目標、實施計畫的組織、人員、政治環境和環境，都會影響計畫實施的效果。

（六）過程評價（process evaluation）

在此階段，我們關心的不是結果，而是執行的過程。最重要的是評價計畫執行者是否真的按照計畫執行。我們可以從四個面向進行評價：是否按計畫的方式實施、計畫實施地點的接受程度、目標受眾的態度、實施計畫者的反應。例如，某人預計提供三次健康教育介入，是否真的有提供？目標受眾對於健康教育內容的接受程度如何？目標受眾對於健康教育的態度？提供健康教育的講師，是否有足夠的專業？這都是過程評價可以考量的內容。

（七）影響評價（impact evaluation）

在這個階段，我們評估計畫對目標行為或環境以及其前傾、使能和增強因素的影響，並評價計畫的介入是否取得了初步的成功，亦即是否達到了預期的效果。例如，某人正在執行減重計畫，計畫執行者會評價某人的身體活動量和水果蔬菜的攝取狀況，以判斷該計畫實施的初步成效。

（八）結果評價（outcome evaluation）

在這個階段，我們評價介入計畫是否真的有助於實現第一階段所確認的問題。在這一階段，我們經常對健康狀態（死亡率、發病率、健康檢驗數據等）和生活品質的變化進行評價。

二、社會行銷

社會行銷顧名思義，即是利用商業行銷的技巧，幫助目標族群獲得有益的健康行為。政府和非營利組織等機構，經常使用社會行銷手段來推動健康促進政策。行銷是以客戶為中心，行銷策劃者必須以目標受眾的需求和期望為優先。然而雖然都稱作「行銷」，社會行銷和商業行銷的目的仍有差異。商業行銷的目的是讓消費者購買業主的服務或產品，藉此讓業主獲利。社會行銷的目的則是造福目標受眾，並改變具有社會影響力的行為。

1950 年代，Gerhart Wiebe 首先提出，將行銷策略應用於推銷社會理念的想法。他的經典名句「為什麼你不能像推銷肥皂一樣推銷兄弟情誼？」被許多學者一致認為，他所提出的這個挑戰，正是社會行銷概念的起源。1969 年，Philip Kotler 和 Sydney Levy 擴大解釋行銷的定義，認為行銷是一種普遍存在的社會活動，包括所有類型的交易。而後於 1971 年，Philip Kotler 和 Gerald Zaltman 第一次將社會行銷定義為「各類計畫的設計、實施和控制，目的是影響社會觀念的可接受度，並涉及產品規劃、定價、溝通、分銷和市場研究等考量」。1980 年代末期和 1990 年代，社會行銷開始受到廣泛關注。1989 年，Philip Kotler 和 Ned Roberto 出版了第一本關於社會行銷的教科書。他們將社會行銷定義為一種「社會變革技術，涉及設計、實施和控制的計畫，目的是增加一個或多個目標採用者群體，對於某個社會理念或實踐的接受度」。1995 年，Alan Andreasen 將社會行銷定義為「將商業行銷技術應用於分析、規劃、執行和評價那些旨在影響目標受眾自願行為的計畫，以改善他們的個人福利和社會福利」。這個定義不僅讓社會行銷的概念更加貼近健康促進，我們也可以藉此初探社會行銷跟行為改變之間的關係。隨著時代進步，社會行銷方法越來越多元，例如使用社交媒體等方式來推廣健康促進概念。

社會行銷和商業行銷雖然有共通之處，但同時也有相當程度的差異。最主要的差異在於目標不同。商業行銷的目標是為了盈利和推銷商品或服務，而社會行銷的目標是改善社會或公共利益，改變人們的行為和態度來解決社會問題。在社會行銷中，規劃者可能會面對人們不願改變的事物，而且社會行銷的利潤通常是次要的。社會行銷的預算和產品選擇也常受到較大的限制，因為主要目標是解決社會問題，而非營利。相反地，在商業行銷中，企業更著重於盈利和提供商品或服務，因此有更大的靈活性來選擇預算和產品。

關於社會行銷模式，不同的學者有不同的見解。本章採用 Nedra Weinreich 的定義，將社會行銷模式定義為五個步驟，分別為規劃（planning）、訊息和材料開發（message and material development）、預試（pretesting）、實施（implementation）、以及評價（evaluation）。以下將分別解釋各個步驟的定義和內涵。

（一）規劃（planning）

社會行銷第一步為規劃，包含四個組成部分：形成性研究（formative research）、分析（analysis）、目標受眾分類（segmenting the target audience）、以及策略發展（strategy development）。

形成性研究涉及收集質性與量性資料，包括問題、背景脈絡、目標受眾的態度和行為、接觸目標受眾的途徑以及現有的訊息和材料。**分析**是指針對問題、環境和計畫可用的資源進行分析。**目標受眾分類**將特定特徵相似，可能對訊息作出類似回應的人群進行分組。**策略發展**設定目標和目的，並選擇社會行銷組合。

談到行銷，我們經常提到四個 P，分別是產品（product）、價格（price）、通路（place）和促銷（promotion），上述提到的四個 P 也是社會行銷組合的重點項目。除了行銷的四個 P 之外，Nedra Weinreich 針對社會行銷，另外提出了四個 P，分別是公眾（publics）、合作夥伴（partnership）、政策（policy）和財政（purse strings）。

在社會行銷中，**產品**是指欲使目標受眾採用的行為或是有形或無形的事務，例如健康檢查、健康行為、健康促進的想法、保險套等。產品必須能夠填補人們的需求，並且能夠吸引目標受眾的興趣。除了向目標受眾展示產品的價值和優勢之外，也必須了解與產品競爭的對手所具有的吸引力為何，我們所推出的產品，如何對抗來自競爭者的威脅？舉例來說，我們推銷天天五蔬果的健康行為，而該健康行為的競爭產品即是肉食主義。我們必須說服目標受眾，選擇我們所推廣的健康行為對它們更加有利，以滿足目標受眾的需求。

價格是指目標受眾為了採納新想法（產品）而需要付出的成本，包括看得見的成本（例如金錢）和看不見的成本（例如時間、精力、習慣等），以及可能阻礙目標達成的障礙。**通路**指的是目標受眾將在哪裡接收有關行為的訊息。例如，政府推廣四大癌症免費篩檢計畫，各大醫療院所即是一種常見的通路。**促銷**是指傳達信息給目標受眾的手段，可能的手段包括傳統媒體（電視、廣播、傳單）和新興媒體（社群網絡）等。**公眾**是指是參與計畫的主要和次要受眾。主要受眾是行為改變的目標受眾。次要受眾是指對目標受眾有影響的人。例如成人減重計畫，主要目標受眾是成年人，次要受眾可能是成年人同住的家人，這些次要受眾的支持、意見或是行為，都是影響成年人減重是否成功的重要他人。**合作夥伴**是指針對同一個問題，多個個人或組織一起合作運作。不同的個人和組織合作，彼此分享資源和目標受眾，越有可能完成社會行銷所欲達成的目標。**政策**指的是創造支持性環境以維持行為改變。例如，推廣每日騎自行車取代汽、機車，以增加身體活動量，此時政府可以制定政策，設立自行車專用道，創造友善自行車的行車環境。**財政**是指用於活動的資金。跟一般商業的行銷不同，社會行銷通常不會產生利潤，因此必須依賴於捐款或資助等獲取辦理活動所需要的經費和資源。

（二）訊息和材料開發（message and material development）

社會行銷第二步是**訊息和材料的開發**。共有三個重要的步驟，首先是確**定適當的傳播頻道**（identifying appropriate channels），找到目標受眾，並確定宣傳的方法是適當的；接著是**發展有效的訊息**（developing effective messages），也就是那些能讓目標受眾採取行動的訊息。如同我們一再強調的，要讓目標受眾採取行動，改變健康行為，我們所發展和提供訊息的策略，就必須根據先前所學的行為理論模式，例如健康信念模式，才能有效改變健康行為；最後是**制定創意策略**（developing creative strategy），是指以吸引人的方式包裝行銷的過程。

（三）預試（pretesting）

社會行銷第三步是預試，是指針對材料進行測試，評估材料對於目標受眾的吸引力、接受度、理解度、完整性以及適當性。

（四）實施（implementation）

社會行銷第四個步驟是實施，也就付諸行動。在這個階段，所有先前規劃的運作和安排，都會進行測試，包括執行所需要的人力和物力資源以及執行所需要的經費等。

（五）評價（evaluation）

最後一個階段是評價。在健康促進領域，我們常透過實驗設計、準實驗設計等方式進行評價，以確認社會行銷的整體成效。

三、生態模式

生態（ecological）原本的意思是指生物與其環境之間的相互關係，而在健康行為科學中，生態則強調人與其物質和社會文化環境的互動，並認為我們需要同時進行個人層面、環境層面和政策層面的介入，才能在健康行為改變方面取得顯著的進展，並且能夠維持已改變的健康行為。生態模式（ecological models）的起源可追溯 Urie Bronfenbrenner 於 1974 年和 1994 年發表的研究成果。他認為理解人類發展時，必須考慮整個生態系統，並提到生態的五個子系統：微觀系統（microsystem）、中觀系統（mesosystem）、外部系統（exosystem）、宏觀系統（macrosystem）以及時間系統（chronosystem）。1988 年，Kenneth McLeroy 及其同事認為健康不只受生物因素影響，而是受到多個子系統在不同層次上的影響，包括個人、人際交往、機構、社區和公共政策等層次，進而提出生態模式，並對後來生態模式的應用和研究產生影響。我們先前提到的大多數理論和模式，經常會提到特定層次中的各種因素如何影響行為，或是提到如何針對特定層次的影響進行介入，這些理論都已經被證實有一定效果。然而，若是只採用單一的理論或模式作為研究或介入措施的基礎，不太可能是最有效的行為改變策略。生態模式認為，所有層次的影響都很重要，多層次之間的關係和決定因素，應該比單一層次能更好地解釋和改變行為。生態模式可以提供一個架構（framework），藉此整合其他理論和模式，以創建較為全面的研究設計和介入方法。因此生態模式並未取代其他健康行為理論，而是將它們整合成一個更廣泛架構，幫助我們更全面地瞭解影響特定行為的可能因素。生態學方法已被應用於健康促進計畫的規劃中，並指出多重因素會相互作用並影響健康行為。因此，我們必須針對特定行為，從各個層次進行介入。

在研究和健康行為介入中，生態模式究竟該如何操作和實施，尚未有一致的共識。不同的學者和教科書對於生態模式層次的認知仍有些許差異。本書則採用學者 Kenneth McLeroy 等人的定義，以及美國衛生服福利部（U.S. Department of Health & Human Services）在《Theory at a glance – a guide for health promotion practice》一書中所定義的層次為主。生態模式的組成層次，可以被歸類為五個層次：個體層次、人際層次、機構 / 機構因素、社區因素以及公共政策因素。以下將分別說明各個層次 / 因素的定義及內涵。

1. **個體層次**（intrapersonal level）：是指影響行為的個體特徵，例如知識、態度、信念和人格特質等。
2. **人際層次**（interpersonal level）：是指社交過程和主要接觸的群體，包括家庭、朋友和同儕在內，人與人之間的互動和交往過程，這些群體和交流互動，定義了社會身份、角色以及提供社會支持。
3. **組織 / 機構因素**（institutional/organizational factors）：是指正式或非正式存在於個人、群體和組織之間的社會網絡、規範或是標準等。
4. **社區因素**（community factors）：是指存在於個人、群體和組織之間，正式或是非正式的社交網絡和各種規範或標準。
5. **公共政策**（public policy factors）：是指由政府制定的規則和法律，這些規則和法律可以影響個人、群體和組織的行為。這些政策和法律可以用來規範或支持疾病預防、早期診斷、控制和管理等與健康行為有關的措施。

以下舉例說明這些層次 / 因素，如何影響一個人的行為。例如，某人已經滿 50 歲，應定期接受大腸鏡檢查，以確認是否有大腸癌風險，然而某人並未這樣做。為什麼會發生這個結果，可能是多層次 / 因素的影響。在個體層次上，某人認為自己飲食正常，且沒有症狀，得大腸癌的機率很低，因此他沒有接受檢查的意圖；人際層面上，某人的家人朋友，沒有人提醒他應該開始接受大腸癌篩檢；在組織層面上，他家附近正好沒有診所、醫院、衛生所，預約和接受大腸癌篩檢，對他而言是一個麻煩的事情，因此他不想接受篩檢。在政策層面上，由於無痛的大腸鏡檢查必須自費，某人特別怕痛，又不想額外花錢，因此遲遲沒有接受大腸鏡檢查。由上述的情況可以說明，個人的行為受到多層次的因素影響，最終導致某人沒有意願執行特定的健康行為。

參考文獻

1. Sharma, M. (2021). Theoretical foundations of health education and health promotion. Jones & Bartlett Learning.
2. Glanz, K., Rimer, B. K., & Viswanath, K. (Eds.). (2015). Health behavior: Theory, research, and practice. John Wiley & Sons.
3. US Department of Health and Human Services. (2018). Theory at a glance: A guide for health promotion practice. Lulu. com.
4. Bandura, A. (2004). Health promotion by social cognitive means. Health education & behavior, 31(2), 143-164.
5. Weinreich, N. K. (2010). Hands-on social marketing: a step-by-step guide to designing change for good. Sage Publications.
6. McLeroy, K. R., Bibeau, D., Steckler, A., & Glanz, K. (1988). An ecological perspective on health promotion programs. Health education quarterly, 15(4), 351-377.
7. Golden, S. D., McLeroy, K. R., Green, L. W., Earp, J. A. L., & Lieberman, L. D. (2015). Upending the social ecological model to guide health promotion efforts toward policy and environmental change. Health Education & Behavior, 42(1_suppl), 8S-14S.
8. Simpson, V. (2015). Models and theories to support health behavior intervention and program planning. Health and Human Sciences, 2(8), 45-47.
9. Videto, D. M., & Dennis, D. L. (2021). Report of the 2020 Joint Committee on Health Education and Promotion Terminology. Health Educator, 53(1).

Chapter

03 高齡長者的健康促進

學習內容

3-1 臺灣人口高齡化趨勢

3-2 高齡長者的身心特質

3-3 高齡長者的健康行為

3-4 身體活動與高齡長者的健康促進

3-1 臺灣人口高齡化趨勢

一、高齡的概況與推估

根據世界衛生組織估計，全球高齡人口預估於 2050 年底時，60 歲以上之高齡人口將超過 20 億（WHO, 2015）。臺灣 65 歲以上高齡人口於 2018 年底已達到世界衛生組推估的 14%，進入所謂的高齡社會，我國老化速度之快速，僅次於鄰國日本（國家發展委員會，2018）。人口老化衝擊到的層面包括經濟、醫療、社會等，如長照需求、老人貧窮、資源分配不均等。平均壽命的延長，使老化問題接續而來，首先面臨的是身體功能會逐漸衰退，出現慢性疾病、失能與失智症等問題。有關高齡長者活得更久，是否相對也能活得更健康、有品質，是政府部門需要正視的課題。

近年來，看到報章雜誌刊載著諸多與高齡者健康有關的議題，其所引發的社會事件，令人於心不忍。因此筆者以自身的運動專業在所服務的某國立大學運動科學系開設樂齡運動指導課程並與校內樂齡大學合作，課程內容包含理論與實務實習，指導修課學生設計多元運動方案帶領樂大長者活動，期間看到長者們各個充滿活力與笑容，且從學期末時長者所給予的回饋中獲得正向肯定。如此督促著筆者，持續開設樂齡運動與代間課程，透過不斷創新教材，讓高齡者能活得健康、活得有品質。

從國家發展委員會（以下簡稱國發會）資料瞭解到，我國 65 歲以上之高齡人口占總人口比率於 1993 年達 7.1%，正式邁入聯合國定義的高齡化（aging）國家門檻。於 2018 年高齡者人口比已達 14.5%，進入高齡（aged）國家。根據國發會估計，到 2025 年預估會升高至 20.7%， 接近高齡者人口比達 21% 的超高齡（super-aged）國家。預估到 2036 年進入高齡者人口比達 28% 的極高齡（ultra-aged）國家行列（見圖 3-1）。相對地，我國 14 歲以下的幼年人口數，以及 16 至 64 歲的青壯年人口數卻處於逐年下降之趨勢，使得我國總人口數將逐年遞減。聯合國最新出版的全球高齡人口報告中，從 2019 年至 2050 年間全球高齡人口比率成長最快的國家與地區，南韓、新加坡與臺灣，我國已名列全球第三。

根據聯合國的推估，自 2019 年至 2030 年，全球 65 歲以上高齡人口數將從七億人增加至 9.97 億人；占全球總人數的比率將從 9.1% 上升至 11.7%。其中，高所得國家的高齡人口比，將從 18% 上升到 22%。2019 年時，全球有 17 個國家或地區之高齡人口比率超過 20%；到 2030 年時，全球將有 51 個國家或地區的高齡人口比率超過 20%，因此人口老化是全球共同面臨的挑戰。

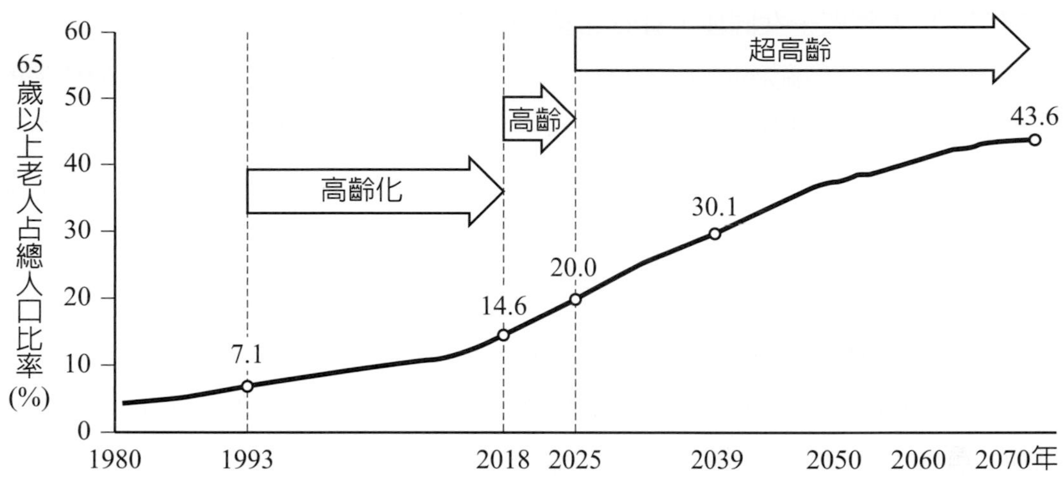

圖 3-1　65 歲以上高齡者占人口比率

資料來源：國家發展委員會，中華民國人口推計（2022 ～ 2070 年）

二、何謂高齡與其族群特性

現階段人口的定義，年滿 65 歲即被視為高齡者，但長命百歲卻已非難事。換言之，高齡人口橫跨的年齡區間相當大，必須關注其中的異質性。於我國高齡人口中，65 至 74 歲的比率為 60%，此年齡組人口皆出生於二次大戰後，教育程度較二次大戰前的世代大幅提升。根據衛生福利部（以下簡稱衛福部）2017 年老人狀況調查報告顯示，80 歲以上不識字的比率為 33%，65 至 69 歲不識字的比率則僅 6.5%，70 至 74 歲則為 13.7%。其中，65 至 69 歲有 46.71% 具國（初）中（含）以上的教育程度。

從上述資料得知高齡者除了受年齡與教育程度影響外，性別也是關鍵的影響因素；以筆者所服務的某國立大學附屬樂齡大學長者而言，以 65 歲以上長者占多數，性別則以女性居多，男性為少數，通常男性會與配偶一起前來參加。由此可知，性別亦是值得正視的重要因素。

根據衛福部 2017 年老人狀況調查報告的資料顯示，在婚姻與家庭狀況方面，「有配偶或同居」的比率，80 歲以上為 46.8%；65 至 69 歲則高達 75.3%，而「喪偶」的比率，80 歲以上有 51.6%；65 至 69 歲則僅有 17.4%。子女數方面，全體 65 歲以上有子女的占 97.2%，平均子女數為 3.44 人。80 歲以上有孫子女的為 90.7%；65 至 69 歲有孫子女的比率亦達 76.4%。

居住狀況與偏好方面，女性高齡者獨居比率為 11%，男性高齡者則為 7%。55-64 歲人口有 55% 希望與子女同住，31% 希望與配偶同住；65 歲以上人口 54.3% 期待與子女同住，26.2% 期待與配偶同住，9.6% 期待獨居。全體 65 歲以上居住於一般住宅的比率為 98.1%；居住於機構的比率僅有 1.9%。然而，65 歲以上人口居住在無電梯設備的公寓或多樓層住宅竟高達 73.75%，居住環境也是值得正視的議題。

就業方面，根據衛福部 2017 年老人狀況調查報告發現，65 歲以上人口有工作比率，女性為 9.1%，男性為 19%。再根據內政部戶政司人口統計資料，中高齡勞動力逐年增加，45-64 歲中高齡工作人口占全部總工作人口比率從 2010 年的 36.9%，上升至 2020 年的 42.0%。國發會預估到 2040 年，將更上升至 51.4%，顯示勞動力的銀灰化（graying of the workforce）會越來越明顯。

健康狀況方面，調查顯示出全體 65 歲以上有慢性病者達 64.9%，80 歲以上有慢性病的比率高達 72.5%。65 歲以上老人，覺得自己健康狀況「很好」、「還算好」或「普通」的比率，女性為 74.64%，男性為 77.62%，覺得自己健康狀況「不太好」或「很不好」的比率，女性為 16.91%，男性為 14.73%。65 歲以上人口在 6 項日常生活起居項目（ADLs）中，都沒有困難者，女性占 85.41%，男性占 88.79%，而其中一項困難之女性占 2.14%，其中二至三項困難為 2.93%，其中四項（含）以上困難者則有 9.51%；其中一項困難之男性占 1.21%；其中二至三項困難為 2.66%; 其中四項（含）以上有困難者則有 7.34%。在工具性日常生活的活動（IADLs）方面，65 歲以上之人口表示有一項困難的女性占 31.43%，男性則占 24.14%。綜上所述，高齡者的健康狀況會隨著年齡的增長而下降，進而影響其日常生活起居，其中女性感覺困難的項目多於男性。

我國高齡人口的性別平均餘命差異很顯著。2019 年底時，全體國人的平均餘命為 80.9 歲，女性為 84.2 歲，男性為 77.7 歲。於 2018 年底時，女性的健康平均餘命為 74.7 歲、不健康平均存活年數為 9.3 年；男性的健康平均餘命為 69.9 歲、不健康平均存活年數為 7.5 年。若以 65 歲的餘命而言，根據內政部編定的「110 年簡易生命表」，110 年我國國民零歲平均餘命（以下稱平均壽命）為 80.86 歲（男性為 77.67 歲，女性為 84.25 歲），較 109 年減少 0.46 歲（男性減少 0.44 歲、女性減少 0.50 歲）。從國人平均壽命長期趨勢來看，近 10 年全體、男性及女性均在 103 年、105 年及 110 年較上年下降，導致部分年別會有起伏現象。在族群部分，原住民平均壽命為 73.92 歲，男性為 69.51 歲，女性為 78.29 歲，男、女性平均壽命差距為 8.78 歲。若與上年相較，原住民平均壽命增加 0.26 歲，男性增加 0.28 歲，女性增加 0.23 歲。與 100 年比較，原住民平均壽命增加 3.35 歲，男性增加 3.41 歲，女性增加 3.04 歲。長期而言，原住民全體、男性及女性平均壽命皆呈遞增趨勢（內政部統計處，2023）。

三、高齡政策的導向

近年來，許多國家與國際組織都針對人口結構高齡化的發展目標與政策願景提出呼籲。例如，聯合國在 1982 年首度於維也納召開全球高齡大會（World Assembly on Ageing），並通過「高齡課題國際行動計畫」（International Plan of Action on Ageing），包含健康、家庭、環境、住宅、社會福利、就業與教育、所得安全等領域之 62 項建議。接著，更於 1991 年通過「聯合國老人綱領」（United Nations Principles for Older Persons），強調改變老年即衰弱的刻板印象，應提供機會給有意願且有能力的高齡者，讓其能夠持續參與和貢獻社會（United Nations, 1991）。

我國政府近年來亦針對人口高齡化發展趨勢，制訂或修訂政策方針。於 1969 年即由行政院發布「人口政策綱領」，來因應近年人口結構高齡化的趨勢，數度修訂其內容，最近一次完成修訂於 2014 年。行政院 2008 年核定「人口政策白皮書」，並於 2013 年通過修訂，其中有關人口高齡化部分，提出五項具體對策與 40 項具體措施。於 2015 年，政府首次頒布「高齡社會白皮書」，提出「健康生活」、「幸福家庭」、「活力社會」與「友善環境」之四大願景，以及 11 項行動策略。白皮書內容亦於「附則」中明訂，將因應社會變遷趨勢，滾動式修訂此白皮書之內容。

「高齡社會白皮書」於 2015 年頒布至今，我國高齡相關政策與立法有很重大的進展，例如，「老人福利法」於 2015 年底通過修正、國家年金改革於 2016 年 6 月起推動、「長期照顧十年計畫 2.0」2017 年開始實施（以下簡稱長照 2.0）、「中高齡者及高齡者就業促進法」於 2019 年通過、2020 年 12 月召開行政院第十一次全國社會科學技術會議，將人口高齡化列為臺灣 2030 的重點挑戰之一等，以至於原白皮書的部分內容與政策現況不符。

此外，近幾年來國內對於高齡社會議題的討論，範圍越來越廣泛，除了原白皮書所涵蓋的健康、參與、長照、反歧視等面向外，世代融合、智慧生活、永續發展等議題，亦引發社會關注。人口結構高齡化為社會帶來巨大影響，也引起社會各界的矚目，並引發各界關懷高齡議題。近年來，除了社福醫療領域持續關注高齡社會議題外，學術界、科技界與產業界也對相關議題產生更高的關注，由此可知，我們可以確認高齡化全新挑戰的時代已然來臨。

3-2 高齡長者的身心特質

身處高齡社會，高齡者的身心問題是必要關注的議題，其中包括失能、失智以及孤獨所導致的憂鬱等狀態。許多子女可能因為工作繁忙，而無法親自照顧家中長輩，只能透過仲介聘請外籍看護照料，公園裡也常看到外籍看護推著坐在輪椅上的長者外出曬太陽，但從長者的臉龐所看到的卻是孤單寂寞與憂愁。

高齡者的身心特質往往既是特質，亦是問題所在。人們在其身心健康功能逐漸衰退老化時，可能因自然老化而起、也可能因疾病而生，因此疾病易促進或加速老化、而老化就更易加速疾病的進展。所以無論是何種狀況，高齡者的身上皆更容易出現身心病徵或障礙，如混亂、失憶、失眠、跌倒、行動不便、尿失禁、吞嚥因難及感覺喪失等，還有異於平常之情緒與行為型態，這些皆會影響高齡者進行獨立自主的社會生活，也影響整體的照護計畫與負擔。

高齡者的疾病問題可能非單一，其間混雜著老化與多重疾病，會跨越許多器官組織，且屬多重複雜之病情與健康狀態（health startus）。這些多重複雜之病情多是共患或合併（co-morbidity）、併發（complication）、加成（synergistic）或累積（cumulative）而成，許多慢性疾病彼此之間交互影響。所以老化與疾病不易分界，其症狀與疾病間的關聯性實屬複雜。

除了身心上的健康問題外，亦常合併著社會問題，其表現出的症狀或病徵，以非特異性者居多，如茶飯不思、食慾不振、失眠、疼痛、便祕、暈眩、寡言、精神紊亂、體重減輕等。

由此可知高齡者的身心特質，部分來自老化、部分來自疾病。高齡者的身心功能之常態性衰退，可以是老化亦或是疾病所造成，兩者之分界點並不明朗，但仍有所區隔，因為「老化」是必須接受；而「疾病」則應作好評估（evaluation）、介入（intervention）、矯正（correction）、控制（control）、或治療（treatment）、追蹤（tracing, follow-up）。

首先，我們從生理跟心理上的特質來說明，高齡者所面臨的身心變化如下所述：

一、高齡者生理特質

生理特質的變化，分別有：

1. 外觀老化
   (1) 皮膚鬆垮、變薄、無彈性、出現皺紋與老人斑；汗腺萎縮，皮脂腺分泌減少導致乾燥粗糙，毛髮逐漸變少、變白、指甲生長緩慢。
   (2) 新陳代謝降低，肌肉組織減少，脂肪組織增加易造成肥胖。
2. 感官老化
   (1) 視覺：四十歲開始退化，如青光眼、老花眼、白內障、黃斑部病變等，其中以老花眼最常見。
   (2) 嗅覺：嗅覺靈敏度降低。
   (3) 味覺：味蕾數目減少，飲食口味加重。
   (4) 聽覺：重聽現象出現。
   (5) 觸覺：對壓力、疼痛、冷熱敏感度下降。
3. 神經系統老化：睡眠型態改變，功能減退因而造成腦退化疾病，如巴金森氏症、老年失智症等，進而影響獨立自主的能力。
4. 老化的呼吸系統：肺活量降低以至於易因小感冒而引發肺炎。
5. 老化的心血管系統：高血壓、心絞痛、腦中風、冠狀動脈心臟病。
6. 老化的消化系統：味蕾數減少。因唾液量減少 2/3，而影響澱粉的消化；胃酸分泌少、胃的蠕動減緩，消化時間被延長。
7. 老化的泌尿生殖系統：腎臟的代謝功能變差，男性可能易有攝護腺肥大、尿失禁。女性則可能會有尿失禁之問題，而引發泌尿道感染。
8. 老化的肌肉骨骼系統：荷爾蒙減少，女性可能因更年期鈣質流失，導致易引發骨質疏鬆症。隨著老化，關節軟骨變粗，會產生骨刺、關節退化等。
9. 老化的內分泌及免疫系統：新陳代謝率降低。

二、高齡者心理特質

包括人際疏離、認知功能改變、因憂鬱導致於自我概念改變。以下分別介紹：

1. 人際疏離：因生活步調、環境改變、以及生理功能退化等，進而獨居或住院，導致與人的互動降低而疏離。

2. 認知功能改變：

(1) 衰退的記憶力：長期記憶不受老化影響，所以年輕的事都記得很清楚，但短期記憶能力卻降低。

(2) 學習力變差：判斷力與反應速度變差也變慢。

(3) 智力：雖不受年齡影響，但歸納及空間推理能力會隨年齡增長而下降。

(4) 老化能帶來記憶力減退或反應能力變差，認知功能的退化可能產生一些奇怪的行為及精神症狀，例如幻覺、感覺被害、覺得東西被偷、憂鬱、激動、情緒不穩、重複詢問問題、晚上睡不著、日夜顛倒等問題。

3. 自我概念改變：自我價值即自尊，可能對於自我能力以及自信方面會有所變化。

4. 憂鬱症：高齡者較少會提及心理或情緒方面之困擾，家人也常將焦點著重在長輩身體病痛而忽略其心理症狀，如心情不佳、失去活力、胃口變差、失眠、注意力不集中、想不開等。根據衛福部公布之資料顯示，臺灣高齡者因憂鬱而自殺之比例有偏高的趨勢，是一個極需重視的問題。

綜上所述，高齡者所面臨的變化是多元且涉及到各種能力，所以筆者在從事樂齡運動指導與活動設計過程中，會針對高齡者的特殊性進行課程規劃，例如：為預防高齡者記憶力衰退，運動過程必須增加記憶力訓練的活動設計且須讓長者感受到成就感，以提升其自信。此外，活動過程也會增加與人互動的設計，改善其人際關係，避免因孤獨而產生憂鬱。

高齡者的生理、心理、精神、行為、社會等狀況，都會因年齡增長而有別於年輕人。隨著年齡產生的健康問題與潛藏之健康弱勢傾向，都無可避免的會隨著外在環境而有所改變，此種狀況會隨著年齡攀升而逐漸增加，影響著健康與照護的需求。

高齡者的生理差異有別於年輕人，此種現象大都可略作預料；但是在精神、心理、行為、社會方面則充滿著許多不確定性之因素，令人無法預料；尤其是年事愈高，愈是如此，這也就是為什麼在實施長者照顧，同時也須對長者及其老化之社會心理層面要有所了解。

因為有些在臨床上有其意義，有些則不大，因此在醫療保健之評估或判定上常不易迅速掌握，但仍應予重視與監控（monitoring）。高齡者在健康問題的訴求上常屬於低估（underestimating）。因為高齡者對於本身的健康問題會有低報（under-reporting）之傾向，相對醫事人員在健康問題的探討，往往也會因高齡者低報情形而導致於低察

（under-detecting）。由此可知，高齡者實際的健康問題遠比所知者來得多。

高齡者健康問題的呈現大都是非典型（atypical manifestation/fashion）；很多疾病在高齡者身上可能會以無症狀（asymptomatic/symptomless）表示，或症狀不明或亞臨床（vague/subclinical）表現。有些是疾病所致；有些則是老化造成，兩者均可能導致身心功能衰退。非典型的病情表現，易造成醫事人員在病情診斷或評估上的因擾，有時可能將疾病判斷為老化，有時會將老化過度判定為疾病，因此老化與疾病的診斷上，應提高警覺來進行。

高齡者的健康問題許多是久遠且不易分清界線，有些是持續進行著，且有不利於健康之行為。診斷時必須費盡心力釐清，才能做為後續健康照護的參考，這也是為什麼高齡者的健康照護對社會資源的耗損非常沉重的原因。

高齡者的健康問題有些是外在因素導致，像是跌倒、功能老化、吃藥的反應，有些則是超高齡但不是病症所致。高齡者的健康問題常包含著身心及社會問題；老化與疾病分界不清；其症狀與疾病之表現，也不單純。高齡者常見健康問題包括常見之慢性疾病及急性疾病：

1. 慢性疾病：涵蓋全身各器官系統，如心血管疾病、高血壓、糖尿病、腦血管疾病、惡性腫瘤、慢性肝病、肝硬化、暈眩、聽力與視力障礙、白內障、尿失禁、慢性鼻竇炎、動脈硬化、腹部疝氣、慢性肺症、痔瘡、膀胱失調、慢性腎病變、甲狀腺功能低下症、帕金森氏症、精神疾病、骨關節病變等各種機能性障礙。
2. 急性疾病：包括急性腦中風、急性心肌梗塞、急性腹症、流行性感冒、肺炎、傷害與意外事故、骨折等，亦有身心上的病徵或障礙，如混亂、失智、跌到、行動不便、失眠、吞嚥困難及感覺喪失等。此種急性病症常造成高齡者的醫療保健問題，也延伸出長期照顧相關需求。

但是高齡者遇到健康問題，尋求協助管道不一定是專業照護人員，會先尋求周圍鄰近親朋好友協助與諮詢，一旦就醫後，其遵醫囑性普遍也不佳。然而，老年與衰弱疾病並未劃上等號，如何老的健康又快樂才是重點。想要有個身心健康又快樂的晚年，需要花時間去調整與適應，且必須遵循許多健康行為，包括健康的飲食、規律的運動、善用科技、紓壓與養生、合宜的生活作息等，這些課題，雖然可以透過網路或報章雜誌接觸到，但有些卻會流傳錯誤的觀念，反而造成傷害。這些現象讓我們了解到實施高齡者健康促進時，必須從其周遭生活環境出發，除了運動外，還要兼顧健康教育的教導，才能達到全面性的健康促進。

3-3 高齡長者的健康行為

談到健康，對高齡者而言，是否認為自己健康呢？答案可能因人而異。但在國民健康署（2019）進行的「中高齡者身心社會生活狀況長期追蹤」中發現，自覺健康狀況屬於中上程度普通好占約 63.7%；而內政部在 2009 年所做的「高齡者狀況調查」發現，高齡者覺得自己健康及身心功能狀況佳者占 72.8%，這顯示國內高齡者大多數認為自己是健康的；其他自覺健康狀況的相關研究包括獨居與非獨居的高齡者，約有七至九成自覺健康狀況良好。

要有好的健康狀況，首先要有良好的健康行為，健康行為對個體健康影響至極。有研究指出，良好的健康生活型態不僅能延長壽命且能降低罹患慢性病的風險。高齡者若能維持每日規律吃三餐、不吃零食、適度運動（每週 2-3 次）、睡眠 7-8 小時、不吸菸、不飲酒等健康行為，即可能獲得良好的健康狀態。

近期針對高齡者健康行為的研究愈來愈多，依高齡者之健康行為定義的不同，所探討及注重的項目亦不盡相同。有研究採用運動、飲食、壓力處理、自我實現、人際支持等來探究健康行為。另有高齡者健康行為，係以戒菸、喝酒、藥物、營養、心理健康、運動、口腔健康與預防性健康服務等作為探討。

健康行為要能全面性推廣與認識，需要政府單位的重視與推展，且需有具體的推展目標。真正對健康行為訂立具體目標，應是從 1980 年美國衛生福利部（U. S.Department of Health and Human Services）中的公共衛生局（U. S. Public Health Services）所推行的國民健康目標（ Health Objectives for the Nation）開始，內容分成健康促進、健康保護與健康服務等三大部分，其健康促進行為項目中，包含戒菸、運動、營養、壓力調適、減低飲酒與藥物濫用等五項行為，其目的是希望能降低該國國民早發性死亡與失能；而後美國衛生福利部在所發表的全民健康目標中，對高齡者則是增加身體活動、安全、健康促進與篩檢等具體方向，目的是降低慢性失能發生。近年來，為了能夠早期發現長者功能衰退的徵兆，國民健康署引用世界衛生組織 (WHO) 長者整合性照護指引（Integrated care for older people，ICOPE），推動長者功能評估工作，可以幫助長者早期發現可能導致失能的風險因子，及早介入運動與營養等策略，以預防及延緩失能發生。長者功能評估包括延緩失能的關鍵六大指標：「認知功能、行動能力、營養、視力、聽力及憂鬱」，可由長者自我檢視，也能透過家屬協助，幫家中長者進行初步評估。面對高齡趨勢，諸多促進高齡者健康行為的研究，也陸續提出策略與方案，以降低高齡者健康問題與醫療負擔。何謂健康行為？內涵為何？研究上眾說紛紜，有學者提出健康行為，包含個人屬性（personal attributes）、人格特質（personality characteristics）、外顯的行為模式（behavior patterns）、行動（actions）與習慣（habits），當這些特性與個人的健康維持、健康復原、與健康促進相關時，皆可列入健康行為的範疇中。

又有學者將健康行為定義為：「與健康有關的行為」，並將健康行為區分為三類，即預防性健康行為（preventive health behavior）、疾病行為（illness behavior）、與病人角色行為（sick-role behavior）。「預防性健康行為」指在無疾病的狀態下，從事個人認為有益健康且可預防疾病發生之活動；「疾病行為」則指個人在健康狀態下但自覺有罹病之可能，故從事補救健康的活動；「病人角色行為」意指個人罹患某種疾病，並採取回復健康之活動，此活動包括接受醫事人員的治療等遵醫囑行為。此外，也有學者將上述行為分類成「健康促進行為」與「健康危害行為」。健康促進行為包含：規律運動、預防注射、良好飲食習慣、EQ 的管理與良好睡眠習慣；健康危害行為則是：抽煙、喝酒、不當飲食。

亦有學者將健康行為分成「健康促進」和「預防疾病」二個層面。在積極健康促進行為層面，包括營養、運動、壓力控制及人際關係；在預防疾病行為層面，包括事故預防、口腔與視力保健、職業安全等。另有其他有關健康行為的研究，包括營養、運動、衛生保健行為、睡眠形態、飲酒、藥物、性與避孕行為、安全帶之使用等。綜整上述諸多探討健康相關行為的研究，所得結果雖然有所不同；筆者將針對多數研究已達共識且公認的主要健康相關行為進行介紹，包括：運動、蔬果攝取、睡眠、吸菸及飲酒，並說明這些健康相關行為對高齡者健康的影響。

一、運動

許多研究已證實，運動能促進個人的身心健康。規律運動對生理層面的益處，包括心肺耐力的提升、降低冠狀動脈心血管方面疾病發生率與死亡率、減少糖尿病的危險因子、預防骨質疏鬆與改善肥胖狀況等。對高齡者而言，運動可提升其生活自理能力。運動的效益在所有年齡層人口中，對高齡者的身心健康與生活自理能力的改善最為顯著。

運動除了有助於高齡者生理方面的改善，對心理層面也有不少助益。研究指出，從事運動訓練的組別其自覺壓力與焦慮比不運動組還低；也有研究指出運動對中高齡者的生理及心理健康狀態都有正面效益；另有研究發現，運動不僅可以預防焦慮和憂鬱、降低壓力，還可以增加自信。綜上得知，運動對高齡者心理的益處包括增強自信、減輕壓力、降低焦慮及憂鬱，進而可以提升高齡者的幸福感與生活品質。

至於高齡者的運動時間、頻率與從事運動類型為何，美國的研究指出，65 歲以上的高齡者約有四成以上能持續運動達六個月以上；另有研究提出，高齡者能有規律運動者占 54.47%，在運動頻率中每天都有運動者占 84.54%，每週三次以上者占 5.67%，運動時間為 20 分鐘至 1 小時及 1 至 2 小時居多，結果可知，部分高齡者有維持運動習慣，並將運動視為生活一部份。其中，走路是高齡者最常見的運動方式，國內外皆然。國外研究發現高齡者每週四小時的走路比起每週只有走路一小時者，更能降低其心臟血管疾病。諸多研究指出，持續規律運動對高齡者健康的重要性，其中規律運動者比不規律運動者的健康情況更佳。而規律運動的定義，即是在運動頻率上，每週至少運動 3 天，每次運動時間為 10 至 20 分鐘（ACSM, 2004）。

國家衛生研究院發現隨著年齡增長，越多比率的高齡者從事輕度運動，而從事中、重強度運動的比率則隨著年齡增加而下降，但縱然是執行強度較輕的運動，若將運動時間拉長，同樣也能達到心肺功能增強的效益。因此高齡者若過去無運動習慣與經驗，剛開始執行運動，盡量要以溫和、不劇烈的運動方式為主，以循序漸進方式增加運動強度。

此外，肌力會隨著年齡增長而退化，相同的骨質密度也會隨著年齡增長而降低，往往會造成骨質疏鬆。近年來，高齡者從事重量訓練所獲得的運動效益，越加受到重視，因為重訓不僅可以強化肌力來保護骨頭外，還能預防跌倒導致骨折現象發生，也可減緩身體肌肉的酸痛和退化，甚至可以緩解憂鬱、提高生活品質與睡眠、減緩大腦功能退化。可想而知，運動可以使得高齡者活得健康、有品質。所以說運動是良好的健康行為，值得高度正視的議題。

二、蔬果攝取

蔬果攝取與一般飲食行為不同，高齡者不僅營養攝取要均衡，還要特別重視蔬菜與水果的攝取。高齡者因為老化所造成的生理結構退化，會造成吸收與代謝功能減緩、免疫系統降低等現象，因此需要均衡攝取營養，才能促進高齡者的健康。

蔬果含有豐富的營養素，如維生素 C、維生素 E、葉酸、胡蘿蔔素、礦物質及膳食纖維等，研究指出攝取蔬果能降低高血壓及醣尿病等慢性疾病的風險。此外，也可降低癌症發生風險、降低血壓及血中膽固醇，並降低心血管疾病風險的發生率。由此可知，蔬果攝取是極為重要的健康行為。

諸多已開發國家，國人飲食型態已趨向高糖、高脂、高熱量的飲食習慣，此種不良飲食行為可能導致疾病的發生，如冠狀動脈心臟病、癌症、腦血管病變、糖尿病以及動脈粥狀硬化症等。現今國人主要的飲食問題在於營養不均與營養過度，尤其是和其他已開發國家相似，過度攝取高油脂、高膽固醇的飲食加上高纖飲食攝取不足，此種不當飲食行為會對健康產生極大危害。

國民健康署於「1999 － 2000 年臺灣老人營養健康狀況變遷調查」顯示平均每天攝食蔬果情形，男性為 4.3 份、女性為 4 份，僅平均 23.9% 的高齡者有蔬果攝取達「天天五蔬果」的目標。是以，要提升高齡者健康飲食的策略，首要增加蔬果的攝取量，降低不當飲食的攝入量，提升高纖飲食的比例，才是高齡者達到健康飲食的重要策略。

三、睡眠

充足的睡眠定義為每天至少 6 ～ 8 小時。良好的睡眠可以保持心理舒適，更可使內臟器官系統獲得安定，如肌肉放鬆、心跳數降低等。由此可知，睡眠是很重要的健康行為，充足的睡眠對高齡者非常重要，但隨著年齡增長，神經系統結構、功能與化學傳導物質的改變，會導致睡眠週期混亂，改變了原本正常的睡眠型態。於進入睡眠的第一階段，高齡者可能就需花費較長時間，另在第三與第四階段的熟睡期，會隨著年齡增長而減少，使得高齡者在睡眠期間容易醒來，難以入睡與容易醒，影響其睡眠效率（sleep efficiency）。睡眠困擾除了老化因素外，也會因疾病、生活型態和環境等因素而改變，導致高齡者發生睡眠相關問題。

針對高齡者睡眠所進行的研究，發現高達三成的 80 歲以上高齡者有睡眠困擾，而與睡眠問題有關的因素，包括性別、憂鬱、疼痛與使用鎮靜安眠藥物等。此外，也有探討社區高齡者健康行為的問卷，在足夠睡眠的項目，調查高齡者睡前全身肌肉能放鬆、易入睡、睡醒時感覺舒暢及大約睡 5.5-8.5 小時等題項。發現高齡者在此項目得分指標為 74.9%，顯示多數高齡者有足夠睡眠。但若因身體不適，睡眠品質將會降低，可藉由放鬆技巧、改善環境與睡前避免攝取刺激性食物等方式，來減少高齡者的睡眠問題。

睡眠是人類基本生理需求，成年後我們約有 1/3 時間花費在睡眠上。促進個人健康的必要條件之一是擁有良好的睡眠品質，個人才能獲得最佳身心狀況。特別是高齡者的睡眠品質不佳時，會導致於精神不濟、注意力不集中、白天容易昏昏欲睡、認知功能下降、慢性疲勞等情形發生，進而可能發生跌倒與意外事件的發生。由此可知，高齡者的睡眠行為是值得我們高度重視的。

四、吸菸

菸草燃燒後所產生的有毒物質，已被研究證實與多項重大疾病有關，如肺臟疾病、心血管相關合併症、惡性腫瘤等。衛生福利部（1994）指出吸菸愈多、時間愈久得癌症機會愈高，吸菸致癌發生率與不吸菸相比，肺癌高出 10 倍、咽喉癌高出 9 倍、食道癌高出 4 倍、口腔癌高出 4 倍，而心臟血管疾病的發生率則高出 2-3 倍、肺氣腫發生高出 5 倍等。此外，母親吸菸可能會生出體重不足的嬰兒，進而增加未來新生兒的健康及教育成本。臺灣每年因吸菸付出的醫療成本高達到新臺幣 200 億元。此外，吸菸產生的二手菸和三手菸會使不吸菸者深受其害。吸菸除了對健康造成不良影響外，對經濟也是一大隱憂，有研究發現吸菸的平均工資比不吸菸者低 4% 至 8%。

美國研究發現 65 歲以上高齡者處於戒菸維持期（不吸菸達六個月以上）者高達七成多。而我國於 2005 年「國民健康訪問暨藥物濫用調查」指出，65 歲以上高齡者吸菸率從 1984 年至 1996 年雖有小幅度下降，但仍有三成多維持吸菸，71 歲以上的高齡者直到 1996 年仍有 24.75% 的吸菸率；國民健康署（2021）調查發現，臺灣地區中高齡者吸菸比率為 10%。從資料顯示，我國高齡吸菸者仍有一成的比率。綜上諸多研究發現，吸菸對人體健康危害甚大，因此高齡者吸菸問題是值得我們關切的議題。

五、喝酒

喝酒過量對個人健康會造成嚴重傷害，包括肝硬化、高血壓、中風，心臟血管疾病，且與癌症的致病率和死亡率有關。此外也會造成許多社會問題，如車禍、暴力問題與犯罪行為等。雖然酒精可緩解壓力及憂鬱，但這種緩解作用只是短期效果，長期大量喝酒會造成成癮與酗酒，另有研究指出，酗酒者會因工作時數少導致於收入銳減。這些負面現象也會付出相當大的社會成本，以美國為例，酒精濫用的相關花費高達 980 億美元；而臺灣每年與酒精濫用有關的花費則高達新臺幣 3,000 億元。

雖然有研究指出，適度喝酒有促進健康之效用，如適當攝取酒精可以減少心臟病發生，特別是紅酒裡的抗氧化物還可以預防癌症發生。但近年隨著更多科學的證據與更嚴謹的基因學調查結果，告訴我們必須將飲酒視為有害的健康行為。

牛津人口健康中心（Oxford Population Health）等機構，聯合進行一項大規模基因研究，結果證實酒精是導致癌症的直接因素，還與 61 種疾病相關，縱然是適量攝取仍有害健康。該研究在選取約 15 萬人的 DNA 樣本進行遺傳學分析，加上後續訪談及飲酒習慣問卷調查，追蹤時間長達 11 年，研究參與者有 1/3 男性及 2% 女性皆認為自己經常喝酒，每周至少一次，結果發現有 4500 名男性約 7.4% 罹癌。

該研究發現酒精對於遺傳酒精耐受性較低、無法正常代謝酒精的族群而言，罹癌風險會進一步提高；另一項研究也指出，飲酒與 61 種疾病有關，包括眾所熟知的肝硬化、中風、痛風、白內障、潰瘍、胃癌及骨折等。此外，每天喝 4 杯酒，與酒精相關疾病的風險也會提高 14%。整體而言，飲酒對許多疾病的負面影響甚大，近年來最新的研究也指出，酒喝越多、疾病風險越高，所謂適度飲酒對健康有益的觀點，已漸漸缺乏科學證據的支持。

至於臺灣地區高齡者喝酒情況與頻率，國民健康署（1999）調查 4440 位 54 歲以上中高齡者發現飲酒率為 25.9%，也有研究調查發現高齡者經常飲酒的比率為 10.4%。從相關統計資料我們可以得知，臺灣高齡者喝酒仍有一定比率，從健康促進的角度而言，高齡者飲酒是值得我們關注的問題。

高齡者若能維持良好的健康行為，定期健康檢查，配合均衡飲食與運動，充足的睡眠，減少接觸菸、酒等危險因子，建立正確的健康生活型態，充實疾病防治的相關知識，必能降低罹患疾病及失能的風險，有效提升其生活品質與個人福祉。

3-4 身體活動與高齡長者的健康促進

隨著高齡者身體機能自然老化，身體功能的表現會受到影響。高齡者活動功能的障礙也會為高齡化的社會帶來全面性衝擊，如缺乏自我照顧能力或身體活動功能障礙的高齡者可能會成為國家社會的負擔，也因而使得國家醫療經費大為提升。根據科學研究指出，高齡者身體活動量與多項老人健康及功能指標有關，健康促進課程介入可使社區高齡者的記憶功能改善、走路速度變快、衰弱指數減少。有研究發現，適量的身體活動可以降低高齡者罹患心血管疾病、糖尿病、大腸癌和憂鬱等風險，並強化骨骼與肌肉，進而提升高齡者日常生活的能力及預防跌倒、延長其健康的壽命。高齡者若能儘早實施較高的身體活動量，即有機會減緩高齡者功能性體適能減退及預防衰弱的發生，再輔以健康促進課程的介入，將更能有效達到「健康老化」的目標。

當今，已有越來越多人認知到運動不是「等有空再做的事」、也不是「心情好再做的事」，而是「生活中必須做的事」。諸多學術單位、研究機構所進行的運動相關研究，證實重量訓練對於心理健康，甚至癌症的復原具有正面影響。

在帶領高齡者接觸身體活動與健康促進的實際場域，可能會時常面臨高齡者反映出無法運動的理由與問題，事實上國健署已將最常見的問題整理出來，並提供大家具體的應對策略，筆者綜整如下：

一、沒空運動與對應策略

這是一個時間運用上的誤解。很多人以為運動一定要一次進行 30 分鐘才有效，但近年來的研究證實，「時時可運動」，可以利用日常零碎時間進行生活化運動，就可累積每週所需的運動量。像是每天運動 30 分鐘的建議量，可採分段方式累積，如每次 10 分鐘分三次進行，或是每次 15 分鐘分二次完成。例如 10 分鐘的自行車或走路通勤、10 分鐘做家事、或上下午各做 15 分鐘的健康操等，其實效果與一次運動 30 分鐘是相同的。

對應策略

1. 辦公室：上、下午各做 15 分鐘的伸展操運動、中午外出走路買午餐、喝午茶時間改為大家一起做伸展操運動、開會前或會議中間休息時做伸展操運動等。
2. 通勤途中：搭乘大眾交通運輸工具者，可提早一站下車，或走路到下一站上車；於捷運站內，則以走樓梯代替搭電梯或電扶梯；也可以騎腳踏車或走路上下班 (學); 等候紅綠燈時，可於原地進行踏步運動。
3. 居家時：飯後可外出散步、洗澡前做操、日常做家事、蹓狗、倒垃圾、騎固定式腳踏車或跑步機、仰臥起坐、伏地挺身、用步行或自行車外出購物等。

無論是上班、通勤或居家，如能找出零碎時間，運用各種方式來增加身體活動的機會，將有助於健康促進。

二、生活忙碌太勞累與對應策略

高齡者縱然退休，可能生活中仍排滿了各式各樣的活動，包括從事志工、協助家務或追求自我成長的活動。但維持規律的運動也能讓自身更加樂活，不論工作與否，運動會使大腦分泌腦內啡（Endorphin），讓心情愉悅並提升專注力、記憶力，緩解工作疲累的壓力，增加工作效率並提升睡眠品質。只要循序漸進，養成規律運動習慣，就能提升身體的適能、調適焦慮與壓力，進而增強免疫力。

對應策略

對坐式生活者而言，多走路、多爬樓梯、站著辦公等養成日常習慣，能提高肌耐力和整體健康水平；忙碌生活，可以從健走開始，它是最生活化的運動，如能配帶計步器隨時提醒自己有助於維持健康體重，減少疾病的威脅。

三、懶得運動與對應策略

如何從零開始運動，首先要把運動生活化，要找出想運動的動機，為了健康或重要他人而運動，因靜態生活除了增加死亡率，還會增加心血管疾病、糖尿病、肥胖的風險，也提升了骨質疏鬆、憂鬱、焦慮與罹患癌症的風險。所以讓自己動一動，可從最簡單的家務做起，讓靜態生活改為動態生活，每次運動 10 分鐘，累積身體活動量，每天 30 分鐘就可達到動態生活，為自己與家人的幸福而動。

對應策略

1. 動手整理家務、打掃、擦地板。
2. 運用手邊易取得的物品作為運動器材，將運動融入生活，居家也可累積身體活動量，如：利用寶特瓶加水、背包內放書本，來替代啞鈴做一些簡易的重量訓練。
3. 走路接送孫子上、下學，提升祖孫互動機會。
4. 假日與家人到戶外活動、與朋友騎腳踏車或打球等，可增加親情與友情。

四、沒有興趣持續運動與對應策略

運動除了要從零開始，更要能持續。運動不是只在健身房獨自運動，可以採取更趣味化的運動策略，如選擇自己有興趣的運動，並將運動融入生活中，可結合趣味競賽及休閒，和朋友一起打球、逛街、戶外踏青、欣賞風景等。

對應策略

1. 邊唱邊動，對唱歌有興趣，可唱歌運動一起來，與家人朋友同樂，增加身體活動機會，或是從事園藝也能提升日常身體活動量。
2. 參與運動社團，包括游泳、有氧舞蹈、羽球、健走、騎腳踏車、網球等，透過老師指導或朋友陪伴，不僅可以養成規律運動習慣，亦可增進人際關係。
3. 與寵物玩遊戲，遛狗可以增加身體活動量。

五、健康不佳與對應策略

活動，活動，要活就要動，美國運動醫學會 ACSM 指出，即使是高齡者有慢性病或其他症狀，仍應該在能力範圍內，經過醫師評估後盡可能運動，因為運動可增強身體適能，促進健康。

對應策略

身體有健康不佳問題，例如氣喘、心臟病、不良於行、臥病在床等情況，應諮詢醫師提供運動處方，在不影響健康情況下，進行身體活動，漸進式地提升身體適能。

運動立即的好處，包括降低血糖、血壓、促進心理健康、少憂鬱、協助調適焦慮、增加疼痛耐受力等；持續運動的好處，包括可延長健康壽命、降低心臟病的突發、減少中風的機會，且能避免高齡者跌倒的風險發生。

臺灣高齡化帶來的衝擊，除了因身體退化導致的肌肉量減少，體脂肪增加所產生的肌少症外，骨質疏鬆症與慢性疾病等老化症候群，都是導致高齡者健康不良的危險因子。研究指出，高齡者規律的身體活動，不僅能減少心血管疾病的罹患率、降低肥胖與憂鬱症風險的發生，更可以提升心肺與肌肉適能、促進骨骼健康，進而預防與延緩失能與失智，維持日常生活功能等健康益處。

國健署於 2020 年為提升高齡者的身體活動，推動「我家就是健身房」、「公園就是我的健身房」、「條條道路都是我的健身房」等系列媒宣推廣活動，並於防疫期間推出「防疫勿忘多運動」、「公園設施教你用」，更於同年 7 月發布「每日多動 15 分鐘多活 3 年，健康動一動」。另與教育部體育署共同製作「我家也是健身房（長者教學篇）」等影片，推廣運用公園周遭環境、體健設施或簡易居家運動，以有效促進高齡者達到足夠的身體活動、增加身體適能、降低疾病罹患率，預防失能與失智風險的發生。此政策推動至今已有三年，諸多高齡者仍不知有此良善政策，建議政府相關單位可運用大眾傳播媒體廣為宣傳，使高齡長者能善用居家、鄰近公園與道路設施，來增加身體活動機會以促進健康。

參考文獻

1. 內政部 (2022) 中華民國 110 年簡易生命表。內政部統計處。
https://www.moi.gov.tw/cl.aspx?n=2906
2. 國健署 (2017) 中老年身心社生活狀況長期追蹤調查。健康監測。
https://www.hpa.gov.tw/Pages/List.aspx?nodeid=108
3. 國家發展委員會 (2018)「人口推估報告 (2018 至 2065 年)」。國發會新聞稿。
https://www.ndc.gov.tw/nc_27_30091
4. 國健署 (2018) 破除 5 大不運動理由。健康學習資源網。
https://www.hpa.gov.tw/Pages/Detail.aspx?nodeid=1667&pid=9753
5. 國健署 (2021) 健康的高齡化。國民健康署年報。68-74 頁。
https://www.hpa.gov.tw/Pages/Detail.aspx?nodeid=4519&pid=14656

Chapter

04 健康風險評估與健康促進

學習內容

4-1 健康風險評估之意義與範疇

健康風險評估（Health Risk Assessment, HRA）是指對個人、群體或組織在健康方面可能面臨的潛在危險進行評估和分析的過程。其目的是確定可能對健康產生不良影響的因素，以及針對這些風險因素制定適當的預防、管理和介入措施，從而減少罹病、受傷或其他不良健康結果的風險。

一、健康風險評估的意義

健康風險評估的意義包括以下五點：

1. 預防和管理疾病：通過評估個人或群體的健康風險，可提前辨識潛在的健康問題，從而能夠採取適當的措施，預防或減緩疾病的發生和發展。
2. 個人化的健康管理：健康風險評估可幫助個人了解自己的健康狀況，制定更合適的健康目標和生活方式選擇，從而實現更健康的生活。
3. 醫療資源分配：對個人和群體的健康風險進行評估有助於確定哪些人需要更多的醫療資源和支持度，從而實現資源的有效分配和利用。
4. 健康促進與教育：健康風險評估可提供一個機會，能夠向個人和社區傳遞健康相關信息，提供健康促進和預防措施的教育，從而提高其健康識能（Health literacy）和行為的改變。
5. 政策制定和介入措施：基於健康風險評估的結果，政府和組織可以制定相應的政策和介入措施，以改善民眾健康狀況，減少疾病負擔，並提升整個社會的健康水準。

總之，健康風險評估在個人、社區和整個社會層面上都具有重要意義，能夠幫助人們更好地理解健康風險，採取相應的行動，從而實現更健康、更高質量的生活。

根據環保署公告健康風險評估技術規範，所有開發單位於辦理環境影響評估（Environmental Impact Assessment, EIA）之健康風險評估作業時，應依此技術規範就營運階段，可能運作或運作時衍生之危害性化學物質，辦理開發行為影響範圍內居民健康之「增量（Excess）」風險評估。前項所稱運作包括製造、使用、貯存或廢棄等行為。開發單位應依其運作或衍生之化學物質提出確認清單；其有變更者，開發單位應依環境影響評估法規定辦理變更。但屬試驗性質者，經目的事業主管機關審查同意後，不在此限。此技術規範所稱危害性化學物質，是指環保署、相關機關或國際環境保護公約公告或定期修正之最新清單所列者，包含：

（一）依下列環境保護及安全衛生法規所列之化學物質

1. 毒性化學物質管理法公告之毒性化學物質。
2. 固定污染源空氣污染物排放標準及其他行業別空氣污染物排放標準所列之化學物質。但不包括燃燒設備排放之硫氧化物及氮氧化物。
3. 放流水標準所列之化學物質。
4. 有害事業廢棄物認定標準中製程有害事業廢棄物及毒性特性溶出程序 (TCLP) 溶出標準所列之化學物質。
5. 土壤污染管制標準所列之化學物質。
6. 地下水污染管制標準所列之化學物質。
7. 作業環境空氣中有害化學物質容許濃度標準所列之有害化學物質，及勞工安全衛生法所稱危險物、有害物、有機溶劑、特定化學物質等。

（二）依下列國際環境保護公約所規範之化學物質

1. 斯德哥爾摩公約。
2. 蒙特婁議定書。
3. 其他國際環境保護公約。

（三）依環境保護署環境影響評估審查委員會指定之其他有害化學物質

二、健康風險評估的範疇

健康風險評估涵蓋廣泛的範疇，包括不同的層面和領域。以下是常見的健康風險評估範疇：

1. 個人健康風險評估：評估個人可能面臨的健康風險，包括基因遺傳、生活方式、疾病史、家族史等因素。個人健康風險評估通常涉及健康檢查、醫療檢測和問卷調查等。
2. 職場健康風險評估：評估在特定職業環境中工作可能對健康產生的危險。這可能涉及到職業暴露、工作環境因素、職業疾病風險等方面的評估。
3. 環境健康風險評估：評估環境因素對健康的影響，包括空氣品質、水質、食品安全、化學物質暴露等，將有助於確定環境因素對個人和群體的潛在健康威脅。

4. 社區健康風險評估：評估特定社區或地區可能面臨的健康風險，涉及社會經濟因素、基礎設施、教育機會等，這有助於制定改善社區健康的計畫和政策。

5. 食品與營養風險評估：評估民眾飲食習慣、營養攝入和食品安全等方面的風險。這有助於改變個人做出更健康飲食的攝取與選擇。

6. 流行病學調查：透過大規模的流行病學研究，評估特定人群或社會的健康的風險，以預知疾病未來流行的趨勢、風險因素和影響。

7. 心理健康風險評估：評估民眾心理健康問題，如壓力、焦慮、憂鬱等，並確定個體或群體可能面臨的心理健康風險的因素。

8. 高風險族群健康風險評估：考慮特殊種族、年齡層和性別等因素，評估特定種族、年齡層、或性別組別可能面臨的健康風險，從而制定針對性的健康促進或保護之策略。

9. 慢性病風險評估：評估民眾罹患慢性病（如心血管疾病、糖尿病等）的風險因素，如高血壓、高血脂、肥胖等，並指導此族群採取預防和管理策略。

可見健康風險評估範疇涵蓋多個方面，從個人到社區、從生活方式到環境污染，都有助於確定潛在的健康風險，並制定相應的介入與改善措施，以保護和促進個人與群體的健康。

4-2 健康風險評估作業之步驟、內容與方法

一般健康風險評估作業之步驟、內容與方法，根據環保署公告健康風險評估技術規範（如圖 4-1），應依下列規定辦理：

一、危害確認（Hazard identification）

包括危害性化學物質種類、危害性化學物質之毒性（致癌性、包括致畸胎性及生殖能力受損之生殖毒性、生長發育毒性、致突變性、系統毒性）、危害性化學物質釋放源、危害性化學物質釋放途徑、危害性化學物質釋放量之確認，主要步驟包括：

（一）危害性化學物質種類確認

關於開發行為在營運階段可能運作之化學物質種類，應依據開發行為之內容加以歸納、彙整後列表說明各種化學物質之運作量，並與健康風險評估技術規範之清單內容比對，以表列方式納入健康風險評估之危害性化學物質種類及運作量。

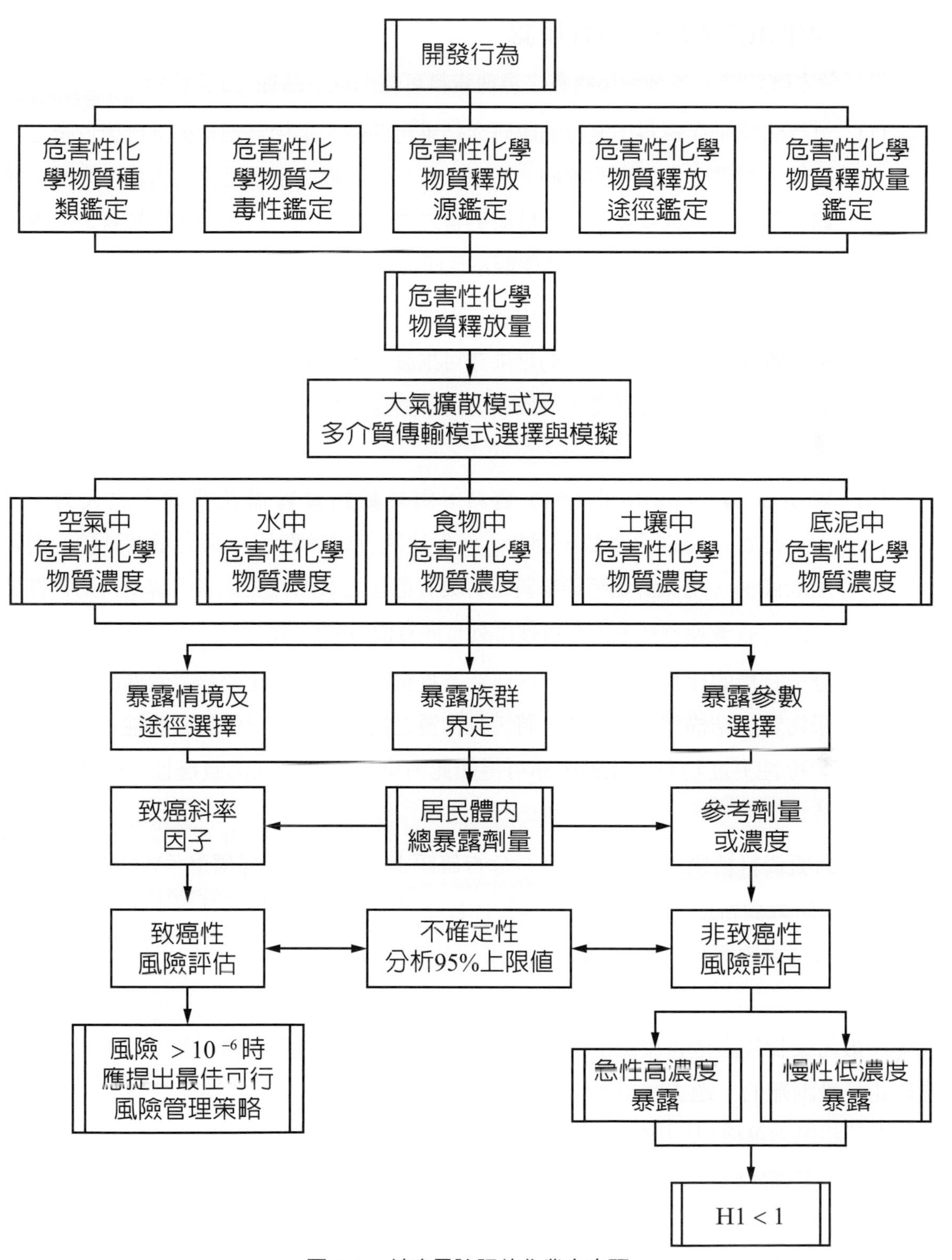

圖 4-1　健康風險評估作業之步驟

（二）危害性化學物質之毒性確認

1. 進行危害確認時，各種污染物質之毒理資料可經由以下四種方式取得：

(1) 流行病學研究資料：流行病學研究結果可評估污染物質劑量與其健康危害之相關性，提供令人信服的證據。然而，在一般環境中常因污染物質濃度太低，暴露人數太少，或暴露至產生健康影響之潛伏期太長，以及多重而複雜之暴露狀況等因素，致使要從流行病學觀察性研究獲得因果型的證據，並非易事。

(2) 動物實驗資料：在危害確認中最常用的資料，是來自動物實驗分析的結果。從動物實驗毒物學研究所得的結果亦可推論至人體危害之基礎，其精確性端看實驗所採的生物理論基礎，及使用的化學物在實驗時產生的健康效應是否合乎因果關係的邏輯性。

(3) 短期試驗（shortterm test）資料：由於動物實驗需花費龐大之人力、物力、經費及時間之緣故，因此，使用快速且試驗費用不高之短期試驗，例如Amestest，用來篩選污染物質是否具有潛在之致癌性，或者引導支持動物實驗及流行病學調查結果，亦可獲得具有參考價值的資訊。

(4) 分子結構的比較：從過去許多研究及實驗資料顯示，化學物質致癌能力與其化學物質之結構與種類有關，將污染物質之物化特性與已知具致癌性（或健康影響特性）之物質來比對，亦可得知此污染物質之潛在的致癌性（或健康影響特性）。

以上四項資料結果之來源，可進行危害確認上，若使用證據權重（Weighting）是以流行病學研究資料最高，而分子結構的比較結果最低。但在實際執行上，就篩選之觀點，大多以污染物質分子結構的比較、短期試驗、動物實驗、流行病學研究之順序來進行。

一般污染物質之危害確認中，可分為致癌性與非致癌性兩大類，其中對於致癌物質之確認是最困難的。過去在超過一千萬種現存化學物質中，真正做過動物實驗，有結果數據者不超過兩萬種;其中約有一千多種會引起某種動物致癌。依世界衛生組織(WHO)設在里昂之國際癌症研究署（International Agency for Research on Cancer, IARC）之致癌性分類，至 2011 年 6 月 17 日為止經確證會引起人類癌症者（Group 1, Carcinogenic to humans）僅有 107 種；極可能引起人類癌症者（Group 2A, Probably carcinogenic to humans）有 59 種；可能引起人類癌症者（Group 2B, Possibly carcinogenic to humans）有 267 種；尚無法歸類為可引起人類癌症者（Group 3, Not classifiable as to carcinogenicity to humans）則有 508 種；至於已證明極可能不會起人類癌症者（Group 4, Probably not carcinogenic to humans）僅有 1 種。目前對於化學致癌物之研究及評估仍以 IARC 所出版之刊物最具權威性。至於非致癌物質確認，根據美國環保署對於毒性資料分類標準，係以動物餵食實驗結果進行分類，危害描述則包括急毒性、慢毒性（生殖毒性〔包括致畸胎性及生殖能力受損〕、生長發育毒性、致突變性、系統毒性），標的器官之傷害等毒理危害資料。

（三）危害性資料之收集與解析

危害種類分為物理性、化學性或生物性，且當在人體內累積足夠暴露量時才會造成傷害、疾病甚至死亡。常用化學物質之健康危害主要參考：(1) 美國國立醫學圖書館與國家衛生研究所聯合建立之危害性物質資料庫（Hazardous Substances Data Bank, HSDB）及整合性風險資料系統（Integrated Risk Information System, IRIS）；(2) 世界衛生組織設在里昂之國際 癌症研究署（International Agency for Research on Cancer; IARC）；(3) 美國 環保署暫行毒性因子（Provisional Peer Reviewed Toxicity Values, PPRTVs）；(4) 毒 性 物 質 與 疾 病 登 錄 署（Agency for Toxic Substance and Disease Registry, ATSDR）；(5) 美 國 環 保 署 健 康 效 應 預 警 摘 要 表 格（Minimal Risk Level, MRL）；(6) 美國加州環保局；(7) 國 際 通 用 物 質 安 全 資 料 表（Material Safety Data Sheets, MSDS）之參考規範，可進一步參考常用之資料庫：（如表 4-1）

表 4-1　危害性資料之參考資料庫

序號	參考資料庫	參考網址
1	行政院環境部化學物質管理署 「毒性及關注化學物質登記申報系統」	
2	行政院勞動部勞動及職業安全衛生研究所 「安全技術資料表資料庫」	
3	美國環保署整合性風險資料系統 （Integrated Risk Information System, IRIS）	

序號	參考資料庫	參考網址
4	國際癌症研究署（International Agency for Research on Cancer, IARC）	
5	美國環保署（Environmental Protection Agency, U.S. EPA）	
6	美國國家職業安全衛生研究所（National Institute for Occupational Safety and Health, NIOSH）	
7	化學物質摘要服務（Chemical Abstracts Service, CAS）	
8	美國毒理學網路（Toxnet）	

二、劑量效應評估（Dose Response Assessment）

致癌性危害性化學物質應說明其致癌斜率因子，非致癌性危害性化學物質應說明其參考劑量、基標劑量或參考濃度。其定義為「一種物質給予或接受的劑量與暴露族群中某種健康效應發生率二者之間關係之特性描述，並且以人類暴露於此物質的函數來估計此效應發生率之過程」。此定義包括是由研究數據評估物質多寡與其健康效應間的量化關係，以及某種物質量化數據可預測其受暴露後之危害效應。而在進行劑量效應評估時，應將暴露強度（濃度），暴露者年齡及其他所有影響健康的影響因子等同時考量。劑量效應評估通常是由高劑量外推到低劑量，或由動物外推到人類，但必須說明及證明用以預測人體效應之外推方法與評估時的不確定性（Uncertainity）。對於劑量效應評估方式，可經由實驗數據或流行病學資料作為基礎，判別物質是否有具有閾值效應（Threshold effect）；如具有閾值，則推估其參考劑量 RfD（reference dose）或參考濃度 RfC（Reference Concentration）；如不具閾值，則需查詢斜率因子（slope factor），來作為非致癌性或致癌性風險計算的基礎。

影響劑量效應的因素，包括危害性化學物質的物化特性、效應的種類（癌症產生、疾病發生率、死亡等結果）、實驗或調查的研究對象（人類或動物）等。另外暴露途徑也是影響因素之一，不同暴露途徑產生的效應可能有差別。例如多環芳香碳氫化合物（Polycyclic Aromatic Hydrocarbons, PAHs）的致癌性在 所有的暴露途徑，包括食入、空氣吸入或皮膚吸收都可能發生；石綿主要是經由吸入暴露引起肺癌及間皮瘤，但少數經由石綿飲水管線中的食入石綿後可能致癌性，仍有疑義。還有一個重要的考量是暴露環境介質進入生物體內的內在劑量（Internal Dose）以及暴露濃度與最終標的器官劑量（Biological Effect Dose）的關係。毒理學上對於毒物進入體內後的吸收、分布、代謝與排泄作用會直接或間接在標的器官產生的劑量變化，可透過毒物動力學（toxicokinetic）的方式加以探討；而對於標的器官劑量定量的預測，以生理學基礎的藥物動力學模式（physiological based pharmacokinetics, PBPK）則是常用的工具。

（一）劑量效應評估的步驟與方法

劑量效應評估包括兩個階段，第一階段係依據實驗或調查數據資料，進行劑量與效應關聯性評估，而實驗劑量係由實際實驗所得到的數據。但由於在一般民眾之暴露劑量多屬低暴露量的情況，不能直接藉著動物實驗或流行病學研究的結果，來評估其致癌效應。因此，目前已經發展出許多數學模式以便由高劑量數值，經外插方式粗估到低劑量暴露之風險。因此，再利用外插法 (Extrapolation) 來進行劑量效應的評估。

（二）劑量效應因子之收集與解析

由於劑量效應因子常見於毒理資料庫中，因此對於許多危害性化學物質的劑量效應因子，可查詢常用國外之毒理資料庫，以下提供七個常用之毒理資料庫依序供查詢：

1. 美國環保署綜合風險資訊系統（Integrated Risk Information System , IRIS）
2. 美國能源署風險評估資料管理系統（The Risk Assessment Information System , RAIS）
3. 世界衛生組織簡明國際化學評估文件與環境衛生準則（WHO Concise International Chemical Assessment Documents，WHO CICAD；WHO Environmental Health Criteria , WHO EHC）
4. 美國環保署暫行毒性因子（Provisional Peer Reviewed Toxicity Values , PPRTVs）
5. 毒性物質與疾病登錄署（Agency for Toxic Substance and Disease Registry , ATSDR）最小風險濃度（Minimal Risk Level , MRL）

6. 美國環保署健康效應預警摘要表格（Health Effect Assessment Summary Table , HEAST）
7. 美國加州環保局所建立之毒性因子所有危害性化學物質無論屬於致癌性或非致癌性物質，均須依上述順序依序查詢其致癌斜率與參考劑量或濃度。

三、暴露評估（Exposure Assessment）

是指量測或估計人類暴露某危害性化學物質環境之期間、頻率及強度之過程，或者是指估計某一危害性化學物質進入環境中，可能增加之假設（Hypothetical）暴露量。一般而言，在完整之暴露量評估中應描述暴露之大小、期間、頻率及途徑，暴露人群之大小、特性、種類，以及在量測或估計過程中所有的不確定性（Uncertainties）。此暴露評估係屬於風險評估過程中之第三步驟，亦常用於確認某些適當而可預期之控制選擇對暴露之影響，或用於預測有效之控制技術對暴露之影響。

（一）暴露評估的工作項目

1. 暴露族群之界定：進行危害性化學物質暴露評估時，首要工作為暴露群體之界定。因此，在界定暴露群體上，應依據開發行為所排放危害性化學物質之影響範圍加以界定，故應先依據擴散模擬結果選定影響範圍，將影響範圍內之民眾納為暴露群體。此外，在暴露群體之界定，需特別注意較具敏感性且易產生不良健康影響之群體（又稱為易感受群體），如懷孕之婦女、年齡較大或較小之群體，或者是健康狀態不良之民眾，因其所能忍受暴露濃度較低之故。
2. 大氣擴散模式及多介質傳輸模式選擇與模擬：在大氣擴散模式選擇及模擬上，應依據環保署已公告之「空氣品質模式模擬規範」及「空氣品質模式評估技術規範」進行模式選擇及乾、濕沉降模擬；在土壤及地下水擴散模式選擇及模擬上，應參考環保署已公告之「土壤及地下水污染場址健康風險評估評析方法及撰寫指引」進行模式選擇及模擬；至於多介質傳輸模式之選擇與模擬，請參考其他有關資訊。
3. 環境多介質（空氣、飲水、食物、土壤、底泥等）中危害性化學物質之濃度推估：利用大氣擴散模式及多介質傳輸模式模擬後，環境多介質中危害性化學物質之濃度，應列出影響範圍內之最高、最低及平均濃度，並引用進行暴露濃度之推估。
4. 暴露情境之選擇：就環境影響評估之觀點，健康風險評估對於情境設定應趨保守。由於健康風險評估主要評估開發行為是否對影響範圍內對其居民健康影響造成之風險，因此，在評估時應以可能發生之實際情形建構暴露情境為主。在設定「實際暴露情境」後，應清楚說明其相關之暴露途徑，予以清楚定義，以完整建構暴露來源、暴露途徑及暴露族群之情境架構。在暴露途徑分析上，應依據危害性化學物質之物理化學環境特性、多介質傳輸模擬結果及相關資料加以綜合判斷。對於判定不存在之暴露途徑，亦應提出科學證據證明之。

5. 急毒性之暴露評估：僅考慮吸入暴露，以排放時間內之平均小時排放量進行五年之逐時模擬（Simulation），並以最大小時濃度計算急毒性危害指標（Acute Hazard Quotient，AHQ，參考”Human Health Risk Assessment Protocol for Hazardous Waste Combustion Facilities”, U.S. EPA, OFFICE OF SOLID WASTE, 2005）或採用化學暴露指標（Chemical Exposure Index，CEI， 參考” DOW’ s Chemical Exposure Index Guide”, AIChE, 1994）。

6. 暴露參數之選擇：在暴露劑量計算過程中，引用合理且符合在地環境現況參數極為重要，亦對健康風險評估結果具關鍵性的影響。因此，在計算時應將計算過程中所有使用的參數詳細列表，說明引用之數值及其來源，其內容應包括參數名稱、定義、單位、參數尺寸分類（在地參數或全國性參數）、參數值、參數範圍、分布型態、參數處理說明、資料來源和主要應用公式等。本技術規範建議應以引用行政院衛生署國民健康局公布之「臺灣一般民眾暴露參數彙編」或環保署公布之「土壤及地下水污染場址健康風險評估評析方法及撰寫指引」之參數資料。

7. 總暴露劑量之推估：主要根據空氣擴散模式、多介質傳輸模式等環境傳輸模式模擬結果，估計暴露族群經由吸入、食入及皮膚吸收等途徑暴露之劑量。

（二）暴露劑量推估

暴露評估中最重要工作為暴露劑量推估，依據吸入、食入及皮膚吸收三種暴露途徑，分別計算慢性低濃度暴露時之終生平均每日暴露劑量（Life-time Average Daily Dose, LADD）；至於急性高濃度暴露，則以平均每日暴露劑量（Average Daily Dose, ADD），而終生平均每日暴露劑量及平均每日暴露劑量應以估算吸收劑量為主。

1. 慢性低濃度暴露之吸入途徑之暴露劑量：暴露族群經由吸入途徑暴露危害性化學物質之終生平均每日暴露劑量，可依下列公式計算之：

$$LADD_{inhalation} = \frac{C_{tw} \times IR_{inhalation} \times AF_{inhalation}}{BW} \times \frac{ED}{AT}$$

- $LADD_{inhalation}$：吸入途徑之終生平均每日暴露劑量（mg/kg/day）
- C_{tw}：周界大氣中危害性化學物質之時量平均濃度（mg/m^3）
- $IR_{inhalation}$：每日呼吸量，單位：Nm^3/day
- $AF_{inhalation}$：吸入途徑之危害性化學物質吸收分率（%），若以潛在劑量（Potential Dose）計算，則 AF ＝ 1
- BW：人體平均體重（kg）
- ED：人體平均暴露時間
- AT：暴露發生的平均時間

（三）食入途徑之暴露劑量

暴露族群經由食入途徑暴露危害性化學物質之終生平均每日暴露劑量（Life-time Average Daily Dose, LADD）之推估，可依下列公式計算之：

$$LADD_{ingestion} = \frac{C \times IR_{ingestion} \times AF \times LFC}{BW} \times \frac{ED}{AT}$$

- $LADD_{ingestion}$：食入途徑之終生平均每日暴露劑量（mg/kg/day）
- C：食物或飲水中危害性化學物質之濃度（mg/L，mg/kg）
- $IR_{ingestion}$：食物或飲水之每日攝入量，單位：L/day，kg/day
- $AF_{ingestion}$：食入途徑之危害性化學物質吸收分率（%），若以潛在劑量（Potential Dose）計算，則 AF ＝ 1
- LFC：Local food consumption，自產食物攝入比例（%）
- BW：人體平均體重（kg）
- ED：人體平均暴露時間
- AT：暴露發生的平均時間

（四）皮膚暴露途徑之暴露劑量

暴露族群經由皮膚暴露途徑暴露危害性化學物質之終生平均每日暴露劑量（Lifetime Average Daily Dose, LADD），可依下列公式計算之：

$$\mathbf{LADD}_{\text{skin absorption}} = \frac{\mathbf{C} \times \mathbf{M}_{s} \times \mathbf{SA} \times \mathbf{AF}_{\text{skin absorption}}}{\mathbf{BW}} \times \frac{\mathbf{ED}}{\mathbf{AT}}$$

- $LADD_{\text{skin absorption}}$：皮膚暴露途徑之終生平均每日暴露劑量（mg/kg/day）C：皮膚接觸之環境介質 中危害性化學物質濃度（mg/L， mg/kg）
- Ms：單位皮膚面積接觸之環境介質量（L/m^2 ，kg/m^2）
- SA：每日接觸環境介質之皮膚表面積（m^2 /day）
- $AF_{\text{skin absorption}}$：皮膚暴露途徑之危害性化學物質吸收分率（%），若以潛在劑量（Potential Dose）計算，則 AF ＝ 1
- BW：人體平均體重（kg）
- ED：人體平均暴露時間
- AT：暴露發生的平均時間

上述各項計算公式所需之各種暴露參數，應引用行政院衛生署國民健康局公布之「臺灣一般民眾暴露參數彙編」，或環保署公布之「土壤及地下水污染場 址健康風險評估評析方法及撰寫指引」參數資料。若引用其他參數時，應詳細說明參數來源、使用之數值與數值合理性。

四、風險特徵描述（risk characterization）

所謂風險特徵描述係針對危害確認、劑量效應評估及暴露量評估所得之結果，加以綜合計算，以估計各種暴露狀況下對人體健康可能產生之危害，並提出預測數值。在預測過程中，對於各種未知數之推論或假定，均應提出合理之解釋，並詳細說明所採用之推測模式，提供其他學者專家分析及檢討。由於在風險特徵描述過程中，最大的弱點乃已知數據不足及有許多未知數存在，此等未知數據均需進行各種假設，故在推測模式中，各種假設是否合理（合於現有知識及推理），乃風險特徵描述正確與否最重要關鍵。如果有愈多的已知數據，愈少的假設與推估，風險特徵描述之準確度將愈高。其數據是依據前三項之結果加以綜合計算推估，開發活動影響範圍內估算居民暴露各種危害性化學物質之總致癌及總非致癌風險。滯延與非致癌風險估算均應進行不確定性分析，並以95%上限值為判定基準值。

（一）風險度數值之表示方式

依據風險度數值之估計可用以下三種方式之一或綜合二種以上之方式表示之：

1. 單位風險度（Unit Risk）在低劑量線性（low-dose linearity）假設下，單位癌症風險度即為由於在整個生命期中，持續不斷地暴露於某一致癌物質特定濃度下，所增加之生命期癌症發生風險度。典型單位風險度之表示，包括存在於飲水或食物中經口攝入者以 ppm^{-1} 或 ppb^{-1} 表示；存在於空氣中經呼吸道攝入者以 ppm^{-1} 或（$\mu g/m^3$）$^{-1}$ 表示；經皮膚吸收者以（mg/m^2）$^{-1}$ 表示之。
2. 劑量相當於某一給定之危險程度（Dose Corresponding to a Given Level of Risk）。此方式相當有用，尤其是在使用非線性外插模式時，單一劑量風險度 必定與其他不同劑量所造成之綜合風險度有所不同。
3. 個體及族群的風險度（Individual and Population Risks）風險特徵描述可以用個體在生命期中所增加之風險度來表示，亦可以用在某一暴露族群中每年所產生之癌症病患增加數來表示。以上三種方式不管選擇那一種方式，在風險度數值估計上，其精確度及準確度均需達到科學標準。

（二）風險度數值之估算

致癌性及非致癌性風險度之計算如下所示：

1. 致癌風險度：$Risk = LADD_{total} \times SF$
   - $LADD_{total}$：經由各暴露途徑加總之終生平均每日總暴露劑量（mg/kg/day）
   - SF： Slope factor，斜率因子，（mg/kg/day）-1
2. 適用有濃度值之風險計算：$Risk = C \times Unit\ Risk$
   - C：環境介質中致癌物質之濃度（mg/Nm^3， mg/L， mg/kg）
   - Unit Risk：單位風險度，暴露於每濃度單位致癌物質會導致癌症的風險

除非有明確之證據顯示多種致癌物質具有交互作用，否則各種致癌物質應 以各自計算其致癌風險度後，再加總為總致癌風險，總致癌風險高於 10^{-6} 時，開發單位應提出最佳可行風險管理策略，並經行政院環境保護署環境影響評估審查委員會認可。

（三）慢性非致癌風險度

非致癌風險度之意義，在於比較平均每日暴露劑量（Average Daily Dose）與危害性化學物質的參考劑量，針對特定之暴露途徑，求得兩者的比值而得危害商數（hazard quotient, HQ）：

$$\mathbf{HQ} = \frac{\mathbf{ADD}}{\mathbf{RfD}}$$

再將各種危害性化學物質之各種暴露途徑之危害商數加總後，獲得危害指標（hazard index, HI）如下式：

$$\mathbf{HI} = \Sigma\mathbf{HQ}$$

如果危害指標小於 1，預期將不會造成顯著損害，表示暴露低於會產生不良反應的閾值。如果危害指標大於 1，則表示暴露劑量超過閾值可能產生毒性。

4-3 環境影響評估與健康風險評估之差異

環境影響評估（Environmental Impact Assessment，簡稱 EIA）是一種系統性的程序，用於評估特定項目、計畫或政策可能對環境產生的影響程度，並在做出決策之前提供相關資訊，以確保環境保護和可持續發展。環境影響評估的主要目的是確定項目或活動可能引起的環境問題，並提供建議和預防措施來減少或消除其負面影響，同時最大程度地促進環境可持續性。圖 4-2 為環境影響評估審查流程圖。

一般環境影響評估的主要步驟，包括：

1. 問題識別：確定項目或活動可能對環境產生的潛在影響，列出可能所有環境的問題。
2. 範疇定義：確定評估的範圍，包括需要考慮的影響類別、關鍵問題和研究方法。
3. 基本資料收集：收集有關項目、地區和相關環境條件的資訊。
4. 影響評估：評估項目可能引起的不同環境影響，包括生態、社會、經濟等方面的影響。
5. 影響預測：預測項目可能的影響程度和範圍，並評估這些影響的嚴重程度。
6. 控制措施：根據評估的結果，提出減少或避免影響的措施，確保項目或活動能夠符合環境保護要求。

7. 評估報告：將評估結果編制成報告，向決策者、利益相關者和社會大眾進行公開透明的溝通。
8. 核准和監測：根據環境影響評估之報告，決策者可以核准或不核准項目，並在項目實施過程中進行監測，確保實際影響符合預測。

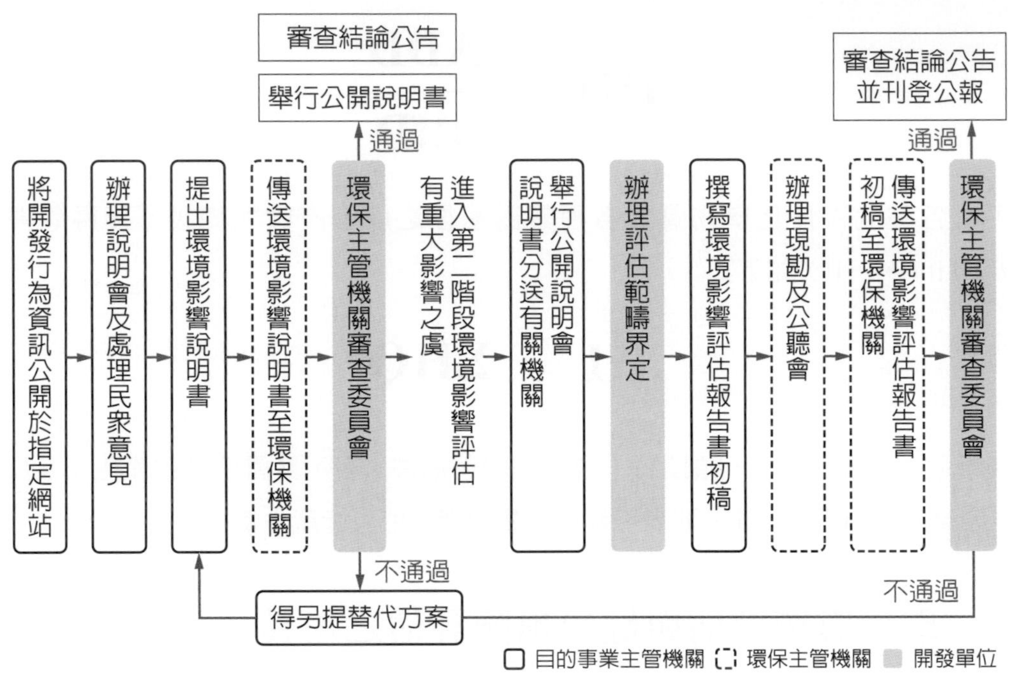

圖 4-2　環境影響評估審查流程圖

環境影響評估可應用在各種開發的領域，包括建設項目、工業發展、能源開發、交通基礎設施、都市規劃等。透過可能環境風險和問題，環境影響評估將有助於平衡發展和環境保護的目標，確保人類活動不會對自然環境造成不可逆轉的損害。

臺灣的環境影響評估法是用來管理各種開發項目的環境影響評估程序和法律規定。該法於 1989 年頒布，經過多次修訂和修改，在 1994 年正式公告，旨在確保發展項目在進行時充分考慮環境影響，並通過制定相應的控制措施來保護環境資源。以下是臺灣環境影響評估法的一些主要內容和流程：

1. 適用範圍：環境影響評估法適用於各種重大建設、開發項目，如工業區、道路、港口、發電廠等。
2. 環境影響評估程序：開發項目的申請人必須提交環境影響評估報告，該報告需包括項目資訊、環境影響評估、可能的影響及控制措施等。環保主管機關會審查報告，並舉行公聽會，徵求社會大眾和利益相關者的意見。

3. 環境影響評估委員會：由專家組成的環境影響評估委員會協助評估項目的環境影響和提出建議。
4. 審查程序：審查流程包括初審、徵詢、決審等階段，最終由環保主管機關做出是否核准項目的決定。
5. 環境監測：核准的項目在實施後需進行環境監測，確保實際影響符合預測，並採取必要的控制措施。
6. 法律責任：如果發展項目未按照環境影響評估法的要求進行評估，甚至造成環境損害，相關負責人可能需要承擔法律責任。

臺灣的環境影響評估法在確保可持續發展和環境保護方面發揮很重要的作用，協助平衡經濟發展和環境保護之間的利益。透過評估項目可能的環境影響，臺灣可以更好地保護其寶貴的自然和人文資源。詳細的法律條文和程序可能會隨著時間有所調整，建議查閱最新環保單位資訊，以了解最新情況。以下是臺灣過去的一些環境影響評估法案例，這些案例展示了不同類型的開發項目如何受到環境影響評估程序的監管和影響：

1. 核四（龍門核能發電廠）： 龍門核能發電廠是臺灣核能發電計畫的一部分。在該項目的進行過程中，進行了多次的環境影響評估，考慮核能發電的潛在環境影響，包括核安全、輻射風險以及廢棄物處理等議題。
2. 高速鐵路工程（HSR）： 臺灣的高速鐵路工程是一個重要交通基礎設施的項目，進行了相關的環境影響評估。評估涵蓋了項目可能對土地利用、水資源、生態保育、噪音汙染等造成的影響，並要求做好相關控制的措施。
3. 離岸風電場： 隨著可再生能源的發展，臺灣推動了多個離岸風電場的建設計畫。這些項目需要進行環境影響評估，考慮到對海洋生態、漁業、視覺景觀等方面的影響。
4. 大型工業區開發： 臺灣的工業區開發通常也需要進行環境影響評估，評估範疇涵蓋空氣和水質、土壤污染、噪音和振動等，以確保工業發展與環境保護之平衡與和諧。
5. 自然保護區開發：在開發自然保護區時，環境影響評估將重點考慮項目對生態系統、植物和動物種群以及地理特徵的影響，並確保對自然環境的保護。

這些環評的案例突顯了臺灣環境影響評估法在不同領域的應用價值，以確保企業發展項目的可持續性，可同時保護環境和人民的利益。環境影響評估不僅幫助確定可能環境的影響，也為利益相關者（Stakeholders）提供參與和討論的機會，以確保環保決策更加透明性和參與式。

環境影響評估（Environmental Impact Assessment，EIA）和健康風險評估（Health Risk Assessment，HRA）是兩種不同但有相關性的評估方法，用於評估不同方面的影響和風險。以下是它們之間的主要差異：

比較	環境影響評估（EIA）	健康風險評估（HRA）
評估對象	主要評估發展項目、政策或計畫對環境的影響，包括生態、水質、大氣、土壤等環境成分。	主要評估暴露於某種物質、環境或活動中可能對人體健康產生的不良影響，如疾病、傷害、毒性等。
主要焦點和目的	確定項目或活動可能對自然和人造環境產生的影響，並提出相對應的控制和減緩措施，以實現可持續發展。	關注個人或群體受到的潛在健康風險，評估特定暴露情況下可能引起的疾病或致癌的風險，並評估風險的大小，並提出降低風險之策略，即所謂風險管理（Risk Management）。
範疇	較為廣泛，包括生態環境、經濟、社會和文化等多方面的影響。	專注於評估對人體健康可能造成的影響，如致癌物質、污染物、輻射等的暴露風險。
方法和工具	使用各種科學方法和模型來評估項目對環境的影響，如生態學、水質分析、大氣模型等。	使用流行病學、毒理學、風險模型等方法，來估計暴露危害物質與其健康影響之間的可能性。

儘管兩者有差異，但在某些情況下，它們仍可相輔相成。例如，在進行環境影響評估時，環評委員通常會要求考慮對周圍社區民眾健康的影響，這就涉及到健康風險評估的概念。兩者的目標都是確保發展和活動對環境品質和人類健康造成最小化的不良影響，從而實現永續發展目標（Sustainable Development Goal, SDGs）。

4-4 環境健康識能與健康促進

公共衛生（Public Health）和健康促進（Health Promotion）是兩個緊密相關的概念，雖然它們強調的範疇和方法有所不同，但其目的都在改善人類健康和降低疾病風險。其中，公共衛生是一個較廣泛預防醫學的領域，涵蓋了保護和改善整個社會群體的健康，它關注的是疾病的預防、健康的促進，以及創造一個支持健康的環境。公共衛生的目標是盡量減少疾病的風險，改善所有民眾的健康狀態。在公共衛生的範疇可透過以下措施，包括：

1. 疫苗接種和傳染病控制：藉由推廣疫苗接種和監控傳染病，減少各種傳染病疫情的發生和傳播。
2. 健康政策制定：通過制定健康保護的政策和法律，推動健康促進活動，例如菸害防治政策、傳染病管制、營養飲食指南等。
3. 健康統計和監測：收集和分析群體健康相關的數據，以了解其健康狀態之趨勢，再進一步制定相應的介入措施。
4. 疾病控制和預防：透過早期檢測、監測和控制措施，減少各種傳染病的擴散和影響。
5. 環境與職場衛生：監控和改善群體生活或工作環境條件，以確保空氣、水質和食品的安全性。
6. 健康促進：健康促進強調個人和群體的主動參與，鼓勵他們通過健康行為和生活方式的改變來提升健康水準。健康促進的目標是幫助人們實現全面的健康，不僅僅是疾病的預防，還包括生理、心理和社會層面的健康。
7. 衛生教育和健康傳銷：向群體提供有關健康的知識和信息，增加其健康識能（Health Literacy），使他們能夠做出更好的健康選擇。
8. 生活方式的改變：鼓勵人們改善飲食習慣、增加運動、減少壓力等，以提高整體健康水平。
9. 自我健康管理和控制：幫助個人學會管理自己的健康，包括定期健康檢查、藥物使用等。
10. 社會支持和參與：創造支持健康的社會環境，鼓勵社會參與，減少孤獨感和壓力。
11. 健康促進活動：舉辦健康講座、運動活動、社區健康日等，以提高人們對健康的關注和參與度。

公共衛生和健康促進都是為了改善人們的健康狀態，但公共衛生更強調整個社會群體（Population）的健康，包括疾病控制和環境管理，而健康促進更注重個體和群體的健康行為和生活方式的改變，從而實現全面的健康提升。這兩個概念通常在實踐中相互交叉和融合在一起，以實現個人與族群都有更好的健康結果。而健康促進是一個綜合性的概念，旨在提升個人、族群和社會的整體健康水準，採取預防疾病、減少健康風險的策略，進而改善個人與族群生活品質。它包括多元化的因素，從個人健康識能提升、生活方式的改變、健康教育、到社會環境的改善。以下則是健康促進主要的內涵、包括幾個主要方面：

1. 健康教育與傳銷：健康促進強調提供準確、可靠的健康信息，使個人能夠做出明智的健康選擇。這包括宣傳健康生活方式、飲食習慣、運動習慣等，以提高人們健康識能。
2. 生活方式的改變：健康促進鼓勵人們改變不健康的生活方式，如戒煙、減少酒精攝入、改善飲食習慣、增加運動等。這有助於降低患上慢性疾病的風險，並提高整體健康水平。
3. 疾病預防：健康促進強調早期偵測和預防疾病。這包括接受規定的健康檢查、疫苗接種，以及採取措施減少疾病的傳播，從而降低健康風險。
4. 建立健康環境：健康促進強調創造支持健康的環境，包括空氣品質、飲用水質量、居住條件等。也包括提供安全、健康的工作場所，以及城市規劃、社區基礎建設方面。
5. 社會參與與夥伴關係：健康促進鼓勵個人參與社會活動，建立社會夥伴關係，從而降低孤獨感和精神壓力。社會支持可以提供心靈或情感上的支持，並有助於個人因應生活中的困難和壓力。
6. 個人資源的發展：健康促進強調培養個人的資源和能力，從而增強應對壓力和挑戰的能力。這包括提升自我管理能力、情緒管理能力，以及解決問題的能力。

總之，健康促進是一個綜合性的概念，著重於在多個層面上改善個人和社會的健康狀態。它涵蓋了健康教育、生活方式的改變、疾病預防、健康環境、社會參與和個人資源的發展等方面，旨在實現人們的身體、心理和社會的全面健康。

另外，健康風險評估在促進個人健康促進和社區健康方面有密切之相關性，可以透過以下五個方面加以應用：

1. 介入性計畫：健康風險評估可以幫助識別個人的健康風險因素，例如高血壓、高血脂、肥胖等。基於評估結果，健康促進計畫可以針對這些風險因素進行定向介入措施，例如通過生活方式改變、飲食調整等方式，以降低個人健康風險度。
2. 個人化健康計畫：健康風險評估可以提供個人的健康狀況和風險預測，從而幫助制定個人化的健康促進計畫。這些計畫可根據個人的健康需求和其暴露危害的風險度，定制適合的健康促進或特殊保護措施，進而更有效地提升其健康水準。
3. 衡量效果：健康風險評估可以作為評估個人或群體健康促進介入效果的基準，透過定期進行健康風險評估，可以比較健康促進措施實施前、後的風險變化，以確定措施是否達到預期的成效。

4. 目標設定：健康風險評估有助於評估政府制定健康促進政策或計畫的方法。根據其評估結果，可以確定哪些族群或地區需要重點關注，或設定因地制宜相對應的目標，進而實施更有效地介入措施。
5. 長期監測：健康風險評估可以作為個人或群體健康狀態的長期監測工具。透過定期評估，可以持續了解個體或群體的健康狀況，及時調整健康促進計畫，確保其永續有效性。

由於健康風險評估常用於幫助個人辨識可能影響其健康的風險因素，進而幫助他們民眾做好健康促進行動，並做出更明智健康決策的行為。以下是透過健康風險評估方法可協助個人辨識的常見危險因素（Risk Factors）：

1. 生活方式因素：健康風險評估可以分析個人的生活方式，包括飲食習慣、運動水平、吸菸習慣、飲酒行為等。這些因素可能對其健康產生影響，例如不健康的飲食和缺乏運動可能增加患慢性疾病的風險。
2. 基因和家族病史：健康風險評估可以考慮基因和家族病史，這些因素可能使一個人對某些疾病有較高的遺傳風險，如心臟病、糖尿病等。
3. 生理健康指標：健康風險評估可以評估個人的生理健康指標，如身體質量指數（BMI）、血壓、血糖、膽固醇水平等。這些健檢數據可顯示個人是否有罹病的風險。
4. 心理健康狀態：健康風險評估可能考慮到心理健康狀態，如焦慮、抑鬱、壓力等。這些因素與身體健康之間存在密切關聯。
5. 環境暴露：健康風險評估可以考慮個人或群體的環境暴露，如職業性暴露、生活上空氣污染、水質污染等，這些環境暴露可能對其健康造成潛在危害。
6. 健康習慣和行為：健康風險評估可以考慮個人的生活習慣和行為是否會影響其健康，透過定期健康檢查，評估其健康狀態，以便遵循醫療的建議。

通過收集這些危險因素的資訊，以了解個人健康狀態，作為評估自己未來罹病的風險，進而及早採取適當健康促進與避險的措施，達到降低罹病風險之目的。同時健康風險評估還可以做為醫療專業人員提供醫療介入與衛教介入措施的參考指引，透過指導個別化醫療服務的建議，在個人生命歷程中，定期做好健康風險評估亦可幫助其保持健康狀態，預防疾病的發生，因此健康風險評估（health risk appraisal，HRA）是一種方法或工具，用於描述和評估某一個體未來發生某種特定疾病或因為某種特定疾病導致死亡的可能性。這種分析過程目的在於估計特定時間發生的可能性，評估個人的健康狀況，

及未來患病和 / 或死亡危險型的量化評估。包括目前健康狀態、未來患病 / 或死亡危險、量化評估三個主要關鍵內涵。

案例分享：健康風險評估罹患心血管疾病風險

小明是一位大約 45 歲的高科技業的經理，有一次透過公司的健康檢查活動接受醫師一項健康風險評估。該評估包括測量生理指標、問卷調查和基本的生活方式評估。

（一）健康評估

以下是小明的身體健康情況和評估結果：

1. 生理指標：小明的身體質量指數（BMI）為 22.5 kg/m^2 屬於正常範圍（正常範圍為 18-24.5 kg/m^2），但他的血壓偏高，處於正常和高血壓之間的臨界區域（一般正常收縮壓範圍低於 130 mmHg，舒張壓為低於 80 mmHg）。
2. 健康習慣：小明有規律的運動習慣，但他的飲食習慣較不均衡，且不定時，偏愛高鈉食物。
3. 家族病史：小明的父母親都有高血壓和心臟病的病史。
4. 生活方式：由於小明經常處於高工作負荷之下，對其工作和生活壓力較大。偶而也會有熬夜習慣，且經常有久坐習慣，每一週的運動習慣也較少，睡眠品質也不好，睡眠時間長少於 7 個小時。

（二）建議與措施

基於這些評估結果，醫護專業人員向小明提供了以下建議和介入措施：

1. 血壓監控和控制：考慮小明的家族病史和臨界血壓值，建議他定期測量血壓，並嘗試通過飲食調整、減少鈉攝入量，鼓勵定期運動來降低高血壓風險。
2. 飲食改善：小明被建議減少高鈉食物的攝入，多增加蔬菜水果和全穀物的攝入量，以支持心血管功能的健康。
3. 壓力管理：小明被建議學習壓力管理技巧，如深呼吸、冥想或休閒活動，以減輕壓力對健康的不良影響。
4. 定期健康檢查：小明被建議定期接受健康檢查，以監測生理指標的變化，及早發現可能的健康問題。

（三）風險評估平臺

目前國民健康署利用國際實證資訊，已發展出「臺灣慢性疾病風險評估」平臺，提供 35 至 70 歲的民眾計算未來 10 年內罹患 5 種主要慢性疾病的高、中、低風險。此慢性疾病風險評估模型，民眾可以自行輸入健檢報告數據，計算未來 10 年後罹患 5 種慢性疾病（如冠心病、腦中風、糖尿病、高血壓、心血管不良事件）風險，透過個人健康生活習慣（如戒菸、運動、健康飲食等），改善其健康的數值，亦可降低自己的罹病風險，預防慢性疾病發生。

我們可透過以下四個步驟掌握個人罹病風險：

1. 輸入基本資料及健康數據：根據不同慢性病風險評估所需，輸入「年齡」、「性別」、「健康檢查數據」（如身體質量指數、腰圍、血壓、空腹血糖、總膽固醇、高密度膽固醇、低密度膽固醇、三酸甘油脂等）、吸菸習慣、是否已罹患糖尿病、高血壓等資料，每種疾病約需輸入 4-6 項資料。
2. 系統自動計算 10 年後罹患疾病風險分級：風險結果以「紅、黃、綠」燈號方式呈現。「紅燈」為「高」風險族群；「黃燈」為「中」風險族群；「綠燈」為「低」風險族群。
3. 正常值建議：若您的健康數據（如腰圍）超過正常範圍，平臺會建議您需控制在正常範圍（如您目前腰圍為 92 公分，建議控制在 90 公分以下）。
4. 提供「健康指引」及「後續追蹤」：依據計算出的疾病風險結果，參考醫學會、國民健康署等資料，提供民眾參考使用，如飲食減鹽、限酒、減重、戒菸、飲食改善、運動等項目的健康指引及後續追蹤建議，提升民眾之健康識能。

提醒民眾在完成風險評估後，須在日常生活中落實網站上提供的健康指引，採行健康生活型態，如體重控制、健康飲食與規律運動等，才能掌握健康與優質生活。

通過以上個人健康風險評估，小明了解到自己的心血管健康風險因素，接受相對應健康促進的建議和介入措施。他開始注意飲食、進行血壓監測，並學習壓力管理技巧。隨著時間的推移，改變他的生活方式將有助於降低罹患心血管疾病的風險，提高個人整體健康水準。

這個案例顯示了健康風險評估可以幫助個人辨識健康風險的大小，以便採取健康促進行動來維護個人健康。因此，健康促進和健康風險評估之間存在著密切的相關性。健康風險評估提供了有效的數據和資訊，將有助於制定個人化的健康促進計畫，研擬和實施介入措施，並長期監測其成效，若能將這健康風險評估與健康促進兩個領域內涵結合起來，可以更好地實現個人與群體健康保護和風險管理的目的。

參考文獻

1. 世衛組織人類健康風險評估工具包 WHO Human Health Risk Assessment Toolkit: Chemical Hazards, second edition, WHO, 2021：化學危害，第二版，世衛組織，2021 年。
2. Rausand, M. & Haugen, S.：Risk Assessment: Theory, Methods, and Applications, 2nd ed., John Wiley & Sons Ltd, 2020。
3. Covello, V.T. & Johnson, B.B.：Risk Assessment Methods: Approaches for Assessing Health and Environmental Risks，Springer Science & Business Media, 2013 年 6 月 29 日 - 318 頁。
4. 國民健康署 :「臺灣慢性病風險評估」模型出爐 您也可以預知未來。https://www.hpa.gov.tw/Pages/Detail.aspx?nodeid= 4306&pid=13870。
5. 許惠悰：風險評估與風險管理第二版。新文京開發出版，ISBN13：9789861504933，2006。
6. 環保署：健康風險評估技術規範。中華民國 100 年 07 月 20 日。https://oaout.moenv.gov.tw/Law/LawContent.aspx?id=GL004851#lawmenu

Chapter

05 社區健康促進與實務

學習內容

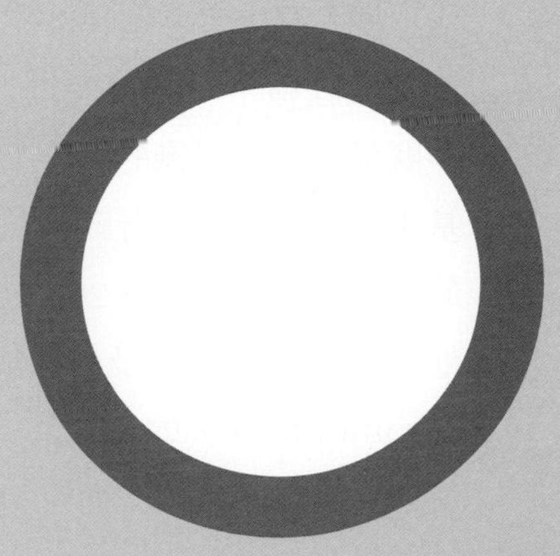

5-1 WHO 之渥太華健康促進憲章

世界衛生組織（WHO）1986 年於渥太華舉行第一屆全球健康促進大會，將健康促進定義為「使人們能夠增加對於本身健康之控制並促進其健康過程」，主要為強調健康促進是一個過程，並透過增能的方式使民眾自主改善促進健康。會中訂定落實健康促進的五大行動綱領，包括訂定健康的公共政策、創造有利健康的支持環境、強化社區行動、發展個人技巧與調整健康服務的方向（WHO,1986），其意涵如表 5-1 所示。

WHO 並於 1997 年第四次全球健康促進大會中重申渥太華（Ottawa）五大行動綱領同步進行的重要性，強調經由不同的場域(學校、工作場所、社區、醫療院所等)作為介入的重心（WHO,1997）。2016 年第九屆大會發表上海宣言，強調城市和社區是實現健康的關鍵場域，並且透過健康識能賦權（empower）達到平等（WHO,2016）。臺灣在發展近年的社區健康計畫，主要依循 WHO 於 1986 年發表渥太華憲章五大行動綱領之健康促進宣言，以及 2016 年上海宣言所強調健康促進的三個核心精神，包括：增能（enable）、倡議（advocate）、合作（mediate）等健康促進推動的整體思維架構，作為健康促進計畫推動的架構，如健康飲食、社區體適能、健康促進學校、健康醫院等計畫（王英偉，2018）。

5-2 社區的定義及參與理念的緣起

一、社區（community）的定義

社區（community）是推動健康促進與公共衛生重要的場域之一，國內外推動健康促進都強調透過有組織的社區力量，是促進市民健康不可或缺的重要關鍵要素之一（WHO,2016；王英偉，2018；李蘭，2010）。

「社區」一詞源於拉丁語，原意是親密的關係和共同的東西，於古法語中指稱夥伴關係或者有組織的社會，具體意涵為某一群人有其「共同文化」和「共同地域」兩個基本屬性，例如「行政里社區」係指共同地域屬性，而「客家社區」則側重其共同文化的屬性（維基百科，2013）。曾旭正（2007）指出社區係指居住在同一區的一群人，他們彼此之間，以及他們與其生活所在之間形成社會的和心理的連繫。Green 對社區（community）的定義依結構性與功能性來分別定義，就結構性而言是指特定區域依行政體系界定的範圍而定；功能性則是特定區域內的民眾對該區域有著認同感與歸屬感

（Green&Kreuter,1999）。所以社區就是居住在同一區域內，有著相同的文化習俗和歷史背景、認同於一個種族，信仰或職業，彼此有著共同的利益或理想並且可以為了解決共同的問題而努力（如圖 5-1）。

表 5-1　渥太華（Ottawa）五大行動綱領之意涵

行動綱領	說明
建立健康的公共政策	1. 健康的公共政策意指所有部門的政策須重視健康及公平之議題，並分工協助規劃與執行，且需承擔及負責。 2. 其主要的目標為創造一個能引領民眾有健康生活的支持性環境。 3. 運用多樣策略與方法，包括立法、財政措施、徵稅及組織改變，並且強調導向健康、社會及收入之政策行動。
創造支持性環境	創造健康促進相關的物質與社會環境，包括居家、生活、工作、玩樂、成長等健康支持性的環境。
強化社區行動力	進行社區資源盤點，羅列出社區可協助的公私部門與 NGO 或 NPO 組織共同合作，並透過具體有效的社區行動來設定優先順序和計畫策略來促進健康。
發展個人生活技能	1. 運用衛生教育技巧、培訓和宣導等方式，傳播健康的知識與技能，強化民眾的認知與態度，培養健康行為，建立民眾的能力。 2. 結合各場域，包括社區、職場、學校以及醫療院所，並透過產、官、學、民、媒等公私部門與專家學者、組織單位夥伴及志工等，共同協助提供健康的資訊與資源，以提升個人及社會的健康促進的能力。
調整健康服務取向	依民眾之健康促進服務需求，運用不同的健康促進策略，並適時調整健康服務的內容與方法。

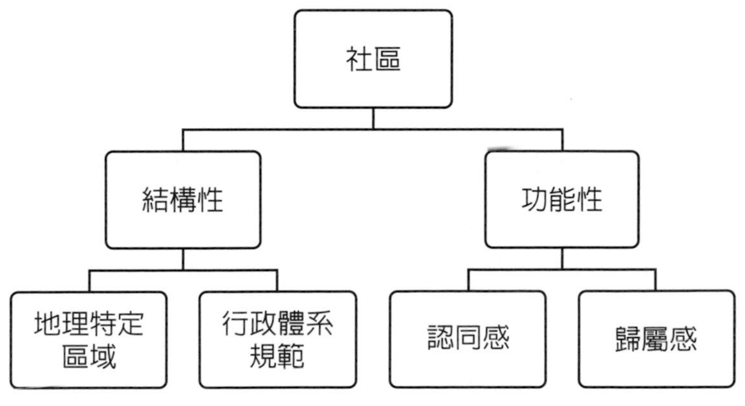

圖 5-1　社區的定義架構圖

依據 Minkler et al.（2008）在探討社區之定義時，將社區定義的概念以多元不同概念視角來檢視，除常見傳統性定義社區為居住在同一地理區域內具有共同的利益或特徵種族、性別、職業之外，亦將社區的概念區分為三分類，包括：

1. 共同基本生活需求之功能性空間；
2. 社會互動需求為單位；
3. 群體認同之社會單位，或因政策變革而聚集的社會單位。

此外，Wallerstein et al.（2015）在 2015 年出版的書中，將社區的概念分為六個觀點（Perspectives）類型呈現（如圖 5-2），包括：

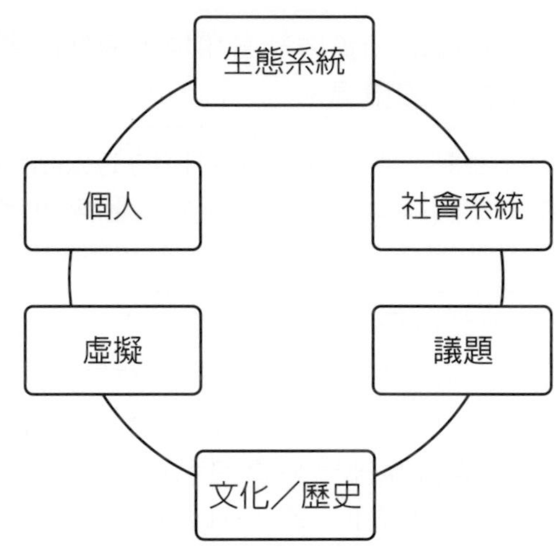

圖 5-2　社區概念之六大觀點（視角）

1. **生態系統觀點**（The ecological systems perspective）：多以地理區域來界定社區，且強調該社區之人口特徵為主，例如規模、密度和異質性等，以及該地區之物理環境、社會組織以及影響力量等。
2. **社會系統觀點**（The social systems perspective）：著重於特定社區內動態運作的正式和非正式組織，以探索社區子系統的交互作用，社區內水平與垂直間的互動關係，了解社區成員、組織和領導者之間的互動網絡等面向為主。
3. **議題性觀點**（Topical perspectives）：主要以人們對感興趣的社區議題（如公民提案參與式預算）所形成的社區類型。

4. **文化／歷史觀點**（Cultural/Historical perspective）：如不同人種或種族型態所呈現之社區的獨特特徵和歷史的社群（英文亦為 community）。
5. **虛擬觀點**（The virtual perspective）：因應近代電腦科技與網路的發達，透過線上組成之社群網絡或支持性的組織，如臉書 FB、LINE、IG 等型態的社群，以及線上團體，如身心障礙人士、LGBT 青年（同性戀社群）等社群，此類的虛擬社群為跨越實體空間環境的限制所形成之全新的社區型態類別。
6. **個人觀點**（The individual perspective）：係指個人以各種不同的身份去加入社區成員，了解個人和社區如何透過多元觀點看待個人社區參與之社區型態。

（一）社區參與（community engagement）之理念緣起

社區參與是社區組織與社區健康營造推動的重要策略。社區參與的定義，是指在社區中的成員主動自願加入參與正式或非正式的社區組織活動，並願意為社區組織改變，亦共同努力改善或提升社區及個人之生活品質（李蘭，2010）。而社區參與被視為建立社區共識的導引的重要因素，社區參與著重於賦權、包容性、協作行動和健康公平的概念和原則（Wallerstein et al.,2015）。

（Wallerstein et al.2015）指出社區參與主要與社區組織的發展有關，源自於 1800 年代，美國社會工作者為新移民和窮人爭取居住權，至民粹主義農業運動以及 1930 和 1940 年代的工人勞動抗爭運動之社會變革活動，自 1950 年代，應用於更廣泛的社會變革，如爭取通過公民權利、婦女權利、同性戀權利以及身心障礙者之人權運動，至 1990 年代，各個政治領域的團體都建立線上社區，大規模組織支持（如表 5-2）。社區參與的重要概念，包括：社區能力（Community capacity）、增能賦權（Empowerment）、批判性意識（Critical consciousness）、參與及關聯（Participation and Relevance）、辨識不平等（Recognition of Inequities）等概念（Wallersteinetal.,2015），社區參與的關鍵概念與原則如表 5-3 所示。

社區參與在衛生教育、公共衛生、社會工作、醫療，以及社區參與性研究中扮演關鍵性的角色。而社區參與整體來說，強調其起始自「人所在之處」（start where the people are），以及創造環境的重要性，在這種環境中，個人和社區可以增強其解決問題和要求其人權的能力，讓支持健康的情況合理且平等。

表 5-2　社區參與的發展歷程

時程	發展
1800 年代末	▲社區組織 1. 在 19 世紀晚期由美國社會工作者提出。 2. 為新移民和窮人協調服務，如定居點。
1930 到 1940 年代	▲重要里程碑 1. 重建後的非洲裔美國人組織為挽救新獲得權利的消失。 2. 農民運動及勞工運動。
1950 年代	▲勞動力抗爭 1. 社區組織開始強調社會變革的對抗和衝突。 2. 如公民權利，婦女權利，同性戀權利和身心障礙人士權利運動。 3. 通過新權利組織禁止墮胎和同性戀婚姻。
從 1990 年代中期開始	▲線上社區組織 • 政治領域團體開始組成線上社區，組織了大規模的支持者。
1948	▲世界衛生組織（WHO） 1. 1948 年憲章：「在改善健康方面，公眾意見和公眾積極合作非常重要。」 2. 該憲章之後是強調參與的重要文件。
1960s	▲社區參與被廣泛接受——獲聯邦授權資金支持
1978	▲ WHO 和聯合國兒童基金會的國際初級衛生保健會議——阿拉木圖宣言（Alma-Ata） • 倡導全民初級衛生保健，呼籲社區成員參與其衛生保健的規劃和實施的重要性
1988	▲世界衛生組織召開的第一屆國際健康促進會議——渥太華健康促進憲章 • 倡導將社區行動作為優先事項之一
1995	▲國家環境健康科學研究所啟動多個研究所的持續資助——以 CBPR • 美國國立衛生研究院臨床和轉化科學獎（NIH 's Clinical and Translational Science Awards，CTSA）聯盟的「社區參與關鍵職能委員會」，支持社區參與，為國立衛生研究院（NIH）的主要倡議中，在學術界的社區參與方法中取得進展。

時程	發展
2006	▲首次獲得 CTSA 資助後 • 現今在 30 個州和哥倫比亞特區共有 60 個獎項，並通過美國國立衛生研究院新的國家推進轉化科學中心（NCATS）進行協調。
2010	▲平價醫療法案（ACA）的簽署 • 國家更注重預防、社區、利益相關者和患者參與及全系統的協調醫療保健。
2013	▲ CTSA 計劃的報告提供七項高級別建議，涵蓋社區參與 1. NCATS 和 CTSA 計畫應廣泛界定社區參與，確保在整個研究和領導過程中社區利益相關者積極參與。 2. 清楚地傳達社區參與目標，期望和最佳實踐，並探索機會和激勵機制。
2013	▲ Institute of Medicine（IOM）委員會 • 定義社區為臨床和轉化研究過程中的所有利益相關者，這些社區的人在學術和私人領域上有醫療保健上的供需，也為了改善個人和社區的健康與利益而工作。

表 5-3　社區參與的關鍵概念與原則

概念	定義	原則	應用
社區能力	社區的認同、動員和解決問題的能力，受到社區的特性影響	社區是一個可以辨識的單位，社區能力是建構在社區的強度	社區成員主動的參與辨認與解決社區的問題，且更能夠共同處理未來問題
增能賦權	人們經由社會行動的過程，獲得支配他們生活與社區生活的能力	促進共同學習，整合知識與行動	社區成員擴展他們的權力或挑戰權力結構，以創造需求改變
批判性意識	基於實踐的意識：一個對於反饋與行動造成社會改變	一種週期性迭代的過程。實踐偕同指導尊重多元性及文化謙遜	人們參與聆聽、對話、行動，並連結根本原因與社區行動

（接下頁）

（接上頁）

概念	定義	原則	應用
參與及關聯	社會組織應從人所在的地方開始，並且參與的社區成員應平等的由他們自身優先做起	協助公平的讓所有在各階段執行與研究的夥伴參與。要做長期的投入，確保與文化相關	社區成員以感覺需要、共享權力及資源的察覺為基礎，建構屬於他們的議事事項
公平的健康	根據社會地位與社會決定情況使所有人都有機會取得全面健康的潛力	處理不公平的條件，並創造健康差異。辨識健康的社會決定因子	資源根據社區、政策、系統層級的改變，挑戰造成不健康因素的不公平條件

5-3 社區健康營造與社區總體營造

一、社區健康營造的定義與發展

社區健康營造的定義係指：「在既有的衛生保健體系之下，結合民間資源，共同建立多元化之基礎保健網絡，激發民眾發揮自決、自主與自助之力量，透過社區發展由下而上方式，發掘、分析及解決社區之健康議題，落實國民健康生活，共同營造健康社區」（趙坤郁，2006）。

為了促進國民健康，衛生福利部於 1999 年開始推動「社區健康營造三年計畫」，透過社區組織的過程，運用社區介入策略與社區資源，使民眾發掘出社區的健康議題，產生共識並建立社區自主照護健康營造機制，這項計畫於 2002 年完成階段性任務，全國成立 223 個社區健康營造中心（陳毓璟，2002）。社區健康營造計畫於 2002 年納入行政院「挑戰 2008 國家發展重點計畫」的「健康生活社區化」部份，2005 年納入「臺灣健康社區六星計畫」六大面向之「社福醫療」項下執行計畫之一。依據衛生福利部在 2011 年統計資料指出，於 1999 年至 2010 年止，12 年期間補助辦理社區健康營造相關計畫之營造單位，共計 463 家。社區健康營造是期望結合不同專業力量，激發民眾主動參與，提供民眾參與地方事務決策之機制，將健康導入日常生活中，建立社區居民健康需求優先順序，居民共同建立健康生活支持環境，透過社區環境的改變來影響國民的健康生活行為，以達到健康促進與全民健康之目的（衛生福利部國民健康署，2023）。衛生福利部於 1999 年陸續推動健康社區、健康促進學校、健康城市、健康促進職場、健康促進醫院，並整合公私部門資源（見圖 5-3）。

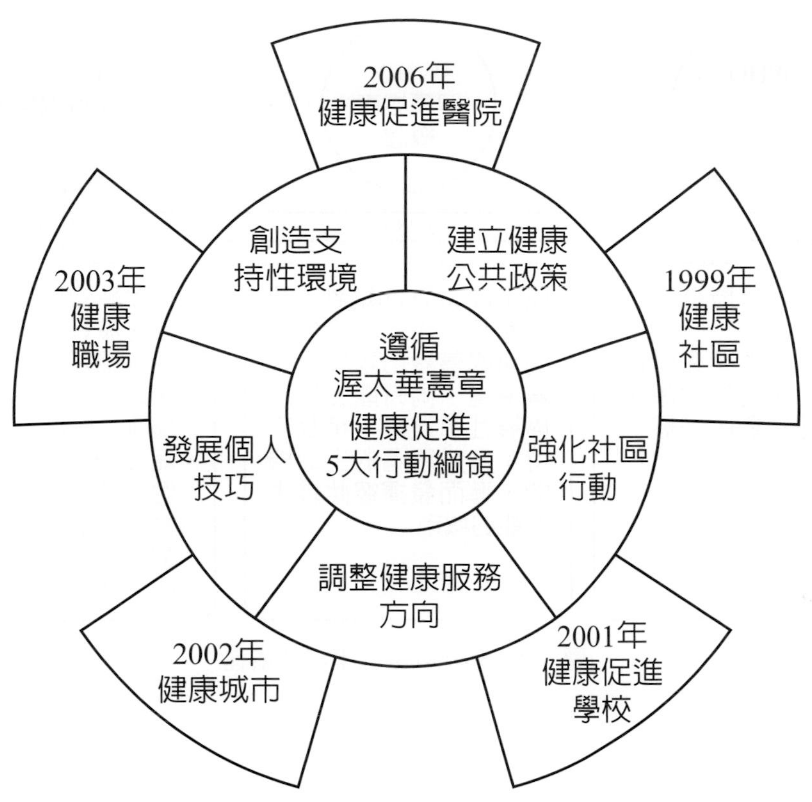

圖 5-3　衛生福利部社區健康促進等場域推動議題

社區健康營造是運用社區營造的理念，將社區人的健康狀態朝向健康促進的方向邁進，並使社區逐漸走向一個健康城市（社區）的理想境界進而帶動健康城市的發展（劉潔心，1999）。而推動社區營造非一朝一夕，也並無一定的規範與模式，能因地制宜、彈性處理，才是關鍵所在，靈活運用策略是一門藝術（李蘭，2010）。而社區健康促進的概念源自於 WHO 在 1978 年阿拉木圖（Alma-Ata）宣言中宣達健康是人類最基本的權利，藉由落實基層醫療保健來促進民眾健康，以達成「全民均健」目的。在 1986 年推動健康城市概念，強調社區民眾彼此互動，相互支持，實踐所有的生活機能，並在 1997 年雅加達宣言中，主張推展社區、職場、學校、醫療院所等各場域健康促進（WHO,1986,1997）。（國際社區健康促進演進，請見圖 5-4）

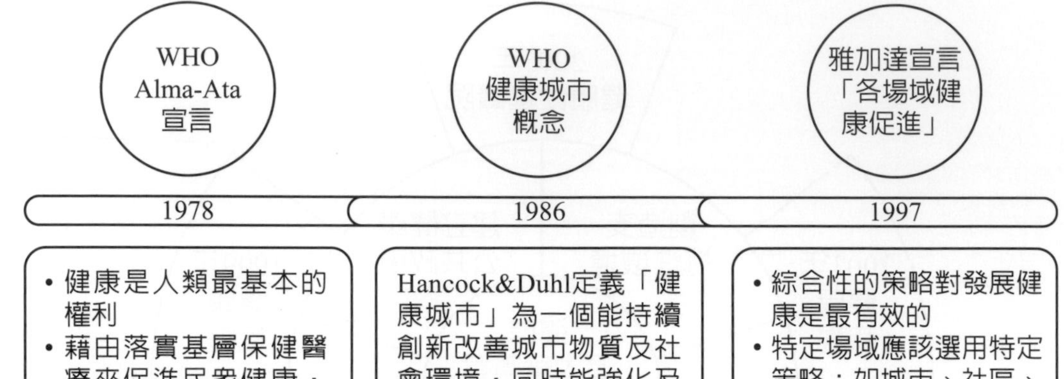
WHO
Alma-Ata
宣言
WHO
健康城市
概念
雅加達宣言
「各場域健
康促進」
1978
1986
1997
• 健康是人類最基本的權利
• 藉由落實基層保健醫療來促進民眾健康，以達成「全民均健」目的
Hancock&Duhl定義「健康城市」為一個能持續創新改善城市物質及社會環境，同時能強化及擴展社區資源、相互支持，實踐所有的生活機能，進而發揮彼此最大潛能的城市
• 綜合性的策略對發展健康是最有效的
• 特定場域應該選用特定策略：如城市、社區、職場、學校等
• 藉由整合公私部門資源，帶動民眾參與、培育健康識能，建構友善的支持環境，以達到身心、社會的健康

圖 5-4　國際社區健康促進演進

（二）社區總體營造

社區總體營造係於 1994 年由行政院文化建設委員會所提出，王本壯（2008）指出「社區總體營造」是一項長期性且牽涉廣泛的臺灣社會改造工程，以基層的「社區」為運作的主體。社區總體營造可分為三個階段，第一階段為 1994 年至 2001 年「點的示範」進行推動，在理念宣導、人才培育、產業振興，或是景觀改造等面向，大多是以個別的、單一據點的示範性計畫的模式來推動，期望經由運作良好的示範性社區作為觀摩參考、經驗交流與模式建構的依據；第二階段為 2002 年至 2008 年以「線的聯結」為主，開始推動「挑戰 2008：國家發展重點計畫」，著重「行政社造化」，思考如何透過政府部門的整合協調，能使個別社區在執行不同政府部門的計畫時能有整體性的思考，以及成果的累積，並轉進到更為具體實際的產業活化振興與創造生活環境空間的新風貌；第三階段為 2009 年至 2013 年以「面的擴散」為主，推動「磐石行為：新故鄉社區營造第二期計畫」，以開展地方文化環境為主。

社區健康營造與社區總體營造之差別，請見表 5-4：

表 5-4　社區健康營造與社區總體營造之差別

	社區健康營造	社區總體營造
主管機關	行政院衛生福利部	行政院文化部
推動年份	1999 年起	1994 年起
定義及理念	●永續經營是社區健康營造的靈魂精神指標。 ●強調由下而上之運作，由社區主導，居民主動參與，營造有利健康的環境。 ●透過社區組織及居民自發性的力量，解決社區的健康問題，營造健康社區環境，進而促進社區的健康。	●強調社區共同體的存在與生命共體之意識。 ●居民的主動參與是改造社區、活化社區的最重要力量。 ●關心的是社區裡包括文化、健康、產業、環境、教育、公共行政等的整體。

（三）臺灣社區營造推動歷程

1994 年由行政院文化建設委員會所提出社區總體營造，而行政院衛生署於 1999 年開始推動「社區健康營造計畫」，成立「社區健康營造中心」，透過多方資源的整合及居民自主意識與活動來提升社區內整體的健康環境，以達到建構「健康社區」的目標；於 2011 年由衛生福利部國民健康署接續推動，藉由發展在地專業團體建立在地化輔導機制，並協助指導社區瞭解當地健康需求，促進社區參與，建立夥伴合作關係，以共同解決社區健康問題（臺灣社區健康營造推動歷程與重要議題，見圖 5-5 至 5-7，表 5-5）。

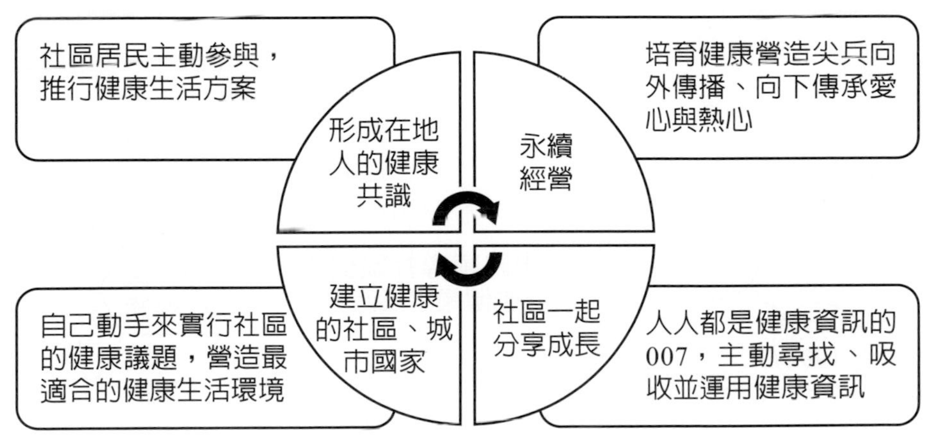

圖 5-5　臺灣社區健康營造目標

資料來源：衛生福利部國民健康署網站

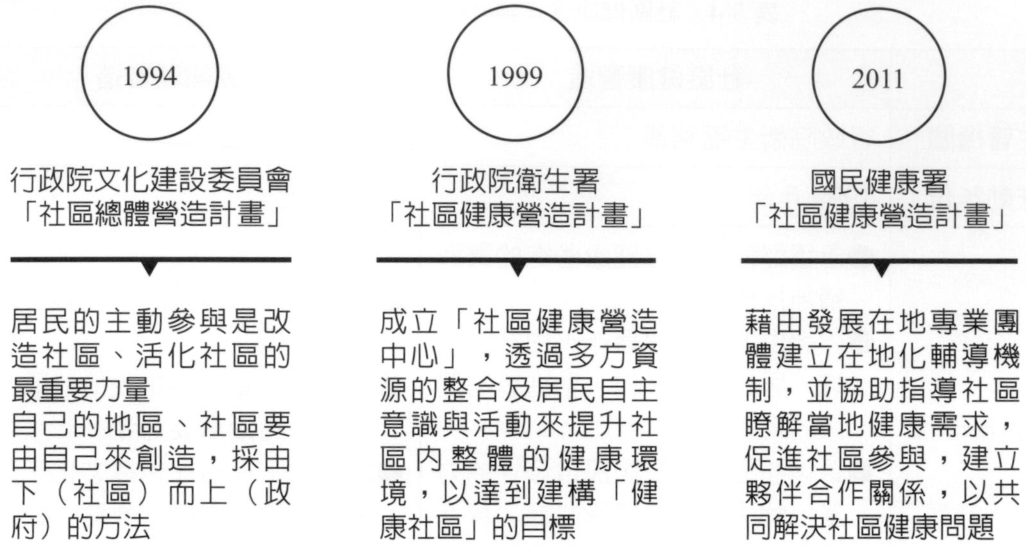

行政院文化建設委員會
「社區總體營造計畫」

居民的主動參與是改造社區、活化社區的最重要力量
自己的地區、社區要由自己來創造，採由下（社區）而上（政府）的方法

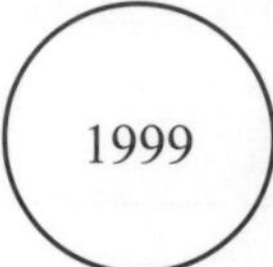

行政院衛生署
「社區健康營造計畫」

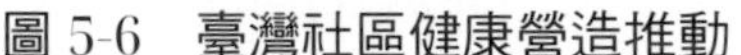

成立「社區健康營造中心」，透過多方資源的整合及居民自主意識與活動來提升社區內整體的健康環境，以達到建構「健康社區」的目標

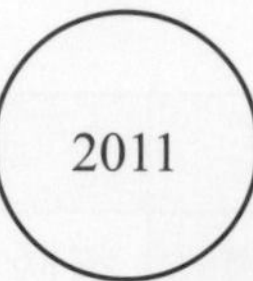

國民健康署
「社區健康營造計畫」

藉由發展在地專業團體建立在地化輔導機制，並協助指導社區瞭解當地健康需求，促進社區參與，建立夥伴合作關係，以共同解決社區健康問題

圖 5-6　臺灣社區健康營造推動

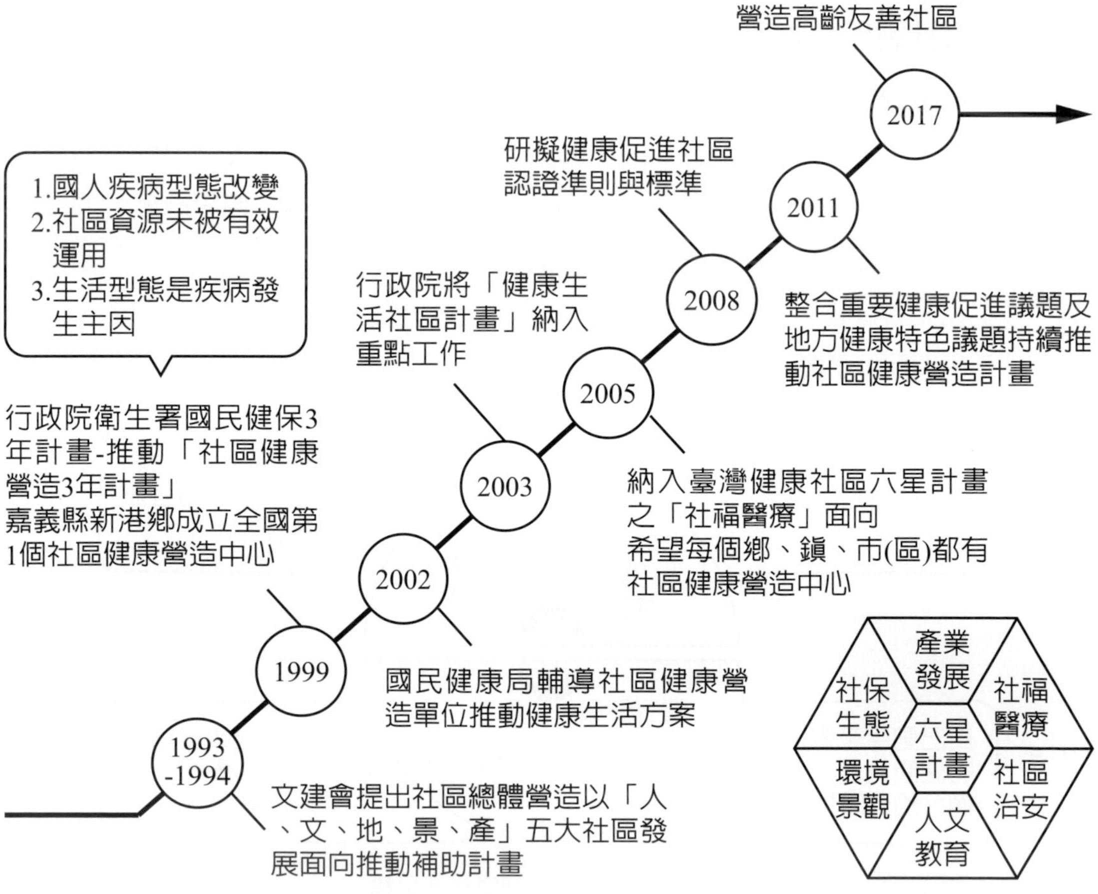

1.國人疾病型態改變
2.社區資源未被有效運用
3.生活型態是疾病發生主因

1993-1994　文建會提出社區總體營造以「人、文、地、景、產」五大社區發展面向推動補助計畫

1999　行政院衛生署國民健保3年計畫-推動「社區健康營造3年計畫」
嘉義縣新港鄉成立全國第1個社區健康營造中心

2002　國民健康局輔導社區健康營造單位推動健康生活方案

2003　行政院將「健康生活社區計畫」納入重點工作

2005　納入臺灣健康社區六星計畫之「社福醫療」面向
希望每個鄉、鎮、市(區)都有社區健康營造中心

2008　研擬健康促進社區認證準則與標準

2011　整合重要健康促進議題及地方健康特色議題持續推動社區健康營造計畫

2017　營造高齡友善社區

六星計畫：產業發展、社福醫療、社區治安、人文教育、環境景觀、社保生態

(國民健康署，2019)

圖 5-7　臺灣社區健康營造重要議題

表 5-5 臺灣社區健康營造推動情形——推動議題

年度	指定議題	自選議題
1999~2001	健康飲食、健康體能、防制菸害、防制檳榔、個人衛生及安全用藥等，並鼓勵民眾定期接受預防保健服務	
2002~2005	社區依自身之健康需求訂定健康議題	依社區特性、生活型態提出社區健康議題
2006~2007	健康體能、健康飲食與社區菸害防制	
2008~2009	健康飲食、健康體能、乳癌及子宮頸癌篩檢、無菸社區、無檳榔社區、銀髮族健康、安全社區等	
2010	健康飲食、健康體能、四大癌症篩檢、無菸社區、無檳榔社區、安全社區、長者健康促進等	
2011	四大癌症篩檢宣導、老人健康促進、配合推動「健康 100 臺灣動起來」體重管理、健康飲食	檳榔防制（含戒菸）、菸害防制青少年、安全促進
2012~2013	菸酒檳榔防制、老人健康促進、肥胖防治（飲食、運動）及致胖環境改善	安全促進及地方健康特色
2014~2015	菸酒檳榔防制、活躍老化、肥胖防治（飲食、運動）、減鹽及營造生活化運動社區	安全促進、兒童視力及口腔保健及地方健康特色
2016	健康飲食、健康體能、肥胖防治、安全促進及菸酒檳榔防制	地方健康特色
2017~2018	活躍老化（健康體能、健康飲食、口腔保健、社會參與、健康檢查及篩檢、失智症預防）	失智友善環境、社區關懷
2019~2020	社區資產盤點調查、高齡友善環境監測指標及行動方案、社區關懷方案、高齡及失智友善環境宣導	高齡友善環境監測指標、促進社區世代融合社會氛圍之策略、提供長者志工服務或再就業方案

（四）臺北市社區健康營造推動歷程

臺北市為有效預防疾病，促使民眾建立健康生活型態，於 1999 年開始配合中央衛生福利部推動「社區健康營造計畫」，於 2003 年在中央無經費補助的情形下，由臺北市政府自籌經費持續推動「社區健康營造計畫」，2006 年起臺北市開始委託專業團體擴大辦理「健康生活計畫方案」，深耕社區，落實由下而上自主力量，強化民眾參與及永續經營；2009 年配合中央推動「健康促進社區認證暨社區整合計畫」三年期方案。於 2019 年起配合中央政策調整社區健康議題，將原「健康生活計畫方案」更名為「社區健康生活方案」委託專業團體辦理，並持續配合中央推動「社區健康營造計畫」。2023 年臺北市推動之「社區健康生活方案」，公告甄選社區單位家數 55 家為上限，經費採固定價格給付，每家核撥費用 6 萬 5,000 元，採二階段書面審查制度。臺北市社區健康營造推動歷程的重要議題如圖 5-8。

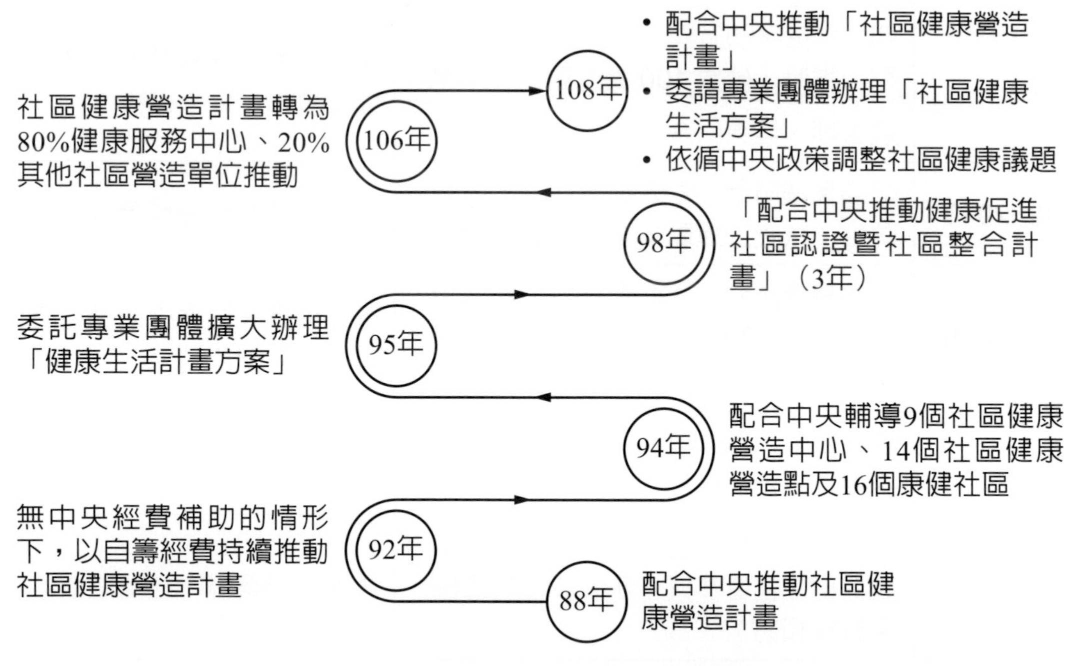

圖 5-8　臺北市社區健康營造推動歷程

5-4 社區健康與智能城市案例分享

一、社區健康促進案例分享 -- 高齡失智友善城市及慈悲關懷社區

隨著高齡社會到來，失智、失能人口逐漸增加，為預防及延緩民眾的失能，臺北市於 2002 年訂定為健康城市元年，2004 年提出健康城市計畫，2012 年推動十二行政區加入推動高齡友善城市行列，積極致力於打造高齡友善全場域支持性環境。並於 2016 年起結合健康、安全、高齡等議題，整合府級健康城市三合一跨局處平臺，運用策略地圖及高齡友善城市八大面向，研擬指標、策略及行動方案，並透過相關會議及管考監測各單位執行進度，積極營造高齡友善支持性環境。2017 年起十二行政區全面推動區級健康城市暨高齡友善整合平臺。

（一）人口老化現況

世界衛生組織（WHO）定義 65 歲以上老年人口占總人口比例達 7% 時稱「高齡化社會（Ageing society）」，達 14% 時稱「高齡社會（Aged society）」。根據行政院內政部戶政司人口統計資料顯示，2018 年 4 月全國 65 歲以上老年人口數為 332 萬 2,437 人，老年人口比率突破 14%，正式邁入高齡社會（Aged society）。相較 1993 年底我國邁入高齡化社會（7%）時，呈現倍數上升。而國家發展委員會「中華民國人口推估 2020 至 2070 年」報告中指出我國將在 2025 年邁入超高齡社會（Super-aged society），為 65 歲以上人口占總人口比例 20%；2022 年 12 月底 65 歲以上人口數為 408 萬 5,793 人，占 17.56%，至 2040 年將升至 30.2%，2070 年持續增加至 41.6%，且其中超過四分之一為 85 歲以上之超高齡老人。另隨著高齡人口增加，預估死亡數亦將由 2020 年之 19 萬人，逐年增加至 2040 年之 28 萬人及 2070 年之 33 萬人；國家發展委員會建議面臨高齡社會到來，我國高齡化對策為因應高齡者多元需求、建構共融自主的高齡社會，包括提供綜所稅長照扣除額、持續充沛長照 2.0 服務資源；落實社會住宅計畫，建構青銀共居環境；研修「高齡社會白皮書」，提升老人福祉，建構友善環境，推展世代共融（中華民國內政部戶政司全球資訊網，2023；國家發展委員會，2023）。

依據臺北市政府民政局 2022 年底人口統計資料顯示，65 歲以上人口為 51 萬 8,594 人，占率 20.91%，已邁入超高齡社會門檻，是六都中老化速度最快且扶養比最高的城市。另臺北市中山區 2022 年 12 月底 65 歲以上之老人人口比率為 21.96%，高於臺北市的 20.91%（臺北市政府民政局，2023）。

隨著人口老化，失智人口明顯增加，依據衛生福利部 2011 年至 2012 年全國性失智症流行病學研究調查發現，65 歲以上老人失智症盛行率為 8% 推估，臺北市 2022 年 12 月底至少有 4 萬 1,488 位失智症者。臺北市是首善之都，當率先建構失智症友善社區並重視「健康餘命」而非「平均餘命」，實為當務之急。

（二）高齡友善城市的定義與推動現況

根據 WHO 對於高齡友善城市之定義「一個具有包容性及可及性的都市環境，並能促進活躍老化的城市」。衛生福利部 2020 健康國民白皮書指出，老年人口健康照護施政核心指標是延長老人健康餘命，高齡化群體選擇以延長老者「健康餘命」而非平均餘命，主要是希望在兼顧身體、心理、社會與靈性四個層面下，實現：

1. 健康老化：不失能、有活力
2. 正向老化：不憂鬱，能快樂
3. 積極老化：不依賴、有尊嚴
4. 成功老化：不恐懼、有智慧的目標

（劉麗娟，2014；衛生福利部綜合規劃司，2023）

WHO 並於 2007 年 10 月 1 日的國際老人日，發布了《GlobalAge-friendlyCities:AGuide》，針對如何營造一個與高齡活動友善的都市居住環境，提出了活躍老化（Activeaging）的概念，並訂出 WHO 高齡友善城市查核表。指出了八大面向指標，包括：無障礙與安全的公共空間、大眾運輸、住宅、社會參與、敬老與社會融入、工作與志願服務、通訊與資訊、社區及健康服務（WHO, 2007）。

臺北市十二行政區於 2012 年全面推動高齡友善城市，2017 年起各區推動區級健康城市暨高齡友善整合平臺。為更聚焦社區高齡健康需求，臺北市中山區健康服務中心於 2019 年起結合「高齡友善城市」八大面向推動高齡友善、失智友善及慈悲關懷社區等議題，透過區層級的健康、安全及高齡友善三合一區層級推動工作小組平臺，以產、官、學、民等跨域合作，「由上而下」政策推動及「由下而上」凝聚市民共識，整合轄區社區資源，提供高齡健康照護整合服務模式，使高齡友善服務再升級，提升為民服務品質，落實長者「在地老化」、「安全老化」、「健康老化」與「活躍老化」。

（三）失智友善社區的定義與推動現況

國際阿茲海默症協會（ADI）定義「失智友善社區」指的是一個城市、小鎮或鄉鎮，住在那裡的失智症民眾可以被了解、尊重及得到支持，而且能對所生活的社區提供貢獻且感到有信心。在失智症友善社區的人們能了解失智症，而且這裡的失智症民眾能感受到被包容、參與社區之中及能做選擇和能控制每一天的生活（蔡淑瑩，2018）。

高齡社會導致失智、失能人口逐年攀升，我國衛生福利部 2013 年提出「失智症防治照護政策綱領」，成為全世界第 13 個提出失智症國家級政策的國家。衛生福利部後續亦參考 WHO「2017-2025 失智症全球行動計畫（Draft global action plan on the public health response to dementia）」，推動「失智症防治照護政策綱領暨行動方案 2.0」，並訂定失智友善臺灣之目標，設定於西元 2020 年時達到「失智友善 555」，2025 年達到「失智友善 777」：即 2020 年前達到失智家庭照顧者有 5 成以上獲得支持和訓練、罹患失智症的人口有 5 成以上獲得診斷及服務、全國民眾有 5% 以上對失智有正確認識及友善態度，於 2020 年已達成「失智友善 555」之目標，接續朝向「失智友善 777」的目標邁進（衛生福利部長期照顧司，2023）。臺北市政府衛生局於 2019 年率全國之先制訂縣市版「臺北市失智症行動計畫」，涵蓋預防、篩檢、確診至照護等 7 大策略、15 項行動方案及 34 項衡量指標，全方位守護市民健康。

臺北市於 2017 年在中正區開始推動失智友善示範社區計畫，2019 年中山區依在地屬性與特色結合產官學民媒等公私部門共同推動高齡失智友善社區。為達失智症友善社區的目標，分別著手進行由上而下對失智症友善社區的政策、資源、服務等現況進行瞭解，及從失智者主體與照顧者的角度由下而上了解其對失智症友善社區的感受與期許，瞭解社區民眾對失智症的認識及共同營造失智症友善社區意願，方能產生一個具實用性、在地性、且能延續的失智症友善社區。

（四）慈悲關懷社區的定義與推動現況

臺北市於 2018 年開始推動「慈悲關懷社區」，其源起於衛生福利部國民健康署 2017 年提倡「關懷城市」。慈悲關懷社區是依公共衛生模式，將社區參與納入生命末期照護，整合醫療與社區資源以提升生命末期照護效益。「慈悲關懷城市憲章（Compassionate City Charter）」則是建構慈悲關懷社區的重要依據。加拿大自 2011 年開始推動慈悲關懷社區，其做法包括：成立全國性與區域性推動組織、對健康專業人員提供死亡教育、加強溝通與宣導活動、與其他團體建立夥伴關係、透過教育建構慈悲關懷社區、就業保障、慈悲關懷的職場文化、聯結宗教團體推動慈悲關懷社區理念。

在國內，臺北市立聯合醫院於 2018 年 4 月 6 日臺灣第一個慈悲關懷社區成立，結合信仰與醫療專業，建立社區為基礎的健康促進模式以改善生命末期照護品質。於 2019 年 12 月，臺北市共成立 20 個「慈悲關懷社區」的據點，而在中山區共有 3 處，為十二行政區中唯一有 3 處「慈悲關懷社區」的轄區。期望藉由醫療團隊與社區共同努力，從「生與死的智慧」、「人道照護」、「社會網絡」、「全程照護」四個面向改善生命末期個人與照顧者的生活品質（柯明中等，2020；劉嘉仁等，2018）。臺北市推動「慈悲關懷社區」，期待將「善終」生命關懷議題結合在高齡健康促進、社區支持力量，透過社區內教育訓練課程及社區健康營造等活動，公衛護理師與醫療專業人員可以經由社區的合作，提供更在地及合宜的高齡健康促進、失智友善服務及生命關懷。期呼應及落實國家政策「健康老化」、「正向老化」、「積極老化」及「成功老化」之高齡友善社區願景與目標！

二、智能城市案例分享 -- 以推動社區場域之身體活動 / 智慧健走為例

近年來智慧科技快速發展及面臨新冠肺炎（COVID-19）疫情之影響下，在社區健康促進推動的策略與方法也隨之精進與滾動式調整。以下案例係為筆者與臺北市中山區健康服務中心 (其他縣市稱衛生所) 社區公衛團隊在轄區推動社區場域民眾之身體活動相關系列課程與活動為例。

（一）背景分析

健康生活型態是影響健康促進重要的因子，世界衛生組織（WHO）指出身體活動不足已成為影響全球死亡率的第四大危險因子，每年約有 6% 的死亡率與身體活動不足有關。國內實證資料也顯示身體活動是可以有效預防及管理非傳染性疾病，WHO 也建議成人每週進行 150 分鐘以上中等強度身體活動。根據教育部 2019 年「運動現況調查」結果顯示，臺北市規律運動人口比率為 38%，雖然是六都最高，但這數據也代表臺北市仍有許多努力空間來培養市民運動習慣。

於 2019 年起近年來受到新冠肺炎（COVID-19）疫情影響下，衝擊市民日常生活原有的活動模式及健康促進的推動，分析疫情限制、生活模式改變、場地空間不足以及人的一些因素都是促成身體活動量減少的要因（如圖 5-9）。

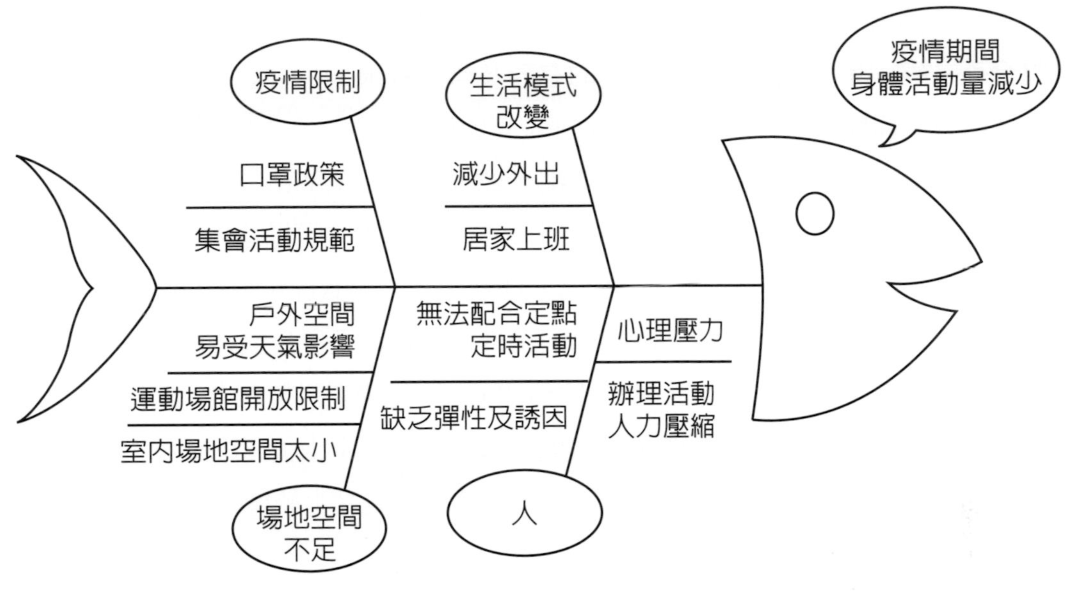

圖 5-9　身體活動推動阻礙要因分析圖

（二）因應對策

臺北市中山區依據身體活動推動組礙之要因分析擬定調整對策，運用渥太華五大行動綱領來建構提升身體活動策略，除了持續發展及維護社區健走步道，也因應疫情進行數位轉型虛實並進的方式規劃智慧健走揪團做愛心方案以及社區健康管理種子班培訓等，來打造永續健康樂動的生活圈（如圖 5-10）。

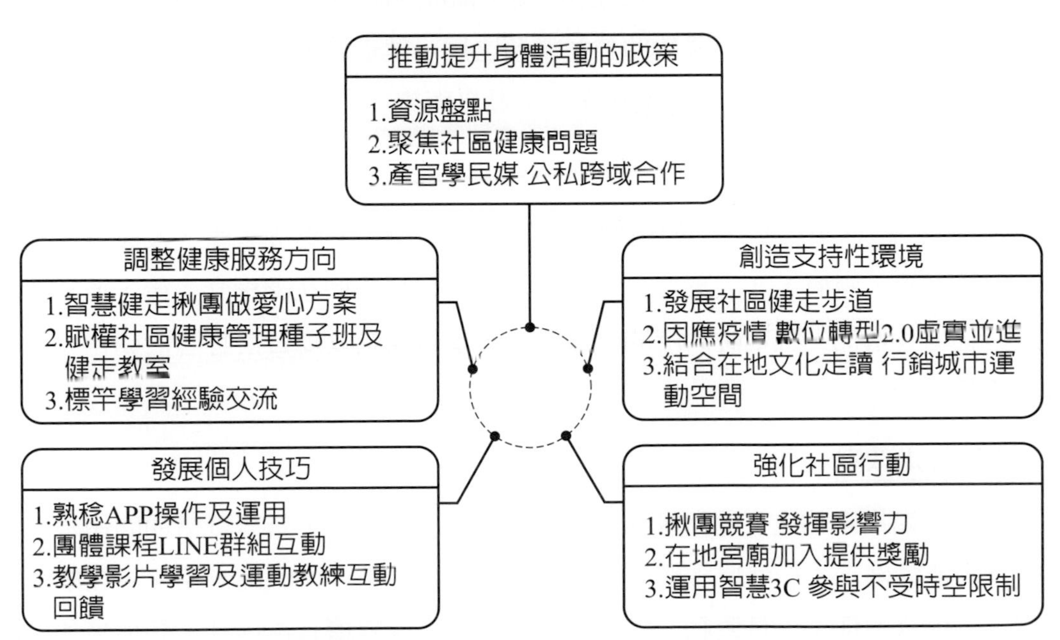

圖 5-10　運用渥太華五大行動綱領來建構提升身體活動策略

因應政府資源有限，而民間力量無窮，我們透過跨部門、跨域與民間團體的合作機制，整合產、官、學、民、媒不同面向的有形及無形資源，共同營造健康支持性環境。並運用社區資源盤點策略，善用中山區地理位置的優勢條件，在中山區內有山（劍潭山）有水（基隆河），傍水而居，含 72 座公園及 23 座綠地（7.39m^2/ 人），基隆河河濱自行車道（約 47 公里），適合民眾騎車、健走，在規劃方案上可以運用，實際運用與推廣之案件包括：2011 年依中央政策完成社區、職場及學校的致胖環境評估後，於 2012 開始推動健走運動及健走步道建置，陸續針對區內在地特色大型公園及鄰里公園等進行步道評估及設計健走地圖，以點線面規劃發展 QR-Code 健康資訊帶著走、榮星及新生園區健走教室、「賞螢無礙」友善步道、「銀髮走透透」發現中山美、「智慧健走」揪團做愛心、社區健康管理種子班，並於 2022 年結合在地產業文化於健走步道融入文化部圓山文化遺址保護的資訊等。

（三）推動成果 - 專案分享

1. 智慧健走揪團做愛心方案

我們運用巧推（EAST）概念設計，結合中山區在地的宮廟協力及使用智慧化健走 APP（圖 5-11），邀請職場及社區各場域市民一起以健走步數轉為實質的愛心善款做公益，並呼朋引伴揪團加入活動，活動總計共 1,007 人參加（組 282 隊），統計總步數約可繞行臺灣 335 圈。另外，宮廟也依達標步數捐贈急難救助金予區公所，做為臺北市中山區社會福利、清寒紓困、急難救助公益業務之用。健走運動加入智慧科技，增加趣味性，輔以競賽性質兼做愛心，並激發民眾的運動參與度。

2. 社區健康管理種子班

從 2020 年起專案規劃培訓社區健康管理種子人員，主要希望種子人員可以將健康擴散至生活周遭，發揮 1+1 大於 2 的成效，另外評估學員們在課程介入後，運動時間與身體活動量均有增加、且坐著的時間也有減少，學員開始改變日常身體活動行為及持續運動的習慣。

3. 中山區健走教室

為社區長期推廣的重要運動團隊，分布在各里段社區中，新冠疫情期間民眾自發性在鄰里公園運動健走，於疫情緩解之後，健康服務中心結合民間健走協會，在鄰里公園中帶領社區民眾與種子人員運動。疫情後參與健走人次陸續有再提升，評估參加學員在課程介入後的成效，可以明顯看到在 30 秒坐站、2 分鐘抬膝及 2.44 公尺起身繞物測驗都有顯著進步。

4. 防疫有一套！運動來相「照」

2020 年因應新冠疫情進行數位轉型，讓課程活動虛實並進，邀請專業教練拍攝 14 部肌力訓練影片上傳至本中心臉書專頁，此設計方案鼓勵民眾參與觀看影片學習並回傳自己學的運動姿勢，再由運動教練於線上進行回饋。本方案亦將動作解析及影片連結做成電子手冊，希望讓市民在後疫情時代也能快樂運動增肌力並做好健康體位管理。

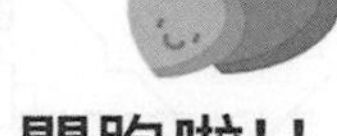

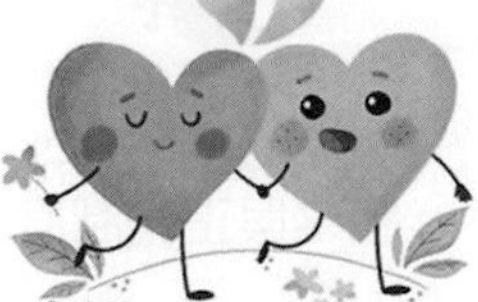
中山健走99 愛心久久
公益健走競賽
開跑啦!!
透過大家健走累積步數，齊心挑戰9,900萬步。財團法人台北市中庄仔福德宮將提供善款予臺北市中山區公所作為本區社會服務之用。
時間：109年9月9日-12月9日，為期3個月。
活動方法及獎勵：
(1)運用「智慧健康城市」APP揪團參加官方競賽。
下載連結：
iOS
Android
(2)揪團團主：可獲得精美手工皂組或USB香氛扇(2選1)。數量有限，送完為止。
(3)愛心貢獻得健康：步數最高前10隊隊員每人可獲贈玻璃密封罐1組。
(4)獲獎團隊名單，於活動結束後公告於臺北市中山區健康服務中心網站(網址:https://www.zshc.gov.taipei/)。
(5)本活動相關問題請洽臺北市中山區健康服務中心樊護理師電話：(02)25014616轉6366。
指導單位：臺北市政府衛生局
主辦單位：臺北市中山區健康服務中心
協辦單位：臺北中山健康促進協會
臺北市中山區公所
財團法人台北市中庄仔福德宮

圖 5-11　健走 99 活動海報

5. 走讀系列

結合中山社區大學及區公所之戶外城市走讀活動，走讀路線豐富並結合在地特色（如《華燈初上》拍攝場景及中山區的條通文化），透過走讀，啟動地方百年文史及生態，除了提升民眾對社區發展的認知外也能因此提升民眾的身體活動量。

（四）結論

在後疫情時代需要有「韌性、創新和夥伴關係」的新思維，透過跨部門合作機制，遵循永續發展目標（SDGs）及 5P 原則（People 人、Prosperity 繁榮、Planet 地球、Peace 和平、Partnership 夥伴合作），提升公私部門共同合作推動效能與量能，健康應該要在地經營，並藉由智慧科技創新的應用及社區協力之成功經驗能夠擴展複製至其他場域，透過社區力量促進市民健康，朝「全人」健康生活化邁進（如圖 5-12、圖 5-13）。

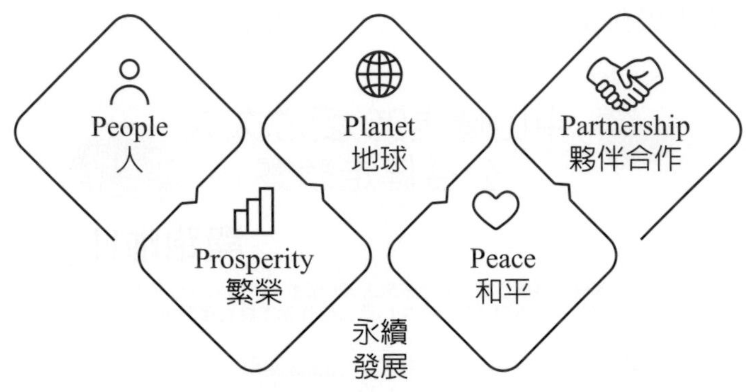

圖 5-12　永續發展目標（SDGs）及 5P 原則

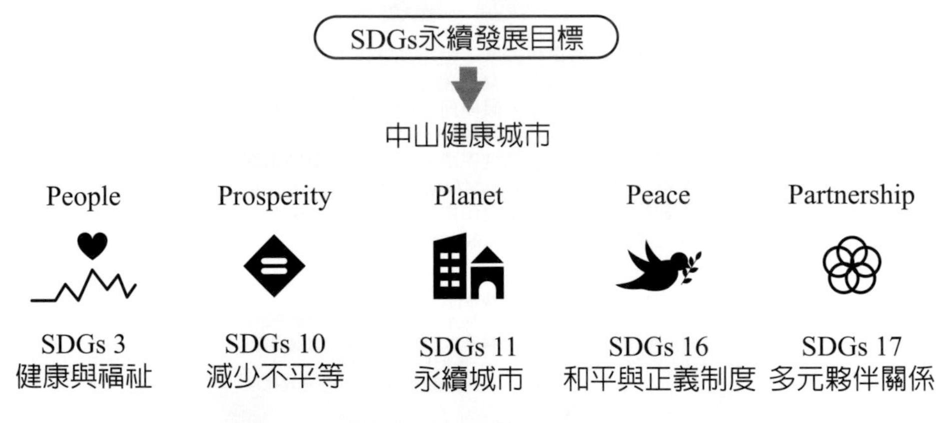

圖 5-13　中山健康城市永續發展目標（SDGs）示意圖

結語

在未來推動社區健康促進業務時，建議嘗試以不同的思維以健康行為科學及哲學的概念來重新檢視在社區中推動高齡友善健康促進與衛生教育的相關理論或架構間之關聯性，探討高齡友善社區在健康與個人、組織、團體、文化等行為各層面之影響因素，期有助於提高社區高齡議題之健康促進行動力以及永續發展持續力。

參考文獻

1. Green,L.W.,&Kreuter,M.W.(1999).Healthpromotionplanning:Aneducationalandecologicalapproach(Vol.84).Mayfieldpublishingcompany MountainView,CA.
2. Minkler,M.,Wallerstein,N.,&Wilson,N.(2008).Improvinghealththroughcommunityorganizingandcommunitybuilding.InK.GLANZ,B.K.RIMER,&K.VISWANATH(Eds.),Healthbehaviorandhealtheducation:Theory,research,andpractice(4thed.,pp.287-312).Jossey-Bass.
3. World Health Organization(1986).TheOttawaCharterforHealthPromotion. https://www.who.int/teams/health-promotion/enhanced-wellbeing/first-global-conference
4. World Health Organization(1997).FourthInternationalConferenceonHealthPromotion.https://www.who.int/teams/health-promotion/enhanced-wellbeing/fourth-conference/jakarta-declaration
5. World Health Organization(2007).Globalage-friendlycities:Aguide.
6. World Health Organization(2016).Shanghaideclarationonpromotinghealthinthe2030agendaforsustainabledevelopment.https://www.who.int/publications/i/item/WHO-NMH-PND-17.5
7. Wallerstein,N.,Minkler,M.,Carter-Edwards,L.,Victoria,M.A.,&Sánchez.(2015).ImprovingHealthThroughCommunityEngagement,CommunityOrganization,andCommunityBuilding.InG.Karen,R.B.K,&V.Kasisomayajula(Eds.),Healthbehavior:Theory,research,andpractice(5thed.,pp.295-371).JohnWiley&Sons.
8. 中華民國內政部戶政司全球資訊網 .(2023). 人口統計資料 .https://www.ris.gov.tw/app/portal/346
9. 土本壯 .(2008). 社區總體營造的回顧與展望 . 府際關係研究通訊 ,3,18-21.
10. 王英偉 .(2018). 臺灣全人全程健康促進政策 . 護理雜誌 ,65(5),5-12.https://doi.org/https://doi.org/10.6224/JN.201810_65(5).02
11. 李蘭 .(2010). 健康行為與健康教育 . 臺北 : 巨流圖書 ,2010.

12. 柯明中 , 連欣怡 , 蔡景耀 , 劉志光 , 翁林仲 , 劉嘉仁 ,& 黃勝堅 .(2020). 慈悲關懷社區之現況 . 北市醫學雜誌 ,17(2),152-162.https://doi.org/10.6200/TCMJ.202006

13. 國家發展委員會 .(2023). 人口推估查詢系統 .https://www.ndc.gov.tw/Content_List.aspx?n=84223C65B6F94D72

14. 陳毓璟 .(2002). 社區健康營造推動現況與推動者概念之研究臺灣師範大學衛生教育學系].

15. 曾旭正 .(2007). 臺灣的社區營造 . 遠足文化事業股份有限公司 .

16. 維基百科 .(2013，2 月 1 日). 社區 .https://zh.wikipedia.org/wiki/%E7%A4%BE%E5%8C%BA

17. 臺北市政府民政局 .(2023). 統計資料 .https://ca.gov.taipei/News.aspx?n=8693DC9620A1AABF&sms=D19E9582624D83CB

18. 趙坤郁 .(2006). 社區健康營造工作手冊 .

19. 劉嘉仁 , 吳怡伶 , 王實之 , 陳慈惠 , 葉德君 , 潘佩君 , 吳淑雯 , 陸侶君 , 復采蘋 ,& 徐愫萱 .(2018). 慈悲關懷社區的發展經驗 . 北市醫學雜誌 ,15,22-34.https://doi.org/10.6200/TCMJ.201806

20. 劉潔心 .(1999). 調兵遣將話社區 : 社區共識的形成 . 光寶文教 .

21. 劉麗娟 .(2014). 臺灣建立健康及高齡友善城市之歷程 , 評量系統與未來趨勢 . 城市學學刊 ,5(1),87-114.

22. 蔡淑瑩 .(2018). 高齡失智友善社區之研究一以臺北市信義區為例 . 建築學報 (104),89-102.

23. 衛生福利部長期照顧司 .(2023). 失智症策綱領 2.0.

24. 衛生福利部國民健康署 .(2023，3 月 4 日). 何謂社區健康營造 .https://www.hpa.gov.tw/Pages/Detail.aspx?nodeid=580&pid=903

25. 衛生福利部綜合規劃司 .(2023).2020 健康國民白皮書 .https://www.mohw.gov.tw/cp-26-36493-1.html

Chapter

06 學校健康促進與實務

學習內容

6-1 健康促進學校推動的六大範疇

在推動學校健康促進的過程中，我們經常以下列六大範疇為主要內涵。這些範疇不僅構成了學校健康促進的基礎，還確定了我們的目標並指導著實際操作。因此，本文後續的校園實務分享將依據這六大範疇，作為各項策略方案訂定時的歸類。

一、學校衛生政策

學校衛生政策的建立是學校健康促進工作的基石，它需要綜合考慮人事和事務兩大方面。在人事方面，建議成立一支專業分工的工作小組，此小組的成員應該具備相關的基本知識和經驗，以確保政策的制定和執行能夠高效而有序地進行。此外，成員之間的適當分工也是不可忽視的關鍵因素，這有助於確保每個成員都能發揮其專長，實現協力合作。

在事務方面，我們必須深入評估學校內部存在的健康議題以及社區的需求。這個過程應該是全面的，包括身體健康、心理健康、飲食習慣、運動活動及社區型態等多個層面的評估。通過對現有狀況的分析，學校可以更好地理解學生和教職員的健康需求，為制定適切的學校衛生政策提供基礎。

而後，基於評估結果，學校可以訂定健康促進計畫的推動方向。這個計畫應該明確列出目標和策略，以實現學校健康促進的具體目標。更進一步，學校衛生政策的制定應該融入學校的願景與校本課程，以確保健促政策的一致性和永續性。

因此，學校衛生政策的制定是學校健康促進的關鍵步驟，它需要仔細考慮人事和事務兩方面的因素，確保政策的有效實施，從而為學生和教職員的健康提供堅實的保障。這是一個需要全校共同參與和支持的過程，只有透過團隊協作和全面評估，我們才能制定出能夠真正促進學校健康的政策。

二、學校物質環境

學校的物質環境建設具有根本性的重要性，它不僅是學生校園生活的基石，更是培養學生健康習慣的最佳策略。這層面包括了學校各方面的硬體設施，如建築物、操場、設施和設備等，以及相關的運營、維護和管理，都直接關係到學生的學習和生活品質。

學校的建築物應該被視為學生學習和成長的場所，因此，它們的設計和維護應該優先考慮學生的需求和安全。一個舒適、安全、有利於學習的教室環境有助於提高學生的學習動力和成績。此外，校園的操場和運動設施也應該得到適當的維護和管理，以鼓勵學生參與體育活動，培養健康的生活方式。

學校的飲食環境是學生健康的關鍵因素之一。提供營養豐富、多樣化的食物選擇，鼓勵學生健康飲食習慣的餐廳，可以幫助學生發展良好的飲食習慣，預防健康問題。同時，創造無菸、無酒及無毒的校園環境，有助於保護學生免受有害物質的侵害，維護他們的身體健康。

學校的物質環境還應該包括緊密的安全措施和緊急應變計畫，以應對突發事件和危機情況。這些安全措施包括火災預防、自然災害防護、犯罪防範等，都是確保學生和教職員安全的關鍵因素。

總之，學校物質環境的建設和管理是學校健康促進的重要範疇，它們直接關係到學生的學習體驗和健康狀態。通過優化學校的硬體設施、食品環境和安全措施，學校可以營造一個有利於學生健康發展的校園環境，幫助他們培養出更健康、更積極的生活方式。

三、學校社會環境

學校不僅僅是學生知識的傳授場所，也是學童社會化的關鍵場所，對學生的人格發展和習慣養成有著深遠而持久的影響。事實上，學校的影響力有時甚至超越了家庭的影響力，因此，我們必須認識到學校社會環境對學生的成長和發展所起的關鍵作用。

首先，學校應該被視為一個全面培養學生的場所，而不僅僅是知識的傳授中心。除了學術知識，學校還應該注重培養學生的社交技能，提升他們的自信心，並培養生活自理能力。這些方面的教育不僅有助於學生在學業上取得成功，更有助於他們應對生活中的各種挑戰。

學校應該具有靈活性，能夠根據學校內部的議題調整學校作息時間和課程安排。這意味著學校應該能夠靈活應對不同學生的需求，並根據學校內部的情況調整學校的運作方式。這種靈活性可以確保學校能夠更好地滿足學生的需要，創造一個支持性和鼓勵全人健康發展的環境。

學校社會環境的建設也應該包括建立支持性社會網絡。學生在學業和生活中需要支持和協助，而這種支持不僅僅應該來自老師和學校工作人員，還應該來自同學和家長。因此，學校應該鼓勵家長參與學校活動，並建立學生之間的良好關係，以形成一個互助互愛的社會網絡。

學校社會環境對學生的成長和發展有著深遠的影響，它不僅僅是知識的傳授場所，更是一個培養學生全面發展的場所。透過注重社交技能、自信心和生活自理能力的培養，以及靈活調整學校運作方式，學校可以營造一個有利於學生全人健康發展的社會環境，幫助他們實現健康平安的生活。

四、健康教育課程

健康教育課程規劃的重要性不可忽視。透過有關健康教育的課程和培訓，我們能夠傳授給學生有關健康的認知，激勵他們採取積極的健康行為，進而提高他們個人的健康技能和生活品質。然而，課程的規劃與設計並非輕而易舉的工作，尤其在學校健康促進的背景下，其重要性更加突出。

學校的使命不僅僅是傳授學科知識，更是提供學生學習自我了解、與他人相處以及參與社會互動的機會。因此，健康教育課程必須與一般課程有所不同，要更全面地考慮學生的需求和成長。在這方面，我們提出以下幾個方向，以激發更多思考和討論。

健康教育課程應該融入非正式課程中的各種主題和議題。這包括但不限於心理健康、人際關係、情感管理、壓力處理等，這些議題在學生的成長過程中同樣至關重要。將這些主題納入健康教育課程，可以幫助學生更全面地理解和應對生活中的挑戰。

課程設計應該強調互動和參與。學生不僅需要被動地接收信息，更需要參與討論、角色扮演、實際應用等活動，以提高他們的主動學習和問題解決能力。這種互動性教學有助於培養學生的批判性思考和自主學習能力。

健康教育課程應該強調跨學科的教學方法。健康不僅僅是生物學或心理學的範疇，它是一個綜合性的主題，需要跨足科學、社會科學、文化、倫理等多個領域。因此，課程應該鼓勵學生跨足不同學科，深入瞭解健康議題，從而更全面地理解其影響和解決方法。

總之，健康教育課程是學校健康促進的核心，它應該是一個全面、互動和跨學科的學習體驗，有助於學生在學業和生活中建立持久的健康價值觀和技能。這是我們共同致力於創建健康的學習環境的一部分，也是幫助學生實現健康平安生活的重要一步。

五、社區關係

社區關係是學校健康促進中延伸至校外的重要力量，不容小覷。這包括學校與家長、政府機構、公益團體、地方健康服務機構或社區組織之間的合作，形成了一個緊密聯繫的網絡。這種緊密的連結不僅有助於促進學校的整體發展，還對學生的身心健康有著深遠的影響。

社區與學校的關係不再僅限於教育的範疇，而是影響學校的運作效益和學生的全面發展。社區意識的提高已經使社區參與學校活動成為一種趨勢，社區的參與程度和支持度也成為評估學校成功的重要標誌。學校不僅要關注內部教育，還應積極參與社區，建立良好的互動機制，以共同推動學生的健康和福祉。

因此，如何將健康促進議題與社區建立聯繫並建立夥伴關係，對於學校健康促進的成功至關重要。這需要學校積極參與社區活動，了解社區的需求和關切，同時也需要社區的支持和參與，共同制定和實施健康促進計畫。透過這種緊密的合作，學校和社區可以共同努力，為學生提供更健康、更安全的學習環境，促進他們的全面發展。這種互動不僅有益於學校和社區，也為學生的未來奠定了更穩固的基礎。因此，建立積極、穩固的社區關係，已經成為學校健康促進工作的一個不可或缺的部分。

六、健康服務

健康服務的內容廣泛，它包括了通過健康觀察、調查和篩檢等方式來了解教師和學生的健康狀態。這項服務不僅僅是關心學校內部的健康問題，更是關注社區的健康議題，以確保每個參與其中的個體都能夠獲得適當的健康關懷。以下將詳細介紹健康服務的不同面向：

1. 針對學校健康問題的健康服務：這一方面的服務專注於學校內部存在的健康問題，例如學生和教職員的健康需求。通過健康觀察和調查，學校可以識別出存在的健康風險，並提供相應的健康服務，以改善學校內的健康狀態。
2. 針對社區健康議題的健康服務：健康服務不僅僅局限於學校內部，還可以擴展到社區層面。通過與地區衛生單位合作，學校可以參與社區健康議題的解決，提供相關的健康服務，以改善整個社區的健康狀態。
3. 應用地區衛生單位的醫療資源提供健康與醫療服務：學校可以與地區衛生單位合作，共享醫療資源，提供學生、教職員和社區居民相關的醫療服務。這包括醫療檢查、健康諮詢和緊急醫療救護等。
4. 學校協助教職員工進行健康檢查：學校可以協助教職員工進行定期的健康檢查，以確保他們的健康狀態得到關注和管理。這有助於提早發現健康問題，並採取適當的措施進行治療和預防。

5. 提供學生及其家庭、教職員健康資訊協助自主健康管理：學校可以提供健康資訊，幫助學生、他們的家庭和教職員進行自主的健康管理。這包括提供有關飲食、運動、心理健康等方面的資訊，以幫助他們更好地照顧自己的健康。

值得注意的是，當學校健康服務有餘力時，也應該將社區納入其服務範疇。這可以通過舉辦健康講座、提供健康篩檢和參與社區健康活動等方式實現。這種積極參與社區的健康服務可以幫助社區居民達到最佳的健康狀態，同時也強化了學校和社區之間的聯繫和支持。

健康服務是學校健康促進的重要組成部分，它不僅關心學校內的健康問題，還關注社區的健康議題。通過提供多層次的健康服務，學校可以促進學生、教職員和社區居民的健康，幫助他們實現最佳的健康狀態。

6-2 健康促進學校的主要議題及工作重點

在推動健康促進學校的過程中，我們必須關注一系列關鍵議題，這些議題直接影響學生的身心健康。這些關鍵議題有著重要的地位，包括「口腔衛生」、「視力保健」及「健康體位」。

良好的口腔健康是學生全面健康的基石之一。它不僅關係著學生的生理健康，更涉及到學生面對外界的禮貌和習慣養成。經常性的口腔健康教育和護理可以預防口腔問題的發生，幫助學生建立良好的口腔衛生習慣，這對他們的生活品質和自尊心有著積極的影響。

「視力保健」也是一個不容忽視的議題。良好的視力對於學業和生活至關重要，它關乎著學生的學習效率和生活品質。如果視力問題得不到及時的矯正，可能會對學生的學習和未來造成不可逆轉的損害。因此，提供視力保健服務，包括視力檢查和及時的矯正，是保障學生健康的一個重要環節。

「健康體位」也應該納入我們的必推項目。健康體位不僅關係到學生的外在形象，更關係到他們的整體健康。它有助於預防疾病、建立良好的飲食習慣，並提升學生的外在自信表現。這不僅有益於學生的身心健康，還有助於他們建立積極的自我形象，培養良好的體姿和運動習慣。

總之，「口腔衛生」、「視力保健」和「健康體位」這些關鍵議題都是學校健康促進工作中不可或缺的一部分。它們共同促進學生的全面健康發展，為他們的未來奠定了更穩固的基礎。因此，我們應該給予這些議題足夠的關注和支持，確保學生能夠在健康的環境中茁壯成長。

除了這些主要議題，我們還應關注「菸檳防制」，以幫助學生擺脫菸草和檳榔的不良影響。此外，「性教育」，特別是「愛滋病防制」，是我們的次要議題之一，因為提供正確的性健康資訊至關重要。再者，「用藥安全」是另一個需要關切的方面，我們需要教導學生如何正確使用藥物，避免濫用。最後，我們不能忘記「全民健康保險」，這也應該被列入次要議題之一，以確保學生學會適當且合理的應用全民健康保險。

總之，健康促進學校的主要議題和工作重點涵蓋了口腔衛生、視力保健、健康體位、菸檳防制、性教育(含愛滋病防制)、用藥安全以及全民健康保險等多個方面。每所學校應根據自身情況和需求來確定具體的推動項目，以確保學生的身心健康得到妥善照顧。在本節中，我們重點介紹了「口腔衛生」、「視力保健」和「健康體位」等主要議題的工作重點，以供各校制定政策及推動計畫時可以參酌。

一、口腔衛生

(一)健康政策

1. 落實餐後潔牙，學生需坐在自己的座位上，仔細注視鏡中自己的牙齒，並按照音樂的節奏依序潔牙，實施督導式潔牙。
2. 將潔牙與氟化物相結合：必須使用含氟比率高於 1000PPM 的牙膏，並鼓勵國小學生每週至少使用一次含氟漱口水，使用後 30 分鐘內不要漱口、喝水或進食，以實現牙齒再礦化的效果，進而預防齲齒。
3. 制定學校的基本政策，嚴禁食用含糖食物，不以含糖飲料和甜食作為獎勵。
4. 辦理學校口腔衛教宣導活動。
5. 在寒暑假期間持續進行健康自主管理措施。
6. 定期更新潔牙工具，以確保口腔衛生的持續維護。
7. 幼兒園的教保服務人員應協助幼兒餐後潔牙，但不包括教導幼兒刷牙。

(二)物質環境

1. 提供充足的水龍頭和洗手臺，並安裝飲水機，定期更換濾心並進行水質檢測，同時定期清潔水塔。

2. 合作社不應販售含糖飲料和高油脂食品，並確保餐飲合乎相關規定。
3. 健康中心應更新口腔保健設備，包括購置立鏡、牙菌班顯示劑、牙線、牙刷等。
4. 購置牙科診療臺。
5. 在教室內提供潔牙工具的存放空間，並確保良好的通風。
6. 定期對潔牙工具進行紫外線消毒。

（三）社會環境

1. 創造班級口腔保健情境，改善環境設置。
2. 制定獎勵制度，公開表揚無齲齒、餐後潔牙、假期自主管理及潔牙小天使等學生。
3. 制定健康生活守則，並實施班級公約。
4. 舉辦校內師生口腔潔牙競賽。
5. 協助弱勢、就醫困難及有特殊需求的學生取得適當的醫療資源。
6. 舉辦睡前潔牙集點活動，並結合獎勵活動，培養學生睡前刷牙的良好習慣。

（四）健康教學

1. 將口腔保健課程納入健康教育課程中，並產出相關的口腔保健教學教案、教學過程、學生學習省思和學習單等健康素養成果。
2. 培養學生自主健康管理習慣，並將其融入家庭生活，鼓勵全家參與。
3. 在跨領域課程中融入口腔健康議題，進行全校教職員工口腔保健增能研習，指導貝氏刷牙法。
4. 鼓勵高年級以上的學生使用牙線進行潔牙，以確保餐後潔牙的實施，同時培育潔牙小天使以協助推動餐後潔牙。
5. 健康教育教師每年至少參加 2 小時的口腔保健相關研習。
6. 護理師應與班級教師共同進行口腔潔牙教學指導。
7. 利用口腔保健繪本指導幼兒培養口腔衛生知識。

（五）社區關係

1. 透過聯絡簿及健康小叮嚀等方式，向家長提供口腔保健訊息。
2. 結合家長日、親師懇談日及社區運動會等，舉辦健康促進講座與活動，誠摯邀請家長參與口腔保健活動。

3. 主辦以技能為取向的親職口腔保健講座，內容包括貝氏潔牙法、輔助工具的使用方法（如牙線、牙間刷等），以及口腔自我檢查等。
4. 與安親班建立合作夥伴關係，以及學校課後照護結盟，以擴大口腔健康照護的效果。
5. 與社區的牙科醫療院所合作，提供學童專業的口腔保健服務，包括塗氟、窩溝封填、洗牙、牙科外傷治療、齲齒矯治等。
6. 指導學生將健康素養融入家庭，一同培養口腔衛生的自主健康管理習慣。
7. 利用學校網頁、公布欄、跑馬燈等媒體，積極推動口腔保健議題訊息。
8. 建立學校學區內的社區口腔保健網絡，與學校附近的商店合作，以減少含糖飲料的販售。
9. 主辦健康促進活動，善用衛生單位提供的各項資源，如手冊、單張、海報宣傳品等。
10. 與學區的幼兒園建立合作夥伴關係，共同加強餐後潔牙措施、點心設計及餐食提供。
11. 宣導家長在居家烹調中使用氟碘鹽以預防齲齒。

（六）健康服務

1. 落實對一、四、七及十年級學生的牙齒檢查，並進行統計分析。
2. 異常口腔檢查學生應列冊，並發放通知單，確保轉診至矯治醫療並進行追蹤。
3. 高齲齒和口腔衛生不良學生的管理應列冊，提供相關的衛教指導，並執行個案管理和追蹤輔導。
4. 落實 12 歲以下學童的窩溝封填，以及幼兒園幼生的塗氟，同時指導國高中學生定期洗牙。
5. 與衛生局合作，實行偏鄉兒童牙科巡迴醫療到校診療服務計畫，或建立與牙醫師的合作關係，執行牙齒檢查、齲齒填補、窩溝封填以及幼生塗氟等。
6. 主辦全校性師生牙齒檢查。
7. 提供教職員生口腔保健諮詢和異常轉介服務。
8. 設置緊急處置標準作業流程（SOP）。
9. 健康中心應備有常用藥品和設備，例如脫落牙齒的保存容器、藥劑和相關設備。
10. 護理師每年應至少參加 2 至 4 小時的口腔保健研習。

二、視力保健

（一）學校衛生政策

1. 健康宣導教育部視力保健重要政策

   (1) 戶外活動防近視每天戶外活動 120（含體育課程累積戶外活動 120 分鐘）

   (2) 定期就醫來防盲

   (3) 3010 眼安康，遵守用眼 3010 原則（中斷近距離用眼）

   (4) 宣導兒少近視病，近視是疾病觀念宣導落實

   (5) 宣導遠視度數儲備，預防近視觀念

   (6) 落實執行教育部「國民小學使用電子化設備進行教學注意事項」

   (7) 規範手機及 3C 產品使用的管理辦法

   (8) 鼓勵走路上下學

2. 推動晨間戶外活動、課間健康操。
3. 戶外活動會護眼（戴帽、太陽眼鏡）。
4. 落實下課關燈、淨空教室、師生至戶外活動。
5. 結合 SH150，鼓勵戶外活動、四格球遊戲等運動方式。
6. 幼兒園上下午各戶外活動 30 分鐘（含出汗性大肌肉活動 30 分鐘）。
7. 國小學生電子產品使用每天不超過 1 小時，國中以上學生電子產品使用每天不超過 2 小時。
8. 除體育課程外，其他課程亦可以儘量安排到戶外上課。

（二）物質環境

1. 校園綠美化、營造適合戶外活動的環境。
2. 以視力保健為目的，學校設置特殊的設備設施：如放大書本、視障生協助閱讀器材。
3. 每學期照度檢測一次（成果需呈現照明檢測值），桌面照度不是越亮越好，不可高於 1000LUX。
4. 不以白板教學代替粉板（黑板）。

5. 桌面需檢測 9 點、各點加乘平均 >500LUX。
6. 粉板（黑板）需檢測 7 點、各點加乘平均 >750LUX。
7. 第一排課桌前沿離粉板 (或銀幕)2 公尺、左右窗邊 1 公尺不安排座位。
8. 定期輪換座位，每學期依身高調整課桌椅（桌椅色柱顏色要一致）。
9. 桌面照度 >750LUX 時，請適度關掉幾盞燈，不要拉窗簾。善用自然光、少人工光。
10. 使用不反光桌墊。

（三）社會環境

1. 結合學校獎勵制度、勉勵持續視力保持良好、視力不良未惡化、戶外活動會戴帽等良好行為。
2. 制定全校性視力保健健康生活守則，包括班級公約，並落實推動，鼓勵學生能實踐健康的行為。
3. 弱勢、就醫困難、配鏡困難學生協助與關懷。
4. 視力保健情境布置，營造「視力保健」學習氛圍的環境布置（包括學生視力保健作品）。
5. 推動校園內日常之多元化戶外活動之支持性的環境，包括動態社團、競賽活動。

（四）健康教學

1. 視力保健教學教案產出，教學過程、學生學習省思及健康素養展現成果。
2. 要培育學生健康素養，養成自主健康管理習慣。
3. 融入家庭，結合健康促進輔導網的 3C 公約，全家一起來。
4. 視力保健議題有融入跨領域課程的學習活動。
5. 邀請專家辦理教職員視力保增能講座。
6. 課後作業要有動態活動。
7. 護眼正確習慣養成：
    (1) 多媒體教學不可全面關燈、學生要坐在明亮處。
    (2) 指導學生正確坐姿、閱讀、書寫及握筆姿勢。
    (3) 群組教學座位方向不向陽。

(4) 書包不要置放椅子上。

(5) 幼兒園不執筆寫字。

(6) 眼睛離桌面要 大於 35 公分。

（五）社區關係

1. 結合聯絡簿、健康小叮嚀，提供視力保健訊息 。
2. 結合家長日、親師懇談日、社區運動會等，辦理健康促進活動，邀請家長參與提升視力保健知能、假日親子戶外活動推動。
3. 邀請專家辦理家長視力保健增能講座。
4. 結合社區醫療資源、民間公益團體、基金會、大專院校協助學校推動健康促進。
5. 開放校園鼓勵社區民眾運動。
6. 邀請安親班（課後輔導或課後安親）/ 補習班共同參與視力保健推動策略，協助健康照護。
7. 與眼科醫師結盟。
8. 利用學校網頁、川堂公布欄、跑馬燈，宣導推動健康促進議題訊息。

（六）健康服務

1. 每學期視力檢查一次（成果需呈現儀器、環境、距離、技巧）。
2. 視力異常學生列冊、提供轉介通知、落實轉診矯治。
3. 視力不良學生確實遵醫囑矯治。
4. 高度近視、高關懷學生個案管理、追蹤輔導（成果需呈現名冊、個案管理資料、連續追蹤輔導記錄、管理總表）。
5. 高度近視、高關懷學生家長知能輔導。
6. 指導正確點藥，點藥有不適、藥品點完要回診。
7. 初發生視力不良學生密切掌握及追蹤，改變用眼習慣，期盼能回復至正常視力。
8. 教職員工生視力保健諮詢、關懷、輔導。

三、健康體位

（一）學校衛生政策

1. 結合 SH150，達成每日運動一小時的目標。
2. 制定在校無糖、無甜食政策。
3. 推行在校飲用足夠的白開水政策（每 30cc × 體重，而不是 1500 cc）。
4. 規定在校午餐要把蔬菜吃光光。
5. 不使用含糖飲料，也不以甜食作為獎勵。
6. 舉辦學校性的健康體位衛教宣導活動，以實現 85210 國小 85110 的目標。
7. 幼兒園學童每天上午下午各進行 30 分鐘的戶外活動，包括出汗性的大肌肉運動。

（二）物質環境

1. 提供充足的水龍頭和洗手臺設施。
2. 安裝飲水機，定期更換濾芯和檢測水質，並定期清潔水塔。
3. 飲食供應合約應制定低油、低糖、低鈉的飲食政策。
4. 使用有洞菜勺盛取食物，以避免攝取過多的湯汁增加熱量。
5. 設計健康飲食，避免油炸、過度油脂、勾芡以及高糖飲食。
6. 合作社不得販售含糖飲料和高油脂食品，餐飲必須符合相關規定。
7. 配合教育局的健康中心更新設備，淘汰不適用於健康檢查的設備。
8. 利用健康促進經費購置運動器材、食物模型等教材，以支援健康教育。

（三）社會環境

1. 創造友善的健康體位和健康飲食的校園環境。
2. 制定健康生活守則和班級公約。
3. 通過獎勵制度，鼓勵學生持續保持適當的體位和自主健康管理等良好行為。
4. 對於弱勢學生、無法就醫或未吃早餐的學生，持續提供關注和協助。
5. 適當協助和關心有特殊需求的學生。
6. 進行健康體位和健康飲食情境的布置，包括學生的參與。

7. 當需要時，引導學生聯絡心理師和營養師進行諮詢協助。
8. 建立學生健康性動態社團，以提供學生參與學校健康管理的機會。
9. 成立教師健康社團，促進同仁之間的情誼。
10. 舉辦體育競賽，鼓勵學生自主參與運動。

（四）健康教學

1. 整合食農教育、飲食教育、戶外教育等相關議題，以促進健康體位學習成效。
2. 創建健康體態教學教案，關注教學過程、學生的學習反思，並展示健康技能，培養學生的健康素養，養成自主健康管理習慣。
3. 以健康素養為導向，提供教師進修課程，提升健康體態的專業知識和技能。
4. 將健康體位議題融入跨學科課程。
5. 培養學生每天自主運動的習慣。

（五）社區關係

1. 結合聯絡簿和健康小叮嚀，提供健康體位相關資訊。
2. 透過家長日、親師懇談日、社區運動會等活動，舉辦健康促進活動，並邀請家長參與。
3. 邀請專家舉辦家長健康議題的增能講座。
4. 與社區醫療機構、民間公益團體、基金會和大專院校合作，協助學校推動健康促進計畫。
5. 推動親子健康體位活動和親子健康餐食計畫。
6. 開放校園，鼓勵社區居民參加體育活動。
7. 與安親班和課後照護結盟，共同協助提供健康照護。
8. 指導學生將健康生活技能融入家庭，協助親子共同培養自主健康管理習慣。
9. 利用學校網頁、校內公布欄和跑馬燈，宣導推動健康促進議題的資訊。
10. 建立學校學區內社區健康體位網絡。

（六）健康服務

1. 每學期進行健康檢查並進行統計分析。
2. 管理體態異常學生，提供相關的衛教，並進行個案管理和追蹤輔導。
3. 為體態異常學生的家長提供知識和技能輔導。
4. 教導學生健康飲食習慣，每週定期測量身高、體重、腰臀圍和體脂肪，每天自主運動一小時，培養自主健康管理和監控習慣。

6-3 健康促進學校成員的職責與分工

在學校健康促進的進程中，每一位學校成員都發揮著不可或缺的作用，這項重要的工作需要眾多參與者的共同努力和協作，以確保學生和教職員工的身心健康得到全面的照顧和支持。這些參與者不僅包括校內的教育工作者和行政人員，還包括校外的人員，以及各種社區團體和組織。

校內的教育工作者在學校健康促進中發揮著至關重要的角色。教師們不僅負責知識的傳授，還要在課堂上教授學生有關健康的基本知識和技能，包括營養、運動、心理健康等多個層面。他們通過教育和引導，培養學生養成健康的生活習慣，確保他們能積極參與學校健康促進課程和活動。

此外，校內的行政人員在推動健康促進工作方面發揮著領導和策劃的作用。校長和行政人員的責任是確保健康促進被納入學校的核心價值體系，並與校本課程緊密結合，以促進學生的全面發展。他們負責制定政策，分配預算，並提供資源以支持健康促進計畫的順利實施。

然而，學校健康促進工作不僅限於校內。校外的參與者也起著重要作用。家長協會和家長會應積極支持學校的學校衛生政策，例如提供孩子健康的飲食和鼓勵參加體育活動。他們還可以參加學校的健康促進活動，如參加家長會議或參加健康講座，以更深入了解學校的健康促進工作。

除此之外，社區發展協會、社區宮廟委員會以及扶輪社、同濟會、獅子會等公益協會都可以在學校健康促進工作中發揮積極作用。他們協助溝通協調學校與社區、學校與地方政府機關之間的關係，並提供人力支援，特別是在學校活動舉辦時。同時，他們也可以爭取外界的經費挹注，擴展學校健康促進的視野，與國際性社團接觸，締結姊妹校，進一步拓展健康促進的領域。

總之，學校健康促進需要廣泛的參與和全面的合作，各個參與者都應充分發揮自己的專業知識和貢獻，以確保學生和教職員工能夠在健康的環境中茁壯成長。這是一項使命重大且有益的工作，將有助於建立更健康的學校和社區。

以下是各個職務人員在學校健康促進中的相關職責和工作詳述：

一、校長和行政人員

（一）組織領導與課程規劃

校長和行政人員的首要責任是領導學校健康促進工作，將其納入學校核心價值體系中。這需要一個明確的願景和計畫，以確保學生的全面發展，包括身體、心理和社交層面。他們應該與學校工作團隊密切協作，確保健康促進議題與校本課程緊密結合，為學生提供豐富的學習經驗。

（二）資源分配與經費管理

另一項重要工作是擬定和分配預算，以確保健康促進計畫的順利實施。這包括確保有足夠的經費來支持各種健康促進活動，例如運動設施的維護、營養計畫的執行以及健康教育材料的購買。同時，他們需要監督資源的合理運用和管理，以確保每一筆預算都能發揮最大效益。

（三）政策制定與計畫推動

最後，校長和行政人員負責制定相關政策，這些政策涵蓋議題的推動、課程安排、人力支援和校內外合作等各個方面。這需要明確的政策方針，以確保學校健康促進工作能夠有條不紊地實施。同時，他們需要積極推動這些政策的執行，鼓勵學校成員參與其中，並持續追蹤和評估政策的實施效果，以確保學校健康促進工作的長期成功。

總之，校長和行政人員的職責不僅是確保學校的日常運作順利，還包括領導、資源管理和政策制定等關鍵工作，這些工作對學校健康促進工作的成功至關重要。他們的努力確保學校成為學生全面發展的場所，提供健康、安全和支持性的學習環境。

二、教師

（一）課程教學與技能指導

教師在課堂上扮演著啟發者的角色，他們不僅傳授學生有關健康的知識和技能，還啟發他們對健康議題的興趣。這涵蓋了多個層面，包括營養、運動、心理健康等。透過互動教學、實例分享以及引導學生參與健康相關的小組活動，教師有助於學生建立正確的健康觀念，並培養實用的健康技能，以應對現實生活中的挑戰。

（二）習慣養成與價值引導

教師的責任不僅止於課堂內，他們也在課後繼續關注學生的健康狀況。透過監督學生養成健康習慣，如定期運動、均衡飲食等，教師有助於塑造學生良好的生活方式。此外，他們確保學童積極參與學校健康教育課程和活動，並提供個別的建議和引導，以協助學生克服健康挑戰，並樹立正確的生活價值觀。

（三）環境警覺與行為提醒

教師在學生的身心健康方面擔任著監護人的角色。他們不僅提供知識和技巧，還負責警覺學生有關健康的重要議題。這包括預防不良飲食習慣、過度使用電子設備以及應對壓力等。通過教育和提醒，教師確保學生的身心健康處於關注之中，並鼓勵他們主動參與健康促進活動，以實現全面的自我成長和發展。

總的來說，教師在學校健康促進工作中擁有關鍵的角色，他們不僅是知識的傳遞者，也是學生身心健康的引導者和護衛者。這些角色確保了學校健康促進工作的成功實施，並有助於學生建立健康的生活方式和價值觀。

三、學生

（一）學習與實踐

學生是學校健康促進工作的關鍵受益者之一。為了提高他們的身心健康，學生需要積極參與健康教育課程。透過參與這些課程，學生能夠獲得寶貴的健康資訊，並學會如何將這些知識應用於日常生活中。他們不僅瞭解了飲食的重要性，還學會了如何選擇均衡的食物，以維護身體的健康。此外，他們也學習了適當的運動方式，以保持體適能，並學會了管理和緩解壓力，以維持心理健康。

（二）自我照顧

學生的自我照顧是學校健康促進工作的重要組成部分。他們負責監督並管理自己的身心健康。這包括飲食、運動和心理健康的議題。學生應該主動關注自己的飲食習慣，確保他們攝取足夠的營養，並避免不良飲食習慣，如過度食用高糖和高脂肪的食物。此外，他們也應該積極參與體育活動，以保持體適能。這不僅有助於維護身體的健康，還有助於提高學生的學業表現。此外，學生應該學會管理自己的情緒和壓力，以確保心理健康的平衡。

（三）參與校園活動

學校健康促進工作不僅限於課堂內的教育，還包括校園活動的參與。學生有機會參加各種社團活動，這些活動有助於培養他們的興趣和專長，同時也有助於建立社交關係。此外，學生還可以參與健康宣導活動，這些活動通常包括健康檢查、健康講座和參觀健康促進主題展覽。通過參與這些活動，學生有機會深入了解健康問題，並學會如何在日常生活中實踐健康知識。這不僅有益於他們個人的身心健康，還有助於建立一個健康的學校社區。

四、家長

（一）支持並配合學校政策

家長在學校健康促進工作中扮演著極為重要的角色。他們應該積極支持學校的學校衛生政策，這包括提供健康食物給孩子。家庭是孩子建立健康飲食習慣的重要場所，因此，家長的飲食選擇和飲食教育對孩子的健康至關重要。此外，家長也應該鼓勵孩子參加體育活動，幫助他們建立運動習慣。這不僅有助於孩子的體能發展，也有助於他們建立自信和團隊合作的技能。

（二）參與學校活動

家長不僅可以在家庭中支持孩子的健康，還可以參與學校的健康促進活動。這包括參加家長會議或參加健康講座等。通過參與這些活動，家長有機會更深入了解學校的健康促進工作，並與其他家長和學校教職員工建立良好的合作關係。這種合作有助於共同推動學校的健康促進計畫，確保學生獲得全面的健康支持。

（三）督導孩子的健康習慣

家長負有監督孩子的身心健康的責任。這包括監督孩子的飲食、睡眠和日常生活。家長應該確保孩子吃到營養均衡的食物，並避免不良的飲食習慣。此外，他們應該關注孩子的睡眠，確保他們獲得足夠的休息。良好的睡眠對於孩子的生長和發展至關重要。同時，家長也應該關心孩子的心理健康，並提供必要的支持和指導。通過這些舉措，家長可以確保孩子的身心健康得以維護，並為他們的未來打下堅實的基礎。

五、衛生醫護人員

（一）提供醫療支援

學校內的衛生醫護人員是確保學生和教職員工身心健康的第一線支援。他們可以提供基本的健康檢查和醫療支援，確保在學校內出現的健康問題能夠迅速得到處理。這包括應對學生的常見健康問題，如感冒、輕傷或其他疾病。衛生醫護人員的存在確保學校成為一個安全和健康的學習環境。

（二）提供醫療專業教育知能

除了提供醫療支援，衛生醫護人員還能夠提供健康教育。他們具備專業知識，可以向學生和教職員工提供關於性健康、疾病預防等方面的信息。這種健康教育有助於提高健康意識，使學校成員更好地理解如何維護自己的健康。通過定期的健康教育活動，學生和教職員工可以學到重要的自我保健知識，從而更好地應對各種健康挑戰。

衛生醫護人員在學校中扮演著不可或缺的角色，他們不僅關心學校成員的身體健康，還通過健康教育促進整體健康。他們的工作有助於建立一個健康意識強烈的學校及社區，並確保每個人都能在安全和健康的環境中學習和成長。

六、心理諮商專家

（一）提供心理健康支援

心理諮商專家在學校內擔當著極為重要的角色。他們的職責包括為學生和教職員工提供心理健康支援。這種支援包括日常的心理諮商工作，旨在幫助學生克服壓力、焦慮、情緒困擾等問題，以促進他們的學習和生活。此外，心理諮商專家也在校園意外事件發生後提供心理輔導，以幫助學校成員應對不同形式的創傷和壓力。

（二）提供心理諮商轉介服務

心理諮商專家不僅僅在學校內提供直接的諮詢服務，還能夠提供心理諮商轉介服務。這意味著他們可以將需要更深層次專業輔導的學生或教職員工轉介給各大醫院或其他專業的醫療門診。這確保了每個人都能夠獲得最適切的幫助，無論是因情緒困擾、心理障礙或其他心理健康需求。

（三）提供教師輔導知能研習

除了學生和教職員工的諮詢工作，心理諮商專家還可以提供教師輔導知能研習。這種進修培訓有助於教師更好地理解和應對學生的心理健康需求。它提供了有效的教學策略和支援心理輔導技巧，使教師能夠更好地處理學生可能面臨的挑戰，同時為他們提供必要的支持。這樣的研習有助於建立一個更健康和支持性的學校環境。

心理諮商專家的工作對於學校社區的心理健康至關重要。他們提供了一個安全的空間，讓學生和教職員工能夠分享他們的情感和困擾，同時也為教師提供了必要的工具，以更好地照顧和引導學生的心理健康。通過心理諮商專家的專業支援，學校能夠更好地應對心理健康挑戰，幫助每個人實現更好的學習和生活品質。

七、志工、社區人士及公益團體

志工、社區人士和公益團體在學校健康促進工作中扮演著重要的角色。他們的參與豐富了學校的資源取得和支援網絡，使得健康促進計畫更為全面和成功。

（一）協助溝通協調

這些志工和社區人士擔當著學校與社區、學校與地方政府機關之間的橋樑角色。他們能夠有效地協助學校與外界社區居民之間的溝通，確保信息流通，共同參與健康促進工作的策劃和實施。

（二）提供人力支援

志工是學校最寶貴的人力資源之一。他們在平時不僅協助照顧學童，還在學校舉辦各項活動時提供重要的人力支援。這包括協助籌辦健康講座、參與校園活動、組織健康宣導活動等，為學校提供了寶貴的支持。

（三）引入外界人力資源

同時，公益團體如 NGO 和 NPO 等協會也會帶來了外界專業的人力資源，這對於特定健康促進項目的實施非常重要。他們可能提供專業的醫療或輔導服務，滿足學生和教職員工的特殊需求。

（四）爭取外界經費挹注

一些社團和組織，如獅子會、同濟會和扶輪社，經常支援學校健康促進計畫。他們不僅提供財政支援，還可能為學校的健康促進活動提供專業支援，使這些活動能夠更加豐富多彩。

（五）擴展學校健康促進視野

志工、社區人士和公益團體也有助於擴展學校的健康促進視野。他們可能與國際性社團接觸，促進國際間的交流和合作，也可能協助建立姊妹校的聯繫，從其他學校的最佳實踐中汲取經驗，進一步豐富並改進學校健康促進工作。

這種多方參與的協同合作，有助於學校的健康促進工作變得更加多元和全面化，確保學生和教職員工的身心健康得到最好的關照，得到各項教育體系外的資源協助。透過志工、社區人士和公益團體的支持，學校能夠更好地實現其健康促進目標，並為學生提供更豐富的學習經歷。

以上所述各個職務人員在學校健康促進中的相關職責，可概略整理如表 6-1：

表 6-1　學校衛生委員會組織表

職稱	本職	任務執掌
主任委員	校長	1. 綜理學校衛生方針，領導及推動學校衛生計畫。 2. 核定各項活動策略及其設備事項。 3. 籌措學校健康促進經費。 4. 主持「學校衛生委員會」代表學校與校外有關機構建立夥伴關係。
社區組	家長會長	協助學校衛生工作之實施及促進家庭學校間之合作關係，並組成家長推動小組。
副主任委員	學務主任	秉承校長之命，規劃辦理學校衛生並推動相關業務。
教學組委員	教務主任	各項健康促進議題融入多元課程教學，培育學生健康知能。
執行秘書	訓育（衛生）組長	1. 執行學校衛生委員會決議事項。 2. 執行主任委員、副主任委員交辦事項。 3. 辦理學校環境衛生及有關整潔活動。 4. 協助健康教育教學及各項衛生活動。 5. 訂定校園緊急傷病處理相關規定，並協助增進師生急救知能。 6. 辦理各項衛生教育競賽及活動。 7. 協助改善及指導學校午餐、營養教育事宜。 8. 其他有關衛生保健事項。
設備組委員	總務主任	1. 學校內外衛生環境的布置與整理。 2. 衛生環境之建置：協助保持校園內之環境衛生與安全（環境消毒、飲用水管理等） 3. 提供完善的健康教學器材管理。 4. 教具室保健教學資料補充與管理。 5. 指揮技工友隨時維護保持校園環境衛生與安全。 6. 學校環境衛生及有關整潔活動器材之準備（如洗手設備、衛生器材的維護及修繕等）
輔導組委員	輔導主任	1. 聯絡社區資源，促進學校衛生工作之推展。 2. 提供完善的家長後勤支援，俾利各項工作推動。 3. 學生健康教育學習成就及生理、心理輔導暨轉介。

<table>
<tr><th>職稱</th><th>本職</th><th>任務執掌</th></tr>
<tr><td>醫護組
委員</td><td>護理師</td><td>1. 負責學校健康中心一切事務。
2. 擬訂健康中心工作計畫並執行與考評。
3. 妥善處理教職員生緊急傷病，並做成記錄備查與運用。
4. 負責接洽、準備並協助健康檢查及缺點矯治等工作。
5. 對於慢性病學生應加強管理與照護。
6. 配合衛生行政單位辦理全校教職員生預防接種事宜。
7. 配合防疫單位辦理學校傳染病防治及管理事宜。
8. 定期測量學生身高、體重、視力等工作。
9. 運用社區資源，促進學校衛生工作之推展。
10. 負責管理健康中心各項記錄並統計、分析與運用。
11. 協助推展學校健康教育、急救教育及各項衛生活動。
12. 協助辦理學校衛生委員會有關工作。
13. 其他學校衛生相關事宜。</td></tr>
<tr><td rowspan="3">教育組
委員</td><td>健康科任</td><td>負責健康教育教學，增進學生健康知能、情意與技能，培育健康生活技能、使學生、家長實踐健康生活。</td></tr>
<tr><td>班級導師</td><td rowspan="2">1. 落實執行學校衛生委員會所訂定之計畫。
2. 協助學校醫護人員實施學生保健工作。
3. 實施健康觀察，如發現學生有健康問題，應與學校護理人員、學生家長或其他有關人員聯繫。
4. 進行健康教育，隨時指導學生，使學生實踐健康生活。
5. 協助保持教室內環境衛生及良好師生關係。
6. 推動學校健康教育及各項健康活動。
7. 聯繫家長明瞭學校衛生工作之實施及促進家庭學校間之合作關係。</td></tr>
<tr><td>幼兒園</td></tr>
<tr><td>社區組</td><td>志工代表</td><td>協助學校衛生工作、社區衛生宣導之推動。</td></tr>
<tr><td>學生組</td><td>學生代表
自治市長</td><td>協助推動健促議題，落實自主健康管理、實踐健康生活。</td></tr>
</table>

6-4 健康促進學校案例分享

吉慶國小：用健康打造一所活力小學

吉慶國小，這所位於新北市瑞芳區的學校，以其健康促進、環境教育、食農教育及生命教育特色課程而聞名。學校以健康促進學校為校本課程的核心，主題課程有「吃的健康——食農教育」、「玩的健康——特色遊學」、「住的健康——環境教育」及「健康技能——社團活動」，課程強調致力於培育學生身心健康、關懷環境、尊重生命的價值觀。

吉慶國小會開始注重學校健康促進，是學校意識到學生體位過輕的問題，他們決心以健康促進為教育的核心，開始實施全面的健康促進計畫。這個決策成為了學校發展的轉折點，也是他們取得輝煌成就的契機。

如今，吉慶國小已經成為國際認證金質獎學校、全國健康體位特優學校、全國健康服務特優學校、全國生命教育特優學校等多個榮譽的歸屬者。這些獎項是對學校長期以來在健康促進領域不懈努力的最佳證明。

吉慶國小的成功不僅來自於教育工作者的辛勤付出，還來自於學生和家長的積極參與。學生們透過學習飲食和運動的重要性，建立了健康的生活習慣。家長們則支持學校的政策，鼓勵孩子參與各種健康促進活動。

這所學校不僅關心學生的身體健康，還關心他們的心理健康和環境教育。他們積極提供心理健康支持，幫助學生建立強大的心理素質。同時，通過環境教育，他們教導學生珍惜大自然，培養環保的價值觀。

一、理念

（一）在親師生的需要上看見責任

推動健康促進學校是一份深具生命關懷的友善連結，欲以積極營造親師生健康的工作環境。學校週遭環境以工業及勞動業為主，有近 43% 的學生來自弱勢家庭，為了滿足師生的身體、情感、社會、心理健康照護需求，透過正向心理五正四樂，含括五正（正向情緒、正向參與、正向關係、正向意義、正向成就）、四樂（樂動、樂活、樂食、樂眠），期盼健全學生身心健康發展。

（二）健康促進應從生活情境切入

讓學習走入生活，建立完整校本課程架構，學校以「食農教育」、「多元社團」、「特色遊學」及「環境教育」四大主題為範疇，以健康促進作為校本課程推動主軸 ，致力結合「快樂動」、「聰明吃」、「衛生保健」等工作方針，將學習帶入生活 ，應用行為改變階段理論建立新生活模式，「用健康打造一所活力小學」是我們的目標，讓健康概念內化為一種思維。

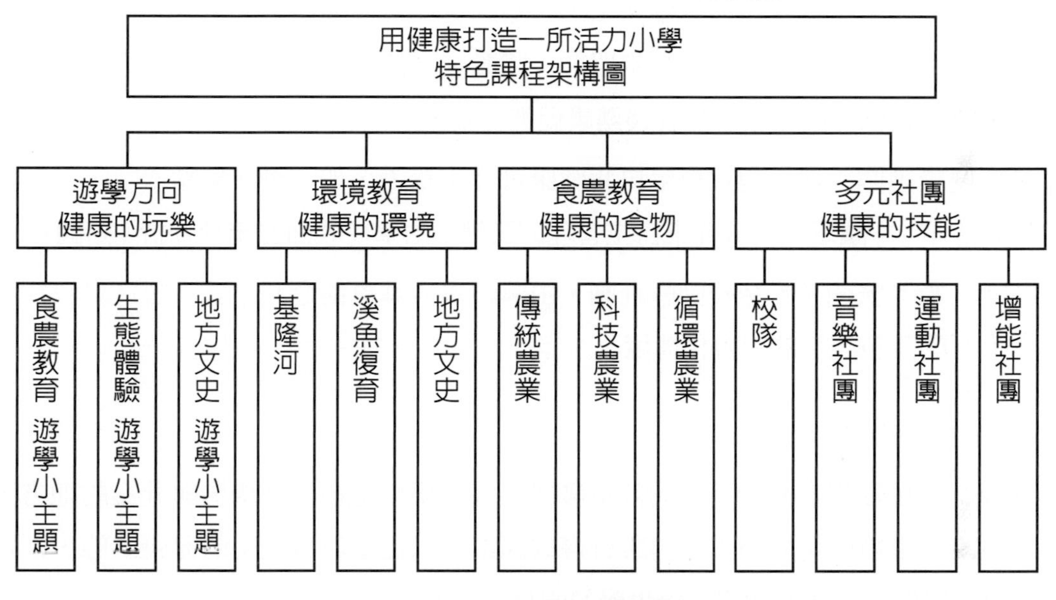

圖 6-1 特色課程架構圖

二、推動策略

據世界衛生組織（1996）定義，健康促進學校係指「一所學校能持續的增強它的能力，成為一個有益於生活、學習與工作的健康場所」，倡導健康促進學校應包含：學校衛生政策、學校物質環境、學校社會環境、健康教學與活動、社區關係和健康服務等六大行動層面，吉慶在健康體位上針對這六大行動層面，為學校推動健康促進學校工作之關鍵步驟。

（一）學校衛生政策

組成工作組織，評估學校的健康問題、社區需求和政策的方向

1. 學校組成學校衛生委員會：訂定學校衛生政策，成立學校衛生委員會定期召開會議，

強調跨處室合作。委員會會議負責規劃、推動、協調及檢討修正學校衛生政策，強化橫向及縱向的校內溝通協調，委員會成員涵蓋不同處室的成員，包括校長、處室主任、組長、教師代表、護理師、家長代表、學生代表等。

2. 制訂健康生活守則：以學習者導向制訂全校之健康生活守則，或透過獎勵辦法，鼓勵學生實踐健康行為，養成運動習慣，例如辦理「run run 遊臺灣」運動護照計畫，透過活動認識各縣市著名景點並提升學生體適能，培養終身規律運動的好習慣。
3. 結合獎勵政策：學校透過獎勵辦法，鼓勵師生注重健康體位，結合家長會、社區資源等。提供運動穿戴裝置（計步器）、獎勵金、健康檢查禮券等，開設教師和家長志工健康社團，鼓勵親師生實踐健康促進行為。
4. 運用健康護照手冊：提供學生自我健康管理紀錄表，如「魔法集點卡」、「自主管理記錄本」，讓學生養成健康自主管理的習慣，由學校收回並統計分析（如圖 6-2）。
5. 多元社團：廣開多元免費動態社團，由興趣導入健康觀念和素養，營造自我探索、與人互動及包容性的社會化情境。

（二）學校物質環境

健康的學校環境有利於兒童的健康發展，因為學校是孩子們學習與社交的地方，藉由控制和改善環境中可能對人體健康有害的因素，以促進教職員生的健康狀態，創造支持性環境，提供適合教師教學及學生學習的良好環境。

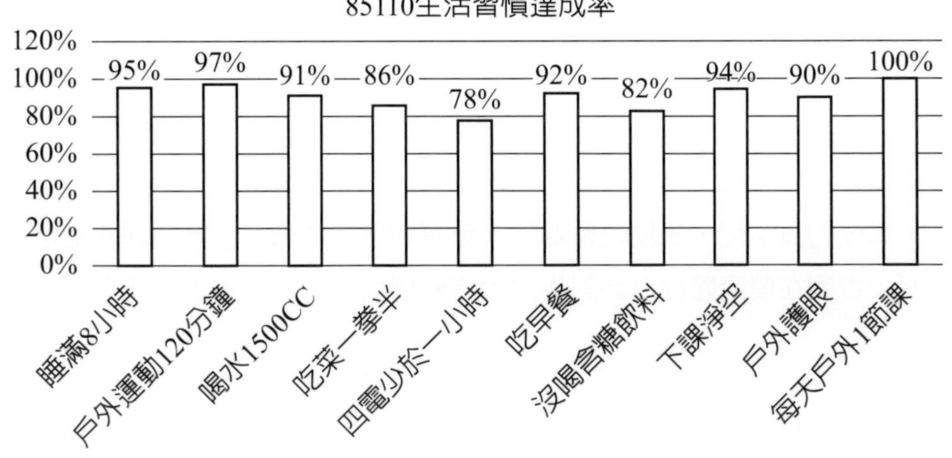

圖 6-2　運用健康護照手冊提供學生自我健康管理記錄並統計分析

1. 提供健康促進之設備及器材：提供定期維護與強化校園運動設備，如跑道整修、風雨球場、校舍結構補強，提供安全的校園運動環境，確保設施平時保養與使用安全。
2. 擴展或增設便利性的設備或設施：提供方便師生運動的器材與環境，吉慶國小設置「幸福球車」，球車就在操場，下課不用借球，喜歡的運動器材就在身旁，親師生隨時可以運動樂活，使學校運動人數和個人運動量都大大的提升。
3. 提供安全及衛生的飲用水設備：為因應當地冬天溼冷天氣，學校提供溫水洗手，讓學童把洗手當成樂事，此舉更是受到家長及參訪來賓的極度肯定。
4. 學校營養午餐辦理情況：營造良好飲食環境，教師進行午餐飲食及衛生習慣指導，午餐食材使用「三章一Q」標章、生產源頭嚴格把關，制定少油、少糖、少鹽原則，使用有洞菜勺盛取食物，避免食用過多湯汁。融入食農教育，與學校「吉慶健康蛋」相結合，營造健康飲食環境體驗。

（三）學校社會環境

增進學校正向思維環境，廣增健康及運動社團，面對師親生不同年齡層的對象，提供健康知識的學習並使其能從群體生活中培養自信，教導如何與人相處及團隊合作等，視需要調整學校作息，形成支持性社會網絡，營造全人健康的環境。

1. 落實三級輔導工作，營造友善的校園環境：學校、家庭、社區、醫療機構等共同合作、同心協力組成健康照護工作團隊。學校護理師提供專業建議，並邀請社區醫師、職能治療師、物理治療師及心理師等，建立正向心理輔導網絡。
2. 結合獎勵制度：鼓勵持續保持體位適中、自主健康管理等良好行為學生，鼓勵學生實踐健康行為，使用「魔法集點卡」、「健康模範好兒童認證卡」、「寒暑假健康自主管理記錄本」，讓學生養成自主管理的習慣。並於期末進行表揚，強化學生維持健康體位行為的動機。
3. 弱勢家庭關懷：就醫困難、未吃早餐、高關懷及高風險家庭子女的協助，吉慶辦理夜光天使專班，課後免費社團及才藝班，讓弱勢家庭及有特殊需求學生都能得到照顧。
4. 成立學生多元社團：一人一運動，國小學生畢業前每人至少學會一項運動技能，吉慶 12 班，總計 25 個免費社團，讓每個學生都能依個人興趣參加社團，並將體重過輕、過重及肥胖小朋友都納入各項動態社團，全校總計 95% 孩子都參加至少 1 個社團，全校體位適中率優於全國標準連續 10 年。

5. 成立教師健康社團：重視同事情誼，規劃調查教職員工專長，推展學校教職員工社團，藉此推廣健康促進理念，由教師身體力行的健康行動，帶動學校運動風氣，加強健康促進學校氛圍與信念。

6. 辦理體育競賽：鼓勵學生自主運動，並辦理多元、創意運動比賽，由學生自治幹部辦理班際三對三籃球賽，個人定點投籃賽，每學期辦理班際跳繩比賽，規劃課間活動，RUN RUN 遊臺灣(累計跑步里程換算為環臺里程)，從中學習負責任、人際溝通、解決問題與健康促進倡議等生活技能。

（四）健康教學與活動

學校關於健康教育的課程，無非是透過正確的知識培養及訓練，教導學生對健康促進的認知、採取正向的健康行為，進而提升個人健康技能和生活品質；強化推動健康的生活技能教學，讓孩子們對不同生活情境，能採取及時而適切的處置，逐步養成健康生活的能力（如圖 6-3）。

1. 以健康促進為主軸的特色課程：學校特色課程以健康促進為主軸，將健康生活中的食、住、學習、育樂相結合，形成四大主題課程：食農教育（吃的健康）、環境教育（住的健康）、社團活動（健康的技能）、特色遊學（玩的健康），並以此建立學校特色課程遊學模組，接待海內外無數機關團體，深獲好評。

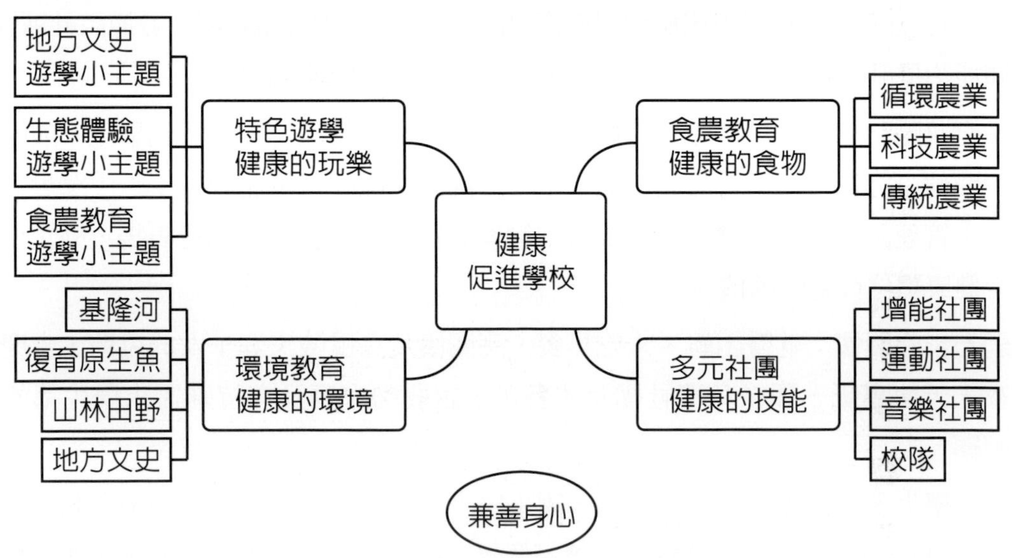

圖 6-3　以健康促進為核心的校訂課程架構

2. 為孩子量身訂做健康促進計畫：吉慶國小推動健康促進肇始於校內體重過輕學生偏多，為促進學童的健康體位，學校主任、組長、護理師、導師、體育科任及家長，制定了一套為孩子量身訂做的「健康體位促進計畫」，無論是體重過輕、過重或肥胖的個案，皆能以最自然、最溫和的方式改善現狀。

3. 健康促進結合重要議題：在 108 課綱中，頒布的重要議題包括：性別平等、人權、環境、海洋、品德、生命、法治、科技、資訊、能源、安全、防災、家庭教育、生涯規劃、多元文化、閱讀素養、戶外教育、國際教育、原住民族教育等 19 項議題，再加上民國 111 年 5 月 4 日公布的食農教育法，共有 20 項議題，而因為健康教育的本質即是個人身心健康的範疇，因此與上述 20 項議題可說是皆有關聯，皆可結合於同一主題課程設計。

4. 五正四樂的健康促進課程：教育部國教署 110 學年度起將「正向心理健康促進」納入健康促進學校主推的議題之一，以「幸福校園，快樂共學」為核心目標，提出「5 正（正向情緒、正向參與、正向關係、正向意義、正向成就）4 樂（樂動、樂活、樂食、樂眠）」的推動策略，提供學生情緒支持相關資源連結，也希望教師能用熱情與正向的情緒感染學生，讓學生們能在校園中快樂學習。

（五）社區關係

學校推動健康促進的最主要對象是學校學童，學童健康知能的提升、健康習慣的養成，與家長的配合息息相關，而家長的配合度完全取決於家長對「健康」的認知，最明顯的謬誤莫過於家長對「小時候蛀牙是正常的，換牙後就好了」、「近視不是病，戴眼鏡就好了」及「小時候胖不是胖」等的錯誤認知。根據筆者經驗，要宣導健康促進的親子教育，最好的場合莫過於和社區一起辦理的活動，家長在社區中參與活動，比來學校的意願高，也比來學校參加活動自在些，因此，吉慶國小的健康促進宣導一直都是社區、家長和學童一起辦理的，像個嘉年華會一般。

1. 連結家長共同辦理健康促進活動：提倡社區健康生活，培育自主健康管理，結合多元文化，辦理家庭教育日，活動設計主題多樣化。如與社區結合辦理「食農教育日」，打造健康飲食環境，辦理「從一顆蛋看到永續發展（SDGs）」活動，教育家長循環農業的經濟生產模式。「從搖籃到搖籃」，從土地到餐桌的飲食革命（正向意義、樂食）。

2. 學校針對社區健康議題提供健康服務：推廣健康信念，建立健康的生活方式，學校與社區可建立健康資源連結網（Line 群組），互相提供健康資訊。學校活動如親師懇談日、家長會活動、家庭教育日、校慶活動、社區共餐日、健康中心定點服務等，都可配合活動設置健康服務站，進行測量體脂肪，血壓、血糖及健康飲食諮詢等（如圖 6-4）。

3. 學校連結社區，營造健康校園：學校主動聯繫學生家長，協助進行自主健康管理，結合醫療院所。本校與○○診所和○○醫療器材公司簽署健康服務合作協議書，推廣 85110 健康策略，設置健康服務站。為了吸引社區參與，活動中設計有獎徵答和摸彩活動，獎品有吉慶健康蛋、學校植物工廠自產的有機蔬果、牙刷牙膏組、跳繩器材、8500 元健康檢查券、體脂計等，讓社區的鄉親們對學校的宣導活動總是充滿期待。

4. 與外部團體密切合作：學校推動健康促進與校務發展皆充分善用其他合作力量，除了上級教育及衛生單位的指導外，也積極與校外公益團體、民間社團或 NGO 組織進行課程、社團或經費上的交流與合作（如圖 6-5）。

（六）健康服務

吉慶國小位於偏鄉的老社區中，學區內多生活弱勢家庭，致使健康促進在吉慶國小更顯重要，無論是學校健康問題的釐清、議題選定或推動方案擬定，都較為複雜與費力。因此，在健康服務的範疇中就更需要在擴大服務對象、選定服務項目、評估服務效益等工作上多加著墨。以下是學校針對健康服務項目的服務方案：

1. 幫助高風險疾病自主照護管理：與社區合作照顧高風險家庭，學校、社區、醫療機構等彼此合作，協助個案家庭。同心協力組成健康照護工作團隊，並邀請社區醫師、職能治療師、物理治療師和心理師對個案進行相關協助。

2. 體位不良高危險評估：建立個案管理，評估學童健康狀態，身體質量指數（BMI）是否超過標準值。定期量測身高、體重、血壓、腰圍、臀圍，評估後依需求開立轉診單。護理師針對非適中體位學生列冊管理，進行相關衛生教育並與家長討論轉介醫療院所事宜。進行矯治追蹤工作，透過團體或個別輔導與家庭諮詢。

3. 應用地區衛生單位醫療資源，提供健康與醫療服務：巧用組織發展理論，與地區衛生單位共同參與推動學校健康促進計畫，辦理各項健康促進議題，並進而養成自我健康管理能力。

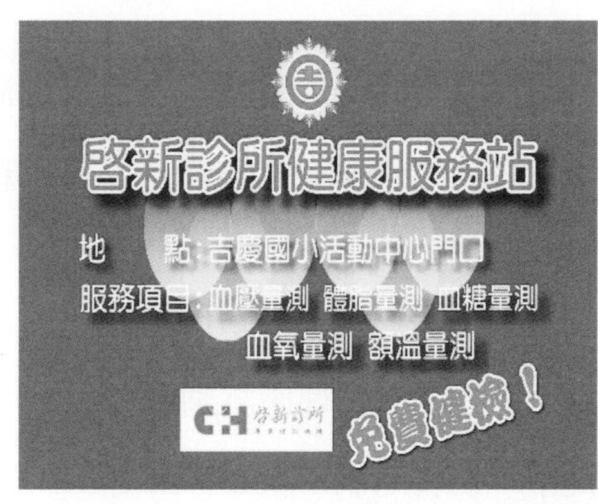
啓新診所健康服務站
地　　點：吉慶國小活動中心門口
服務項目：血壓量測 體脂量測 血糖量測
血氧量測 額溫量測
免費健檢！

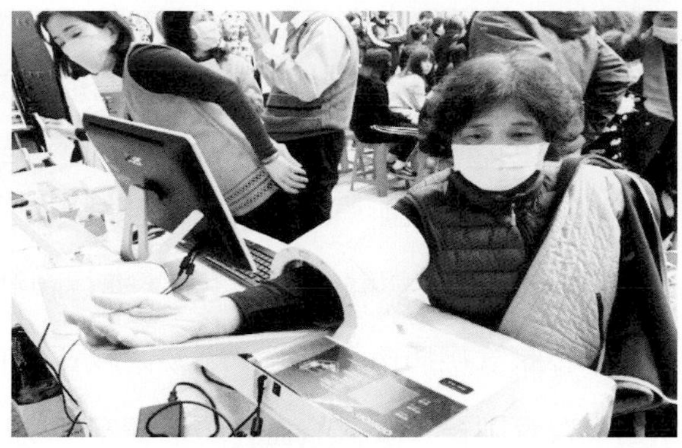

圖 6-4　與公司行號合作進行社區民眾免費健檢

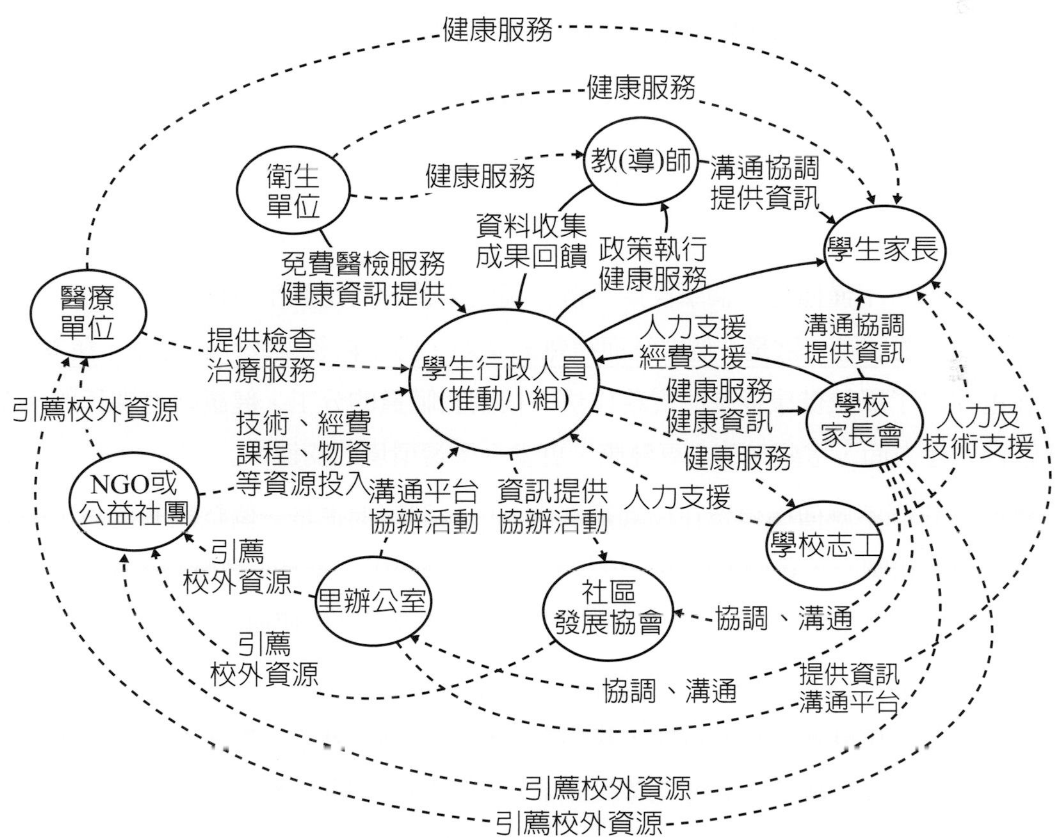

圖 6-5　學校健康促進推動小組與其他組織或社團合作關係圖

4. 學校協助教職員工進行健康檢查：職場健康促進能永續經營，適時「調整健康服務的方向」，吉慶國小健康促進政策包括事前預防事項，評估員工需求，考量在地文化、時段與資源等，創造有利健康環境，提供教職員工有關醫療院所健康諮詢服務，包含各類營養諮詢、健康飲食及健康檢查（政府每 2 年補助 1 次）。

5. 善用各宣導管道與健康促進計畫，進行親師生及社區民眾健康促進方案：

   (1) 心血管疾病衛教宣導：網站衛教資料宣導、檢測異常者健康諮詢服務。

   (2) 教育訓練：安排心血管防治講座、吃出健康、菸害防制、壓力紓解等。

   (3) 舉辦各項活動：如體育、藝文、健康飲食、旅遊規劃等，減輕教職員工工作壓力，促進身心健康。

   (4) 個案追蹤管理：學生體檢及複檢結果須紀錄追蹤。

   (5) 教職員工健走：發放計步器，辦理健走活動，整合與利用社區資源致贈健康器材。

結語

健康促進，不僅僅是一個學校或一個社區的事情，而是關乎每個人的身心、家庭及生活周遭的重要課題。這是一個廣泛而複雜的議題，容易被忽視或片面看待。在本文中，我們著重探討了學校健康促進的實務作法、校園教職員的分工、健康教育課程的規劃以及社區合作等方面，這些是建立更健康、更安全學習環境的關鍵。

然而，我們不應僅僅停留在校園範圍內，因為健康促進是一個整體的使命，需要整個社會的參與和關心。我們期待每一位讀者，無論是學生、家長、教職員還是社區成員，都能將這些實踐經驗融入到自己的生活中，以推動健康促進的使命。

讓我們共同努力，確保每一個人都能過上健康平安的生活，不僅在校園內，也在家庭、社區以及整個社會。只有這樣，我們才能創造一個更健康、更幸福的未來，為我們的下一代奠定堅實的基礎。讓我們攜手前行，為健康和幸福而努力。

參考文獻

1. 教育部 (2020)。學校衛生工作指引 / 健康促進學校。109 年 2 月初版
2. 國立臺灣師範大學 (2021)。學校正向心理健康促進 - 工作指引

Chapter

07 職場健康促進與實務

學習內容

7-1 職場健康促進的發展現況

現代經濟社會的一個主要挑戰是在確保經濟發展的同時，也可提升並改善健康狀態和環境。當工業化帶動經濟發展，使得社會福利經費增加，能更好的改善生活居住條件、提供更多附加的服務時，工業化同時也帶來一些健康危害，而這樣的危害是直接透過對有害物質的暴露，或是間接地透過環境而影響到員工。

化學試劑已經是眾所週知的危害源，除此之外，新興的工作型態導致新的危害源。在工業化的國家中有接近 30% ~ 50% 的工人經歷心理壓力，而環境壓力源（如危害工作條件）是其中一個原因。產生於工作組織（如工作量、缺少對工作自主性、輪班、薪水和常規或反覆的工作）的職業壓力也是另一個來源。與工作組織相關的壓力已經顯示對心臟血管疾病、肌肉骨骼問題和其他的條件是有關的。

除了工作會面對到的健康危害外，工作狀態的改變也對員工的健康有著不同的衝擊。譬如科技革新可能導致失業、暫時性的工作代替專職、更多非正式工作（小型企業、soho 族、休閒農業）及自營業者的現象。上述狀況的有效因應將是現代社會必須嚴肅面對的問題。

2002 年 WHO/EURO 提出「BOHS」的概念和提供普遍服務（universal service provision, USP）原則，這個概念與 WHO 之初級衛生保健的概念相結合，即盡可能地將衛生保健帶到人們生活和工作中的每一處，是將職業衛生和安全作為公共衛生服務平等地提供給所有勞動者。又於 2003 年 12 月 ILO/WHO 第 13 屆聯合會議中，提出了基本職場健康服務（Basic Occupational Health Services, BOHS）並將此工作由 WHO、ILO 及 ICOH 合力推動實施。ICOH 制定了 BOHS 導則。2005 年，「國際職業醫學委員會（International Commission on Occupational Health, ICOH）」與 ILO/WHO 職業醫學聯合委員會（Joint ILO/WHO Committee on Occupational Health）鑒於全球大多數工作者在缺乏職業衛生服務的情況下工作與生活，由 ICOH 主席 Jorma Rantanen 擬訂了 BOHS 指引。WHO 為推動 BOHS，提出「勞工健康全球行動計畫（WHO Global Plan of Action for Worker s’ Health 2008-2017）」，並以公共衛生的觀點，滿足不同的勞工健康問題，包含：職業風險的根本預防、健康工作的防護及促進、工作相關之健康社會決定因素以及改善衛生服務系統的可近性。

勞動部為推動國內工作者能享有「基本職場健康服務」，特於民國 100 年 1 月 21 日修正「勞工健康保護規則」，於第 3 條規範事業單位之同一工作場所，勞工人數在

300 人以上者，應視該場所之規模及性質，分別依同規則附表所定之人力配置及臨場服務頻率，僱用或特約從事勞工健康服務之醫護人員，辦理「臨場健康服務」。

民國 106 年 11 月 13 日再次修正勞工健康保護規則，於第 4 條規範 200 人至 299 人者，自民國 107 年 7 月 1 日起施行臨場健康服務；勞工總人數在 100 人至 199 人者，自 109 年 1 月 1 日起施行臨場健康服務；勞工總人數在 50 人至 99 人者，自 111 年 1 月 1 日起施行臨場健康服務。民國 110 年 12 月 22 日修正勞工健康保護規則規範勞工人數在 50 至 99 人者，同時特別危害健康作業人數在一人以上者，自 111 年 1 月 1 日起需施行臨場健康服務。

7-2 臺灣職場健康促進的規範

我國為防止職業災害、保障工作者安全及健康，於 102 年 7 月 3 日三讀通過「職業安全衛生法」；該法第 5 條明確規範雇主使勞工從事工作，應在合理可行的範圍內，採取必要之預防設備或措施，使勞工免於發生職業災害。有關機械、設備、器具、原料、材料等物件之設計、製造或輸入者及工程之設計或施工者，應於設計、製造、輸入或施工規劃階段實施風險評估，致力於防止此等物件在使用或工程施工時，發生職業災害。

第 4 條之立法精神涵蓋各行各業，本法除了適用於各業的勞工外，還包括自營作業者，以及其他受工作場所負責人指揮或監督從事勞動之人員。

臨場健康服務主要法源依據為職業安全衛生法第 22 條，並據以制定之「勞工健康保護規則」，該規則於民國 65 年 2 月 16 日發布施行之。

該規則規定事業單位勞工人數在 300 人以上或從事特別危害健康作業之勞工人數在 50 人以上者，應視其規模及性質，分別依同規則之附表二與附表三（可參照 https://law.moj.gov.tw/LawClass/LawAll.aspx?pcode=N0060022）所定之人力配置及臨場服務頻率，僱用或特約從事勞工健康服務之醫師及僱用從事勞工健康服務之護理人員，以辦理「勞工健康服務」。

該規則亦明定勞工健康服務之項目，其第 9 條規範雇主應使醫護人員及勞工健康服務相關人員臨場辦理下列勞工健康服務事項：

1. 勞工體格（健康）檢查結果之分析與評估、健康管理及資料保存。
2. 協助雇主選配勞工從事適當之工作。

3. 辦理健康檢查結果異常者之追蹤管理及健康指導。

4. 辦理未滿十八歲勞工、有母性健康危害之虞之勞工、職業傷病勞工與職業健康相關高風險勞工之評估及個案管理。

5. 職業衛生或職業健康之相關研究報告及傷害、疾病紀錄之保存。

6. 勞工之健康教育、衛生指導、身心健康保護、健康促進等措施之策劃及實施。

7. 工作相關傷病之預防、健康諮詢與急救及緊急處置。

8. 定期向雇主報告及勞工健康服務之建議。

9. 其他經中央主管機關指定公告者。

為辦理上述勞工健康服務，雇主應使醫護人員與勞工健康服務相關人員，配合職業安全衛生、人力資源管理及相關部門人員訪視現場，辦理下列事項：

1. 辨識與評估工作場所環境、作業及組織內部影響勞工身心健康之危害因子，並提出改善措施之建議。

2. 提出作業環境安全衛生設施改善規劃之建議。

3. 調查勞工健康情形與作業之關連性，並採取必要之預防及健康促進措施。

4. 提供復工勞工之職能評估、職務再設計或調整之諮詢及建議。

5. 其他經中央主管機關指定公告者。

職業安全衛生法第 6 條規範雇主對下列事項，應妥為規劃及採取必要之安全衛生措施：

1. 重複性作業等促發肌肉骨骼疾病之預防。

2. 輪班、夜間工作、長時間工作等異常工作負荷促發疾病之預防。

3. 執行職務因他人行為遭受身體或精神不法侵害之預防。

4. 避難、急救、休息或其他為保護勞工身心健康之事項。

因此除勞工健康保護規則第 9 條至第 13 條所規範之各項工作外，目前勞工健康服務的重點是為工作負荷評估，以預防異常工作促發心腦血管疾病；肌肉骨骼症狀調查以預防人因工程的危害；職場母性關懷以預防工作對女性工作者懷孕和生產的危害，預防因執行職務遭受不法的身心危害。

7-3 職場健康促進的架構及執行方案

企業之人力、財力集中，靈活性高、分析規劃能力強，可以直接鎖定公司最重要的工作要項，以直指問題的核心，針對特定的健康促進之基礎工作深入強化。

健康促進推動最基礎的工作為「健康管理」。職場可從健康管理開始執行，根據P-D-C-A（P 規劃、D 執行、C 評核、A 改善）之步驟，逐步加強工作的廣度和深度。在一項工作順利推行使得公司同仁普遍接受之後，再加入第二項工作，以此漸進。如此，逐年逐次的建立健康相關的活動，則中小企業就可以發揮企業之人力、物力調動靈活，和人與人接觸緊密的特點，進而做出屬於自己的特色。

一、 規劃（P）

不論企業規模的大小，在進行健康促進活動之前，都需要處理以下問題。

1. 主管們是否願意參與計畫，並鼓勵其他人一同參與？
2. 主管們認為這對於員工及公司組織有哪些好處？
3. 主管們願意舉辦哪些種類的活動？
4. 員工們對於各項健康促進活動是否有興趣、最方便排定時程的時間及地點？

規劃工作可以由健康促進之主要負責人來召集幾位熱心的同仁共同進行，主要包含評估員工之健康需求、確立推動重點及活動設計等三步驟，詳細說明如下：

（一）評估員工的健康需求

職場所推行的健康促進活動若能貼近員工的需求，則員工主動參與的意願及配合度將會提高。若以管理階層單方面的認知來設計活動，缺乏與基層員工的雙向溝通，則較難設計出符合不同階層員工需求的活動，因此會降低員工參與的意願。

職場健康促進推行者至少可以由作業現場訪視、勞工健康檢查資料分析及職場健康促進問卷三方面，綜合評估職場員工的健康需求。

1. 作業現場訪視

作業環境危害因子的認知，可以作為改善職業衛生健康促進計畫的參考。在作業環境中，可能存在一些危害健康的因子，包括物理、化學、心理、生物、人因及組織程序（如過勞）等六項。職場健康促進推行人員可邀請職業醫學專科醫師及工業安全衛生專業人員，進行作業現場的訪視，以調查作業環境中是否有存在哪些危害工作者健康的因子。

2. 勞工健康檢查結果資料分析

詳細且確實的勞工健康檢查可以有效呈現員工的生理健康狀況，有助於健康促進活動的規劃。勞工健康檢查包含一般健康檢查及特殊作業體檢。健康促進計畫推行人員可藉由職業醫學專科醫師的協助，根據勞工健康檢查結果，確認職場員工常見疾病型態，並了解疾病型態有無部門聚集的傾向，以擬訂健康促進計畫的優先順序。

3. 職場健康促進問卷調查

收集員工對健康促進活動偏好的訊息，有助於職場健康促進推行人員辦理合適的活動。收集的方式包含問卷調查、辦理座談會、設置意見箱及個人訪談等。

（二）確立推動重點

整理出員工健康促進的需求之後，職場即可針對其個別性的活動需求之優先順序來設計出不同的健康促進計畫，以符合各個員工的實際健康需求，例如健康體能、減重、壓力調適課程等。

健康促進活動的規劃安排，建議是以二至三年為一單位的整合型計畫案。相較於短期計畫案，執行長期且連貫的計畫，其健康促進活動之推行才不易被中斷，方向較一致且具整體性，成果也較容易被呈現。

（三）活動設計

確立健康促進活動計畫的主題及目標之後，為使計畫順利推展，應審慎評估並積極尋求可運用的職場內、外資源。小型企業通常可從當地醫院、公立衛生部門、大學、健康志工組織及私人醫療院所中聘請免費的講座，宣導健康自覺概念（例如每月一次的午餐會談）。此外與各類基金會廠商合作進行健康促進計畫也是可行的辦法。

二、執行（D）

為使這個步驟順利展開，應考慮到活動系統、活動策略及創造有利健康的支持環境等三方面因素。健康促進推行者應統整管理階層及基層員工，以促使成為合作的活動系統，並依照職場規模及員工特性採用務實的活動策略。此外，為強化員工健康意念及支持其健康行為，進而提升健康促進成效，就需協助建立支持性的健康環境。

（一）活動系統——公司各階層合作

職場健康促進的成功有賴於管理階層、執行單位及基層員工三方面活動系統的通力合作。管理階層的支持對於推動職場健康促進相當重要，活動設計要與企業目標和文化相結合，較能獲得管理階層的支持；執行單位要與企業各階層積極進行縱向及橫向的溝通，並在活動展開後進行成效評估以加強說服力。此外，亦可鼓勵和獎賞員工來提升活動的參與率。

（二）活動策略——針對員工的實際情形規劃活動

關於活動策略，一般而言，大型活動常是開頭響應熱烈，但時常無法持續推展。為了避免此現象，建議推行小而美的活動，藉由個人影響個人、團體影響團體，逐步將健康促進活動推展開來。此外，活動策略也需考量透過企業內部行政措施，明確訂定獎勵及規範，並為不同需求者規劃不同的課程，活動才較容易持續推展並成功。

（三）創造有利健康的支持環境——好的環境給予員工參與活動的動力

職場健康促進能否持續推行，取決於事業單位能不能給予員工實質的支持，這也影響員工是否有動力維持健康行為。創造有利於健康的支持環境作法，具體包含硬體設施的建立、公司文化、精神等方向之支持，使公司員工樂於參與健康促進活動並能持續進行。

三、評價（C）

「認知改變」與「行為改變」是主要的成效評價指標，可依照活動設計的目標及方向訂定評價標準。「認知改變」可針對事業單位管理階層、行政主管及員工進行訪談或問卷調查等方法，評價他們對該年度所推行之健康促進主題（如體適能、體重控制、壓力調適等）是不是有一定的了解。「行為改變」則主要評價健康促進活動對於員工健康行為改變的程度，內容包括員工健康促進活動參與率、滿意度調查及生活型態改變程度，例如有無規律運動，良好飲食行為等。此外，有關健康品質提升程度之成效評估，可透過比較活動前後測結果（如體重改變、戒菸成功率、血脂下降等）及年度體檢報告等得知。

四、處置（A）

在檢討健康促進活動推行成效時，可依成效情形做調整。若活動推行成效不理想，應仔細檢視健康促進方案或整體推行流程，包含員工需求評估、資源應用、活動設計及策略等步驟是否合宜。依檢討結果來調整服務方向，再擬訂新的健康促進活動方案，以利未來健康促進活動之推展。

若活動成效評價結果良好，健康促進推行人員也應思考轉換不同健康促進主題，嘗試推動不同面向的健康促進活動，提供不同需求的員工更多樣的選擇，以提升員工的參與率，進而全方位的促進員工健康。此外，若原先之活動只是單純的靜態活動，如講座、衛生教育等，則可嘗試將同一主題設計成較深入的活動，例如運動、飲食課程等，或是針對員工個人健康情況提供諮詢服務，以提高活動的趣味性及合適性，激發員工參與的動機，使之達到「活動運動化」的目標。

為能永續推行職場健康促進以養成員工的健康生活型態，在計畫結束後需重新回到員工需求的再評價、新的活動設計、活動展開，以及活動成效評估，進入另一次活動推行的再循環，這是另一種方式的調整，以達到永續經營的精神。

7-4 職場健康促進實踐案例

一、 事業單位員工健康管理、選工及配工

職場健康服務之醫護人員應就新進員工之體格檢查及員工之年度健康檢查結果進行評估、統計及分析，以用於健康管理、選工及配工。首先須了解整個事業單位健康檢查結果異常的項目和百分比，如體重過重、血壓高、血糖、血脂代謝異常、肝、腎功能異常，除個人需約談，進行諮詢及衛生教育外，還需追蹤異常結果改善情形。

如圖 7-1 所示，該事業單位 BMI 偏高達 52%，必須進一步了解體重過輕、體重過重、輕度、中度及重度肥胖的比例，以考慮是否推動減重、規律運動或營養諮詢等健康促進活動。而肝功能異常者達 41%，就須了解是否長期夜間工作所導致？或員工習慣熬夜所造成？

二、 職業安全衛生講座

1. 醫師因應「新冠肺炎疫情」進行傳染病防治宣導講座（圖 7-2）。宣導說明國內外疫情現況、常見新冠肺炎症狀及其治療原則，以及事業單位如何運用行政策略、工程 / 環境改善、員工個人防護等，來防範職場內新冠病毒感染的擴散。

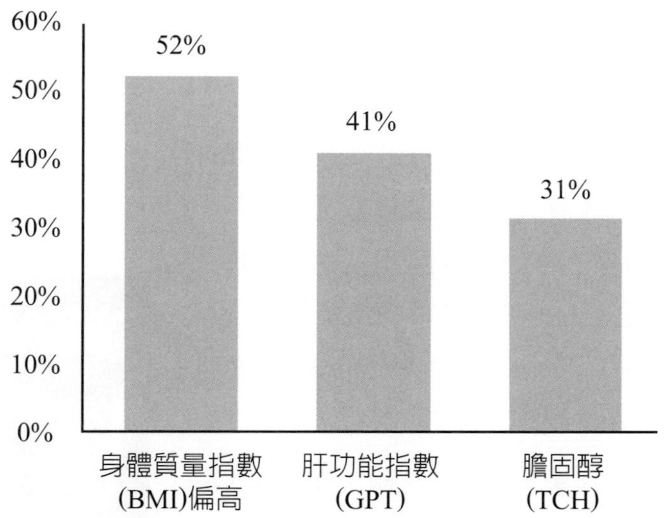

圖 7-1　事業單位健康檢查結果之分析與評估

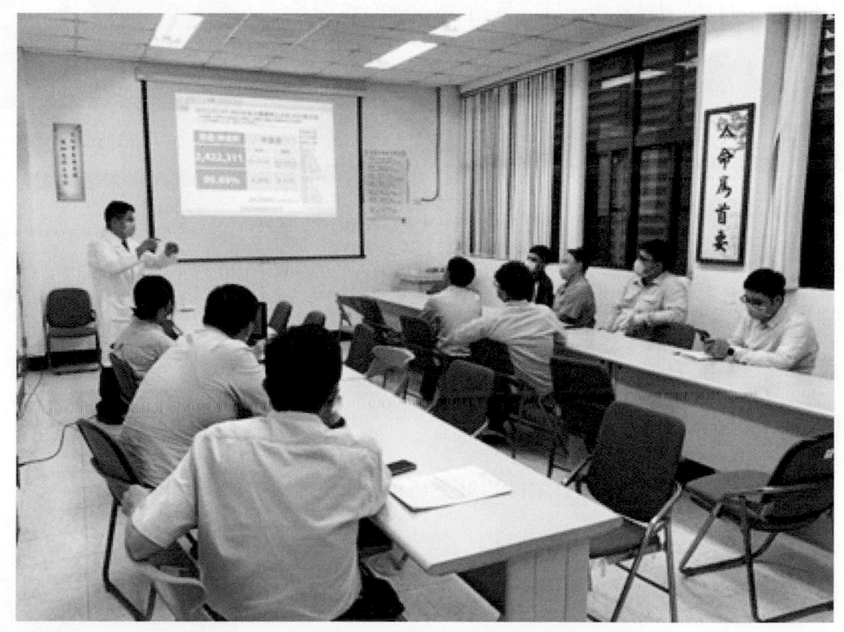

圖 7-2　「新冠肺炎疫情」防治宣導講座

2. 醫師因應夏季高溫，進行戶外高溫作業熱危害預防講座（圖 7-3）。宣導夏日進行戶外高氣溫作業時，同仁可先至高氣溫戶外作業熱危害預防行動資訊網（https://hiosha.osha.gov.tw/content/info/heat1.aspx），查詢熱危害風險等級，再依風險等級進行適當的熱危害預防措施，並說明同仁如發生熱中暑、熱衰竭、熱痙攣時應如何處理。

3. 為使侷限空間作業成員落實正確工作流程，強化作業勞工、缺氧作業主管、監視人員、救援人員等，充分瞭解作業環境危害因素及應盡之職責，增進其防災知能與技能，並落實各項防範措施，上午 09:00~10:00，由 7 股同仁於民權局前 S1 人孔進行侷限空間作業安全演練（圖 7-4）。

4. 高架作業常是單人作業，為落實正確工作流程，強化作業同仁充分瞭解作業環境危害因素及標準操作程序，落實各項防範措施，以增進作業安全，上午 10:15~11:00，由協力廠商同仁進行高架作業安全演練（圖 7-5）。

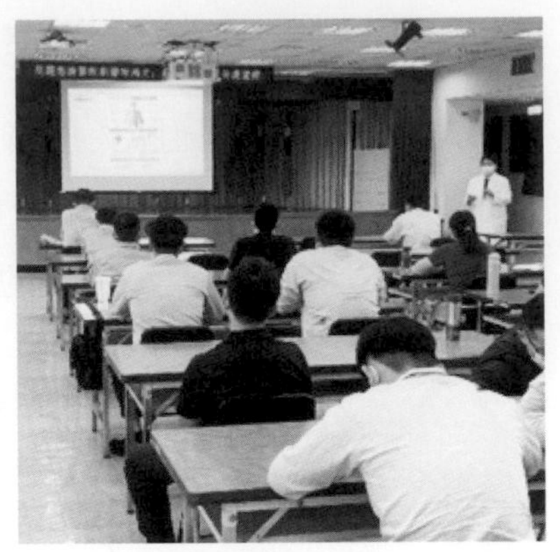

圖 7-3　戶外高溫作業熱危害預防講座

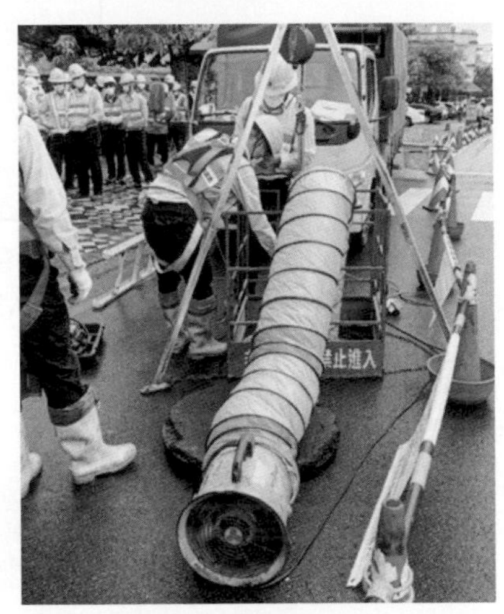

圖 7-4　侷限空間作業安全演練

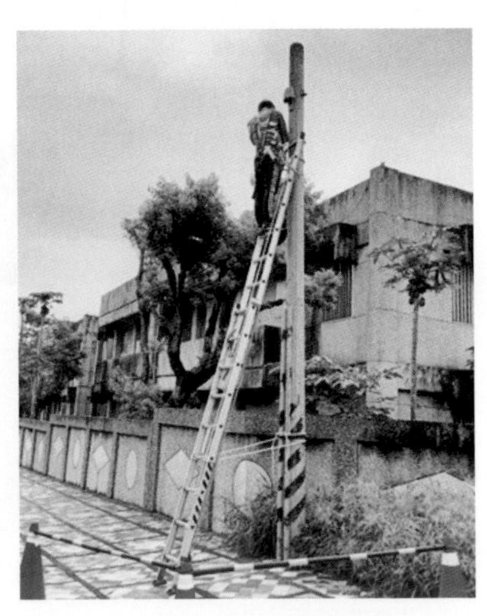

圖 7-5　高架作業安全演練

三、工作負荷評估以預防異常工作促發心腦血管疾病

為避免長工時、輪班、夜間工作等職業因素促發心、腦血管疾病，針對高風險工作者依民國 108 年 4 月公告之「異常工作負荷促發疾病預防指引第二版」，進行風險評估和風險管理。

首先以心力量表（Framingham risk score）評估「10 年內腦心血管疾病發病風險」後，依指引表 7-1 中的「個人相關過勞負荷」、「工作相關過勞負荷」、「月加班時數」、「工作型態」之風險，評定負荷之程度。

表 7-1　工作負荷程度表

	個人相關過勞分數	工作相關過勞分數	月加班時數	工作型態
低負荷	<50 分 : 輕微	<45 分 : 輕微	<45 小時	表三具 0-1 項
中負荷	50-70 分 : 中等	45-60 分 : 中等	45-80 小時	表三具 2-3 項
高負荷	>70 分 : 嚴重	>60 分 : 嚴重	>80 小時	表三≥ 4 項

而後依指引表 7-2 評定風險等級（0~4 分），事業單位的管理措施：針對風險等級為低度風險（0 分）之勞工，得以電子郵件或書面通知其「個人注意事項」；中度風險（1-2 分）之勞工應由醫護人員口頭告知個人注意事項，並應每半年至一年進行追蹤；高度風險（3-4 分）之勞工，應參照醫師之建議給予工作限制、調整工作型態、改善作業環境或休假等措施，並每 1-3 個月進行面談及追蹤。

表 7-2　職業促發腦心血管疾病之風險等級表

職業促發腦 心血管疾病風險等級		工作負荷		
		低負荷 (0)	中負荷 (1)	高負荷 (2)
10 年內心血管疾病發病風險	<10%	0	1	2
	10-20%	1	2	3
	>20%	2	3	4

除了上述等級表，勞動部職安署開發之「職場健康服務管理系統 weCare」亦可作為參考。另事業單位之緊急應變措施應納入急性心腦血管疾病（心肌梗塞或腦中風）促發之緊急應變流程與救護醫院名單，並建議設置自動體外心臟去顫器（AED），以降低勞工發生心腦血管疾病時到院前的死亡率。

除了個人的工作負荷評估，事業單位必須整理表列所有同仁的風險等級，並統計風險等級 2~4 的同仁完成面談的百分比，以及高風險同仁生活型態是否改變、工作型態是否調整、醫療的順從性是否改善、事業單位健康促進活動的參與率是否提升、請假天數是否減少、全體同仁的風險等級是否逐漸降低等。

四、預防人因工程的危害

人因工程（Ergonomics）為探討人、工具、機器與設備間交互作用之關係，人因工程危害係為作業負荷過重、作業姿勢不良、重複性高等工作因素所促發之肌肉骨骼傷病。勞保局民國 96 年至 105 年之勞保統計資料亦顯示職業病給付人次中，職業性下背痛以及手臂、肩、頸疾病人次總和之比例均超過 75%；其中，職業性下背痛約佔 20~37%，手臂、肩、頸疾病約佔 44~67%。

由於肌肉骨骼傷病盛行率高且影響期長，是造成勞工長期失能的主因，影響勞工個人、事業單位與社會甚鉅。職安法第 6 條第 2 項第 1 款因而明定雇主應規劃「重複性作業等促發肌肉骨骼疾病之預防」，勞動部亦於 103 年 8 月發布「人因性危害預防計畫指引」。而為預防工作中因作業負荷、作業姿勢、重複性及作業排程休息配置等造成肌肉骨骼損傷，推動「人因性危害預防計畫」；每年應定期依「人因性危害預防計畫指引」中附錄一、「肌肉骨骼症狀調查表」完成調查（圖 7-6）。

根據傷病調查結果，將個案區分為確診疾病、有危害、疑似有危害、無危害四個等級，醫護人員及安全衛生人員得依危害等級，建議處理方案依指引中之表 2-3（請參照圖 7-7 連結資料）製作「肌肉骨骼症狀調查表追蹤一覽表」。

圖 7-7　人因性危害預防計畫指引

經適當訓練之安全衛生管理人員應針對確認有危害的勞工個案，依同指引第三章中簡易人因工程檢核表、NIOSH 抬舉公式、KIM(LHC 與 PP)、HAL-TLV 等評估方法，評估個案的危害風險與辨識個案的危害因子。

部門主管及職業安全衛生管理人員依改善優先順序及難易度，進行「簡易人因工程改善」或「進階人因工程改善」。簡易改善的概念是以勞工全面參與的模式，經由初步篩選，將簡易的人因性危害先行改善篩除，以大幅降低進階改善的工作負荷。

進階改善是由受過專業訓練的人員依序進行現況觀察、問題陳述，而後依「是否可以使用外力取代人力」、「是否可以改變工作方法」、「是否可以調整工作姿勢」等面向擬訂改善計畫；並依「可行性」、「現有資源與技術」、「效益」等進行「成效評估」；最後以危害風險、工作績效、主觀滿意評量評估改善績效。

肌肉骨骼症狀調查表

____________________公司

填表日期：　/　/

B. 基本資料

廠區	部門	課／組		作業名稱		職稱	
員工編號	姓名	性別	年齡	年資	身高	體重	慣用手
		☐男 ☐女					☐左手 ☐右手

1. 您在過去的一年內，身體是否有長達2星期以上的疲勞、酸痛、發麻、刺痛等不舒服，或關節活動受到限制？
   ☐否　☐是（若否，結束此調查表；若是，請繼續填寫下列表格。）
2. 下表的身體部位酸痛、不適或影響關節活動之情形持續多長時間？
   ☐ 1 個月　☐ 3 個月　☐ 6 個月　☐ 1 年　☐ 3 年　☐ 3 年以上

C. 症狀調查

不痛 → 極度劇痛

部位	0	1	2	3	4	5
頸	☐	☐	☐	☐	☐	☐
左肩	☐	☐	☐	☐	☐	☐
左手肘/左前臂	☐	☐	☐	☐	☐	☐
左手/左手腕	☐	☐	☐	☐	☐	☐
左臀/左大腿	☐	☐	☐	☐	☐	☐
左膝	☐	☐	☐	☐	☐	☐
左腳踝/左腳	☐	☐	☐	☐	☐	☐

部位	0	1	2	3	4	5
上背	☐	☐	☐	☐	☐	☐
右肩	☐	☐	☐	☐	☐	☐
右手肘/右前臂	☐	☐	☐	☐	☐	☐
下背	☐	☐	☐	☐	☐	☐
右手/右手腕	☐	☐	☐	☐	☐	☐
右臀/右大腿	☐	☐	☐	☐	☐	☐
右膝	☐	☐	☐	☐	☐	☐
右腳踝/右腳	☐	☐	☐	☐	☐	☐

背面觀

・其他症狀、病史說明

圖 7-6　肌肉骨骼症狀調查表

五、職場母性關懷

我國憲法第 156 條規範：「國家為奠定民族生存發展之基礎，應保護母性，並實施婦女兒童福利政策」。早期之職場母性保護法規因而全面禁止女性勞工從事危險有害性工作，使得健康無虞之女性勞工受到就業限制。近年來，由於女性就業平權越發受到重視及保障，政府遂於 102 年修訂職業安全衛生法，取消全面性之性別工作禁令，不過也相對地強化妊娠中及產後一年之女性禁止從事的工作種類與範圍，並增訂「母性健康保護」機制，該機制係指由醫師進行特別風險評估，確認健康無虞後，應告知女性勞工相關資訊，並尊重其自主意願決定是否接受相關工作調整。

職業安全衛生法第 30 條規範：「雇主不得使妊娠中之女性勞工從事下列危險性或有害性工作」；第 31 條規範：「雇主應對有母性健康危害之虞之工作，採取危害評估、控制及分級管理措施；對於妊娠中或分娩後未滿一年之女性勞工，應依醫師適性評估建議，採取工作調整或更換等健康保護措施，並留存紀錄」。據此為保護女性工作者之生育機能，並保護妊娠及哺乳時之母體、胎兒與嬰兒，勞動部於 105 年 3 月公告「工作場所母性健康保護技術指引」，於 106 年 8 月修正發布「妊娠與分娩後女性及未滿十八歲勞工禁止從事危險性或有害性工作認定標準」，並於 109 年 9 月修正發布「女性勞工母性健康保護實施辦法」。除此之外，本國對於母性保護之規定亦散見於「勞動基準法」、「性別平等工作法」、「游離輻射防護法」等法規，分別針對工作權、產假、陪產假、育嬰假給予保障及對妊娠期間暴露之輻射量進行規範。另勞基法原訂有原則上不得使女工於夜間十點至隔日六點工作之條文，但司法院大法官於 110 年作成之第 807 號解釋中，以保障女性夜間工作權、原條文違反憲法性別平等原則而宣告其失效，法界多半認為妊娠與哺乳女性不得夜間工作之條文失所附麗而一併失效，唯依據勞動部之詮釋：「妊娠與哺乳期間之女性原則上仍不得於夜間工作」。

事業單位推行母性健康保護措施時，應先依據「女性勞工母性健康保護實施辦法」第 3 條至第 5 條進行工作場所環境及作業危害之辨識與評估，並依指引之「母性健康保護危害風險分級參考表」進行分級。工作場所如有妊娠中或分娩後未滿一年之勞工，應由醫護人員參考勞工自評表進行面談。若勞工從事職業安全衛生法第 30 條第 1 項第 1~4 款正面表列之工作，如礦坑作業、鉛作業、異常氣壓作業、處理弓形蟲或德國麻疹等，則於保護期間內應予以調離。第 30 條表列之其餘工作則為有條件開放，應依風險等級進行適性配工，由醫護人員告知該女性勞工危害資訊並評估健康風險，當事人需書面同意後方能繼續從事原工作。若經面談後，評估為需進一步檢查者，應轉介至婦產科或其他專科醫師進行臨床檢查及診斷。勞工健康服務醫師應綜合上述相關結果進行適性評估，必要時安排專科醫師現場訪視、與勞工面談並給予工作調整建議。對於育齡期之女性勞工，若其工作涉及鉛作業並為二級管理（血中鉛濃度為5μg/dl以上未達10μg/dl）以上，應由醫師面談指導並採取相關措施。

因社會氛圍使然，部分女性勞工於懷孕初期不願告知雇主、同事或職安衛人員，故實務上針對育齡女性均應衛生教育其儘早告知是否懷孕、哺乳等，以利採行保護措施。另勞工人數 100 人以上之事業單位，應訂定「母性健康保護計畫」，對於生殖毒性物質第一級、生殖細胞致突變性物質第一級等化學品，或勞工作業姿勢、推拉重物、輪班等易造成健康危害之工作，亦應實施母性健康保護。

依照性別平等工作法第 18 條，雇主每日應給予子女未滿 2 歲而需哺乳者額外 1 小時進行哺集乳。另外，依據同法第 23 條，100 人以上之事業單位應依照勞動部發布之指引設置哺集乳室與托兒設施或措施。

六、預防因執行職務遭受不法的身心危害

為防止職場霸凌、暴力、性騷擾、跟蹤騷擾等危害致使勞工之安全、精神及身體受到「社會心理危害」（psychosocial factors），勞動部於 111 年 6 月修正發布「執行職務遭受不法侵害預防指引」，針對勞工於工作時受到雇主、主管、同事、服務對象或其他第三方所致之不法侵害行為進行防範及處置。

根據「職業安全衛生設施規則」第 324-3 條規定，勞工人數達 100 人以上的事業單位應訂定執行職務遭受不法侵害的預防計畫並且執行；人數未達者得以執行紀錄或文件代替之。相關計畫由單位主管、職安衛人員與人力資源部門進行內部、外部之不法侵害危害辨識與風險評估，針對平時、事件發生時、事件發生後分別研擬因應之程序及步驟，並且辦理危害預防及溝通技巧的訓練，期望能在單位中建立反不法侵害的組織文化。

職場不法侵害事件發生時，應立即通知專責部門或人員，協助受害者安置或就醫，並且於 24 小時內由受害人或目擊者填寫通報表，同時知會雇主或高階主管，由適當人員進行調查與處理。此外，應視案件樣態成立處理小組，分別通知勞工、警政、醫事、法扶等相關單位。若雇主本身即為涉案人，則應由客觀中立之第三方主持調查。若為內部不法侵害事件，應有勞工代表參與調查，且調查內容應保密，調查期間不宜超過一個月。

對於受害者或目擊者，若出現心理創傷（如創傷後壓力症候群）或情緒問題，可藉由諮商輔導、復健或彈性調整工時等方式給予協助。另對於執行職務時因危險而停止作業或退避之勞工，不得有不利之處分。嗣後經過後續追蹤（工作調整、心理輔導、醫療協助等）、事件協調處理（爭議調解、內部懲處、後續法律協助等）程序後，由專責部門或人員填寫職場不法侵害處置表並由職業安全衛生委員會等單位回頭檢視預防措施是否有不足。

除職安法及相關規則外，與不法侵害相關之法律規定散見於「刑法」、「性騷擾防治法」、「跟蹤騷擾防制法」、「性別工作平等法」、「醫療法」等。除上述處理不法侵害之流程外，依據性別平等工作法第 13 條，受僱員工超過 30 人的事業單位應訂定性騷擾防制措施、申訴管道及懲戒辦法，並且在工作場所公開揭示。事業單位得成立勞雇雙方組成的申訴處理委員會，並以不公開的方式處理性騷擾之申訴。

不同的行業、職場環境可能會面對到不法侵害的風險類型也不一樣，例如有些醫療機構或社工人員會接觸到情緒不穩定的個案，政府因而訂定「醫療法」第 106 條，對於強暴、脅迫、恐嚇醫事人員或緊急醫療救護人員者加重其刑，勞動部亦另外公告「醫療機構職場不法侵害預防指引」，建議高風險的醫療職場(如急診室、精神科病房等)增設攝錄影機、警報通報系統、可上鎖或區隔之設施、個人防護器具等設備。不法侵害預防指引則針對社工之職場設有「社工機構職場不法侵害預防之危害辨識及風險評估表」。

在評估不法侵害之風險時，問卷調查及訪談是重要的評估工具，同時評估者可整理過去單位中曾經發生的不法侵害事件檔案、職災調查與統計、申訴案件等進行分析，以利更有效的提出預防計畫。經過全面評估後，事業單位應適當配置作業場所，如降低環境負面影響(保持低噪音、明亮照明等)、配置安全出入口及標示、潛在危險區域配置警報保全系統或監視器、建立有效的門禁管制及訪客登記措施等。另外，人力調整上應進行「適性配工」與「工作設計」，前者應使受僱者適得其所，對新進或特殊作業人員加強訓練，並考量相異的人力、性別面對可能的潛在危害而設計出不同的保護措施，如輪值、協同作業、宿舍或交通服務等；後者則針對工作內容及壓力進行調整，如簡化流程、減少夜班、提供福利措施等。雇主或高階主管應明確公開宣示對於不法侵害「零容忍」，並由各單位建構組織層次、個人層次兩個方面的行為規範，前者以制度、長官宣示、勞動契約或工作規則等方式明確規範；後者則以管理職訓練、勞工個人教育訓練、資訊交流會議等方式進行。

七、建構中高齡勞動者友善就業環境，促進高齡者再就業

我國已於 1993 年邁入高齡化社會（老年人口占比 7%），2018 年成為高齡社會（老年人口占比 14%），而根據國家發展委員會的預估，更將於 2025 年邁入超高齡社會（老年人口占比 20%）。隨著老年人口越來越多，勞動力市場即將出現缺口，因此鼓勵中高齡（45-65 歲）者與高齡（逾 65 歲）者堅守崗位、二度就業或「退而不休」，不僅能夠促成世代合作與經驗傳承，亦可以促進人力資源之運用。我國「就業服務法」第 5 條第 1 項原先便禁止年齡歧視，108 年 12 月公布實施的「中高齡者及高齡者就業促進法」更進一步設有禁止年齡歧視之專章，同時制度性的鼓勵退休後再度就業、培訓銀髮人才等，勞動部配合此法於 111 年 4 月發布「中高齡及高齡工作者安全衛生指引」。

根據勞動部勞動及職業安全衛生研究所 106 年發布之「職場中高齡勞工人因工程探討」指出：中高齡勞工最普遍的衰退問題依序為視覺、耐力、聽覺等面向；107 年發布之「中高齡職業環境安全設施探討研究」則發現中高齡勞工與年輕勞工之職業傷害類型不同（前者以跌倒、墜落為最多），而中高齡工作者對於各項危害之適應力、復原力均降低，故環境及作業危害之辨識更為重要，並應避免進行高處作業。該研究並提出「工作適能指數評估系統」，係由中高齡及高齡工作者先行自我評估，再由勞工健康服務醫護人員進行客觀性評估，依其結果進行作業環境改善、工作調整或職能訓練，抑或是針對不同能力的衰退進行「職務再設計」以排除障礙並提升工作效能。如針對力量衰退，可以使用抬舉設備、省力輔具等方式；針對耐力衰退可以坐姿取代站姿，或使用懸吊與配重設備；針對視力衰退可使用放大設備或改變照明度等改善作業環境之方式；針對動作控制衰退可加大按鍵與握把等原則，均可以有效提升中高齡勞工之工作能力及職場安全。

Chapter

08 醫院健康促進與實務

學習內容

8-1 健康醫院認證與網絡發展

近年來國人知識水準不斷提升，對「健康」議題越來越重視，根據世界衛生組織定義：健康是生理、心理、心靈和社會完全安適之動態狀態，不只是沒有生病或虛弱而已。隨著慢性疾病、事故傷害與自殺等成為現代人主要的健康威脅，先進國家開始注意到，這些問題並非醫療所能根除；僅靠擴充醫療資源與醫療支出，無法獲得國民健康等比例的改善。從 1986 年世界衛生組織在渥太華健康促進宣言中，提到醫療服務機構對人民健康促進的任務及使命，強調組織措施及自身能力是影響健康的多重因素，提高生活品質，而世界衛生組織所創始的健康促進醫院，概念源自於渥太華憲章以及世界衛生組織歐洲部門於 1991 年發表的布達佩斯健康促進宣言，主要目標是要將醫院發展成為更健康的場所，訂定以下原則：

1. 促進人類的尊嚴、平等、團結與專業道德，認同不同族群的需求、價值和文化。
2. 以改善品質及病人、家屬與員工的幸福安寧為導向，進行環境的防護並建立學習型組織。
3. 整體性的方法而不僅是治療服務。
4. 以病人為中心提供病人及家屬最佳的健康服務。
5. 以有效率及具成本效益的方式利用資源，並以促進健康改善為基礎分配資源。
6. 與其他層級的健康照護系統及社區密切連結。

而透過健康醫院的健康促進介入，主要著重於以下幾個功能：

1. 改善醫院的自然與社會環境。
2. 健康促進醫院為健康的工作場所。
3. 提供健康的服務。
4. 訓練、教育與研究。
5. 醫院是健康促進的提倡者與改變的媒介。
6. 將健康促進視為醫院組織發展的策略。

為了達到健康促進醫院的目標，2002 年 9 月由行政院衛生署國民健康局委託國防醫學院，執行臺灣首項健康促進醫院研究計畫，以健康促進需求評估為基礎逐步推動醫院健康促進活動，三軍總醫院為該計畫介入的試辦醫院〔林金定等（2002）營造「健康促進醫院」之先趨性研究：以某醫學中心為例。衛生署國民健康局委託研究計畫（計畫編號：91-02-98）〕。緊接著三軍總醫院參加臺北市政府衛生局訂定的「健康醫院評鑑標準」，先後成立「健康促進委員會」，主要統籌各項健康促進活動，委員會成立時，同時簽署推動「健康醫院」宣誓，大家齊心共同推動健康醫院。臺北市於2002年推動健康城市政策，以「健康減重100噸，活力長壽臺北城」宣示，期望能帶動全民健康飲食、讓全民動起來與維持理想體重，透過健康學校、健康職場、健康社區與健康醫院營造友善的環境，使全民參與，並且訂定評鑑標準，全面進行健康醫院評鑑。臺灣於2006年11月26日通過世界衛生組織健康促進醫院國際網絡推動委員會的審核，成為第32個國家區域網絡會員，並與WHO HPH秘書處簽署合作協議，授權臺灣進行教育與推廣以及處理臺灣各醫院入會事宜（臺灣共有160家國際網絡會員），讓國內醫療保健政策得以與WHO政策接軌，對臺灣健康促進發展成果展現於國際有很大的意義。

民國106年國民健康署因應醫院及民眾所需，規劃精簡評核基準並模組化四類認證項目，擬訂健康醫院認證基準，將民國95年起陸續推動的健康促進醫院整合了高齡友善健康照護機構認證（Age-friendly Hospitals, AFH）、無菸醫院認證（Tobacco-free Hospitals）及低碳醫院（Environment Friendly Hospitals）等精神建構而成，辦理「健康醫院認證」。三軍總醫院獲邀全臺唯一公立醫學中心之試辦醫院，獲得第一屆健康醫院認證，以「擁抱健康、菸酒不沾、均衡飲食、運動紓壓、活躍樂齡、尊嚴長青、節能減碳、珍愛地球」宣示，並且於健康管理委員會積極推動七大議題：1. 職場健康促進、2. 運動健康促進、3. 勞工健檢及癌症防治、4. 健康飲食新文化、5. 母嬰親善、6. 菸害檳榔防治、7. 節能減碳，將危害國人健康四大危險因子：菸檳、酒、不健康飲食、缺乏運動，納入健康醫院執行工作，提供全方位健康服務，提升病人、家屬、員工及社區民眾之健康價值。

民國109年起因應人口急遽高齡化及氣候變遷等議題，國民健康署參考國際發展高齡友善健康照護之趨勢，如：世界衛生組織公布新版的高齡整合照護指南（Integrated Care for Older People Guidelines, ICOPE）及美國健康照護促進協會發展之4Ms（重要關心的事What Matters、用藥狀況Medication、精神狀態Mentation、行動能力Mobility）及永續發展目標（Sustainable Development Goals, SDGs）充實高齡友善及氣候行動之內容；另外為了協助醫院落實以人為中心之照護，將「以人為中心之照護」獨立，並將健康識能、病人家屬積極參與醫療決策等概念整合納入，發展具地域性特色的健康促進服務，健康醫院認證基準2.0修正重點以精簡條文、以人為中心、健康永續為原則，將民國106年38項基準117條文，於民國109年修正為27項基準80條文，以期醫院可持續深化健康促進各領域之發展。

自民國 113 年開始，健康醫院以自我評估制度取代原有認證制度，並合併醫院申請糖尿病與腎臟病健促機構之行政作業及提供輔導，協助申請加入健康醫院網絡會員，各醫院除了提供疾病治療外，也更能從前端的疾病防治與健康促進守護民眾健康。修正後的健康醫院網絡自評表區分為八大標準（衛生福利部國民健康署，2024）：

1. 管理政策（Policy and Leadership）
2. 病人評估（Patient Assessment）
3. 病人的資訊與介入（Patient Information and Intervention)
4. 推動健康職場及確保臨床健康促進的能力（Promoting a Healthy Workplace and ensuring capacity for Clinic Health Promotion）
5. 執行與監測（Implementation and Monitoring）
6. 高齡友善（Age-friendly）
7. 以人為中心之照護（Person-centered Care）
8. 氣候行動（Climate Action）

三軍總醫院為健康醫院 2.0 試評醫院醫學中心代表並且獲得金質標章，將 27 項基準 80 條文以「擁抱健康、菸酒不沾、活躍樂齡、尊嚴長青、均衡飲食、運動紓壓、節能減碳、健康永續」之政策為醫院推動目標。簡單來說，無論是健康程度如何、年齡如何，人都是需要健康促進的，而健康醫院就是要讓來醫院的人或在醫院工作的人「健康」更好，因為醫院不只是「看病」的地方，也是找「健康」的所在。

8-2 醫院的社區健康照護模式

社區是指居住在同一個地理區域，彼此間有相似的文化、價值觀或態度，對彼此環境有認同感，在社會的互動上能互助合作。而社區健康不單是整個社區的健康狀況，包含由個人、政府機構或民間組織所致力推行的各項措施和活動，而這些行動的最終目標是為了促進社區民眾的身體、心理及社會三方面的健康。渥太華健康促進憲章（Ottawa Charter for Health Promotion）健康促進定義「使人們能夠強化其掌控並增進自身健康的過程」，目標是為了使人們過更健康的生活而從事健康的行為，包括衛生教育、政策、環境與媒體。因此期望醫院除了被動的醫治疾病外，能走入社區衛教諮詢，發現問題即時轉介，透過行為改變及環境改變，營造永續關懷提升健康以提升生活品質，並以人為中心延伸至社區為基礎，「落實健康生活化，生活健康化」。

過去幾十年來臺灣在公共衛生與醫療的進步，使得國人的平均餘命提升，人口快速轉型使臺灣在未來數十年人口結構會產生急遽改變。依據國家發展委員會指出，我國已於民國 82 年成為高齡化社會（老年人口占總人數比率超過 7%），2022 年我國 65 歲以上老年人口占總人口比率為 17.5%，推估 114 年比率將超過 20%，邁入超高齡社會；至民國 159 年此比率再續增為 43.6%，而老年人口中，85 歲以上之超高齡老人所占比率，將從民國 111 年的 10.4% 提高至民國 159 年的 31.3%。在面對老化趨勢冀以「整合照護 的方式改善，如降低住院率、避免醫療資源濫用、延緩衰弱及提升社區民眾健康識能等。

一、全人照護概念

近年來，醫療院所在發展全人照護並結合了各面向的照顧；全人照護（Holistic care）不僅提供以病人為中心之身體、心理、靈性及社會之醫療照護，也提供民眾促進健康與預防疾病之道，以病人本身的全人照護為出發點，擴展至全團隊共同提供全程、全家、全社區的五全照護。全人照護理念為以下五點：

1. 身體照護：提供有效安全的醫療處置，包括正確的診斷、治療和護理程序。確保病人的生理需求得到滿足，例如飲食、運動、藥物管理等。
2. 心理照護：關注病人的心理健康狀態，提供情緒支持和心理輔導。醫療人員應具備良好的溝通和聆聽技巧，建立良好的醫病關係。
3. 靈性照護：尊重病人的宗教和靈性信仰，提供相關的支持和關懷。包含醫療人員與病人討論宗教或靈性問題，並提供病人進行宗教或靈性活動。
4. 社會照護病人的社會環境和支持系統：提供社會支持和資源及後續家庭照顧、社區支持服務或康復計畫等。
5. 團隊合作：全人照護需要跨學科和跨專業的團隊合作，包括醫師、護理師、社工師、心理師等彼此合作，共同制定並執行照護計劃。確保各專業之間的協調和溝通，以達到整體照護的目標。

二、全人照護措施

以一個「老年衰弱病患團隊照護」案例來說明，此個案為 70 歲體重減輕女性，經由老年衰弱病患團隊照護，從健康照護矩陣找到病患照護需求，再以全人照護之各面向來照顧，住院期間與其他職類共同照護，營養師給予營養指南、聽力治療師給予助聽器配戴建議等，各專業人員提供住院病人完整的照護過程。其主要實施方式如下：

1. 聚焦病人需求：從健康照護矩陣找到病患需求，病人疾病往往不只是單一的醫學問題需要幫助，因此邀請不同專業領域人員參加出院準備小組會議，希望為病人順利銜接出院後續照護。
2. 照護計畫評估：協助病人評估轉介長照 2.0 服務、評估失能等級、出院返家後提供相關服務等，減少病人自己外出跌倒風險及家人照顧的負擔。
3. 營養指導：營養師在照顧病人方面扮演重要角色，評估病人的營養狀況，制定合適的飲食計畫。對於體位為過輕者，建議足夠熱量攝取基礎下，選擇優質蛋白質，如雞蛋、黃豆製品等，提升豆、魚、蛋及肉類的攝取量。
4. 吞嚥問題：吞嚥問題是老年綜合症候群的症狀之一。語言治療師給予烹調食物建議，並給予相關吞嚥訓練。
5. 聽力問題：經純音聽力檢查與語言聽力檢查及腦幹聽性反應檢查，若結果顯示為輕度的感音神經性聽損，後續將協助病人助聽器功能需求及如何配戴以及復健追蹤。

三、全人照護精神

在多元複雜的醫療環境，為因應疾病型態的改變，醫療給付的縮短個案住院天數，照護模式已由醫院漸漸走向社區；醫療人員的服務對象不只侷限於生病的個案，也擴及健康民眾，服務場域已自醫院走入家庭或社區。

因此，全人照護強調照護的全程、全家和全社區。病人在疾病始終，從身體、心理、社會和精神等多個方面來評估和處理病人的需求：疾病的預防、診斷和治療，到康復和長期護理。關心病人的家庭和社區環境，減少疾病風險和提高生活品質，以確保他們在回到社區後能夠獲得支持和照護。

再者，醫院為民眾持續提供高品質的全人醫療和健康促進服務，每位來醫院的民眾都能和診療醫師成為好朋友；同時也積極走入社區，提供社區民眾、全家庭甚至全社區的整合性照護。

社區的全人照護目標是建立一個健康的社區，提供符合病人需求的高品質照護。提供完善的出院準備服務計畫，為使病人返家後無後顧之憂，安排轉銜及轉介社區資源服務，包括輔具租借、居家照顧、急性後期照護及機構安置等；又連結衛生所或健康服務中心、長照 2.0 相關資源、政府和社會服務機構合作，共同照護和服務並改善社區居民的整體健康和福祉。強化社區民眾健康有以下幾個方式：

1. 健康促進：鼓勵民眾以積極的生活方式，包含健康飲食、鍛鍊身體，減少疾病發生並提高生活品質。
2. 慢性病管理：提供社區民眾慢性病管理的知識，例如糖尿病、心臟病，給予衛教指導，協助民眾能提高疾病管理的意識。
3. 心理支持：提供心理諮詢及支持，協助社區民眾解決焦慮、憂鬱等心理問題，適時提供心理支持的方式。
4. 社交活動：鼓勵社區民眾參與社區活動，例如義工活動、組織社區活動，減少孤立感，促進人與人之間的互動及凝聚力。
5. 家庭支持：家庭照護為最重要的一環，有良好的家庭支持才會有良好的身、心、靈及社會健康狀態。

全人照護，針對有需求民眾能適時提供，無論是醫療院所至回到社區，身為醫療人員，應要有「愛的醫療應該從病人的立場來設想，要將愛化為實際的行動，在最有需要的地方，治癒及安慰人們的身、心、靈」，在全人照護教育政策及制度下，「全人照護」、「以病人為中心」不再只是空泛的口號，而是由全體實習學生、醫師、醫事及其他人員自發性具體落實於日常生活，進而提升醫療品質。

8-3 成人預防保健與四癌篩檢

一、 成人預防保健

從二十世紀以來，隨著醫療科技的進步，人類平均餘命不斷創新高，根據內政部統計民國 110 年臺灣女性平均餘命為 84.3 歲、男性為 77.7 歲，為此預防醫學健康檢查的概念為各界所重視，讓醫院的存在不僅僅只是治療疾病，更轉變成民眾預防保健的守門員。健康檢查是利用臨床檢查及特殊工具，在沒有症狀之前，檢查出會致命或造成殘障的疾病，讓受檢者了解自己的健康情形，做出及時的處置，達到限制殘障或延長壽命。從公共衛生學角度來看，共分為四個階段措施（如表 8-3），而成人健檢被賦予守住在第二階段，經由「早期診斷、立即治療」讓疾病不再惡化。陳明豐（2005）將健檢目的歸納出三點：

1. 早期發現潛伏性或進行性疾病，及時給予適當治療。
2. 詳細觀察追蹤潛在疾病的症狀及變化，及時給予改善。

3. 對受檢者給予衛生教育及適當的健康指導，使他們能夠保持健康，並促進健康及促進生活品質，以符合世界衛生組織對健康的定義。

因此，健檢除了讓民眾早期發現疾病、早期介入及治療外，衛生福利部國民健康署為了維護中老年人的健康提供 40 歲以上未滿 65 歲民眾每 3 年 1 次、55 歲以上原住民、罹患小兒麻痺且年在 35 歲以上者、65 歲以上民眾每年 1 次成人健康檢查。定期健康檢查可以幫助民眾識別身體上的問題和潛在的健康風險，並且早期發現和治療疾病，從而帶來以下好處：

1. 觀察身體各項功能反應，適時予以改善。
2. 加深自我身體機能的了解，改變不良生活習慣。
3. 早期發現潛在的致病因子，即時給予適當治療。
4. 避免危險因子的產生，保持健康。

表 8-1 成人預防保健檢查項目

檢查項目	內容	檢查目的及臨床意義
1. 肝臟功能檢查	(1) 血清麩草醋酸轉氨酶 (SGOT) (2) 血清麩焦葡萄酸轉氨酶 (SGPT)	(1) 急、慢性肝炎 (2) 肝功能異常 (3) 肝硬化
2. 腎臟功能檢查	(1) 肌酸酐 (Creatinie) (2) 腎絲球過濾率之計算 (eGFR)	(1) 急、慢性腎炎 (2) 腎衰竭 (3) 尿毒症
3. 糖尿病檢查	飯前血糖 (AC Sugar)	糖尿病
4. 心血管疾病危險因子檢驗	(1) 總膽固醇 (T-CHOL) (2) 三酸甘油脂 (TG) (3) 高密度脂蛋白膽固醇 (HDL-C) (4) 低密度脂蛋白膽固醇計算 (LDL-C)	(1) 動脈硬化 (2) 脂肪代謝異常
5. 尿液常規檢查	尿蛋白	腎病變症候群
6. 肝炎檢查	(1) B 型肝炎表面抗原 (HBsAg) (2) C 型肝炎抗體 (Anti-HCV) 45-79 歲民眾或 40-79 歲原住民，終身可免費篩檢一次。	(1) B 型肝炎病毒感染 (2) C 型肝炎病毒感染

成人預防保健服務內容包括身體檢查（身高、體重、血壓…）、血液生化檢查、腎功能檢查及健康諮詢等項目（表8-1）。隨著社會高齡化，利用公費檢查的人數愈來愈多，到2021年總共有192.5萬人使用成人預防保健，利用率達27.6%。政府為了提升利用率，持續推動社區網絡資源相互連結共同至社區，如利用講座、媒體、網路社群、音訊視訊等宣導成人預防保健，透過各項宣導方式讓民眾了解成人健檢的重要性，醫院亦加強診間系統主動將符合資格的民眾提供成人健檢服務，期望符合的民眾不要忽視自己的權益，定期健康檢查。

二、 四癌篩檢

根據衛生福利部統計處（2022）資料顯示，臺灣癌症死亡人數為5萬1,656人，占總死亡人數的28%，十大癌症死亡率依序為（一）氣管、支氣管和肺炎（二）肝和肝內膽管癌（三）結腸、直腸和肛門癌（四）女性乳癌（五）前列腺（攝護腺）癌（六）口腔癌（七）胰臟癌（八）胃癌（九）食道癌（十）卵巢癌。篩檢可以早期發現癌症或其他癌前病變，從而降底癌症死亡率。政府補助四大癌症篩檢，補助對象分別為30歲以上女性每年1次子宮頸抹片檢查、45-69歲或40-44歲二等血親內曾罹患乳癌之女性每2年1次乳房攝影、50-74歲民眾每2年1次糞便潛血檢查、30歲以上正在吸菸或吃過檳榔者（18歲以上有吃過檳榔之原住民）每2年1次口腔黏膜檢查。另外衛生福利部於2022年7月1日起，推動肺癌早期偵測計畫，提供50-74歲男性及45-74歲女性有肺癌家族史或50-74歲吸菸史達30包/年 以上，有意願戒菸或戒菸15年內之重度吸菸者，每2年1次低劑量電腦斷層檢查（LDCT），若有吸菸情形，進行肺癌篩檢前需至有辦理衛生福利部國民健康署戒菸計畫合約之戒菸機構接受戒菸服務（表8-2）。肺癌篩檢是目前提供的四癌篩檢之外，依據國際實證及國內研究結果，並且經專家及相關學會討論而推出的第五癌篩檢。

癌症一直以來仍是國人死亡的頭號殺手，目前推行的癌症篩檢皆已證實可早期偵測而降低死亡率，且具成本效益。雖然在推動者的努力下受檢率有逐年增加的情形，但仍然還有許多成長的空間，除了受檢率之外，陽性追蹤率偏低的問題也需要被解決。除了積極辦理癌症篩檢外，依據世界衛生組織（WHO, 2014）指出有三分之一的癌症是可以預防的，菸檳、酒、不健康飲食及缺乏運動等都是誘發慢性病（含癌症）的主要危險因子，因此在持續推動戒菸（含電子菸）、戒檳、戒酒之外，也要建立良好的生活習慣，強化民眾及防治人員的健康識能。再者，罹患癌症的病人能得到適當治療，並且持續追蹤治療後的狀況，以預防殘障，使患者得到有品質、有尊嚴的治療與照顧，並針對晚期癌症病人，提供舒適照顧避免無效醫療，在病患意識清楚時協助四道人生（道謝、道歉、道愛、道別），讓家屬及患者不留遺憾（表 8-3）。

表 8-2　五大癌症篩檢一覽表

疾病	篩檢	性別	年齡						
			18 歲	30 歲	40 歲	50 歲	60 歲	70 歲	80 歲
子宮頸癌	子宮頸抹片 每年 1 次	女性		30 歲以上					
乳癌	乳房攝影 每 2 年 1 次	女性			45~69 歲以上				
		二等血親內曾罹患乳癌之女性			40—44 歲				
大腸癌	糞便潛血 每 2 年 1 次	男性				50~74 歲			
		女性				50~74 歲			
口腔癌	口腔黏膜 每 2 年 1 次	男性〔嚼檳榔 (含已戒) 或吸菸者〕		30 歲以上					
		女性〔嚼檳榔 (含已戒) 或吸菸者〕		30 歲以上					
		原住民男性〔嚼檳榔 (含已戒)〕	18 歲以上						
		原住民女性〔嚼檳榔 (含已戒)〕	18 歲以上						

疾病	篩檢	性別	年齡						
			18歲	30歲	40歲	50歲	60歲	70歲	80歲
肺癌	低劑量電腦斷層檢查（LDCT）每2年1次	男性(肺癌家族史)				50~74歲			
		女性(肺癌家族史)			40~74歲				
		男性(重度吸菸者)				50~74歲			
		女性(重度吸菸者)				50~74歲			

表 8-3　四段七級預防

初段（未病）		次段（欲病）	參段（已病）		末段（死亡）	
第一級	第二級	第三級	第四級	第五級	第六級	第七級
健康促進	特殊防護	早期診斷立即治療	限制殘障	復健	緩和醫療	哀傷輔導
健康講座(如營養、戒菸、戒酒、戒檳榔、運動等)	預防注射(如人類乳突病毒疫苗等)、去除致癌物	癌症篩檢(大腸癌篩檢、口腔癌篩檢、乳癌篩檢、子宮頸癌篩檢、肺癌篩檢等)	積極治療預防疾病再復發	身心復健	長期照護安寧療護(避免無效醫療、四道人生等)	安寧療護(避免無效醫療、四道人生等)

8-4 醫院健康促進實務案例分享

三軍總醫院為健康醫院 2.0 試評醫院醫學中心代表並且獲得金質標章（如圖 8-1），以下為三軍總醫院健康促進實務案例分享，分為醫院健康促進及社區健康促進。

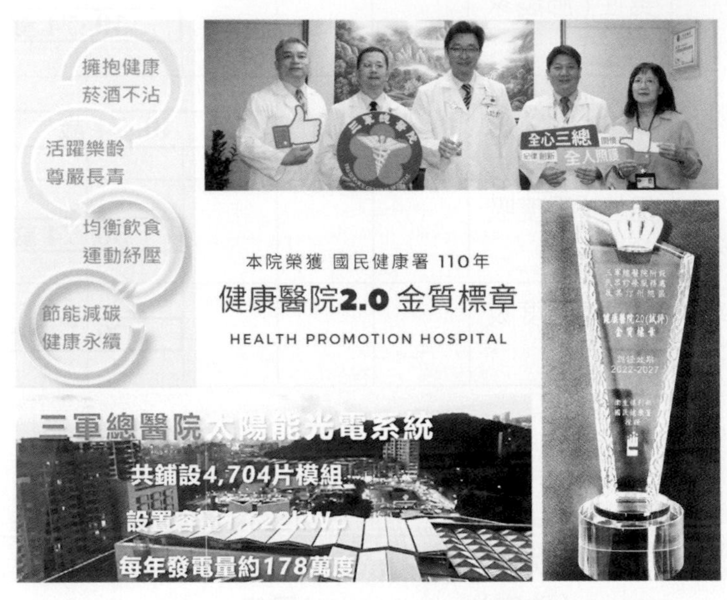
擁抱健康
菸酒不沾
活躍樂齡
尊嚴長青
均衡飲食
運動紓壓
節能減碳
健康永續
全心三總
全人照護
本院榮獲 國民健康署 110年
健康醫院2.0 金質標章
HEALTH PROMOTION HOSPITAL
三軍總醫院太陽能光電系統
共鋪設4,704片模組
每年發電量約178萬度

圖 8-1 健康醫院 2.0 認證金質標章

一、 醫院健康促進

三軍總醫院積極參與健康促進政策和倡議（Health Promotion Policies and Advocacy），由院長率團隊發表「擁抱健康、菸酒不沾、均衡飲食、運動紓壓、活躍樂齡、尊嚴長青、節能減碳、珍愛地球」新口號，將危害國人健康四大危險因子，列入醫院健康促進政策新目標，持續依循渥太華健康促進憲章五大行動綱領推動健康促進工作，提供全方位健康服務，透過醫療服務轉型，以提高員工的整體健康水平，提升社區民眾、病人、家屬、及員工之健康價值（如 8-2）。

醫院積極參與國民健康署及衛生局合作，推動菸草及檳榔控制、健康教育和疫苗接種等公共衛生計劃。民國 102-107 年度醫院階段性整體發展綱要計畫中，將「全人、社區及國際健康促進」納入目標之一，並由「健康促進管理會」定期修正臨床健康促進政策與議題，管理會共有 20 位委員，除了各部門主管外，另有 2 位員工代表擔任委員（如 8-3），一同參與醫院的政策制定與稽核。

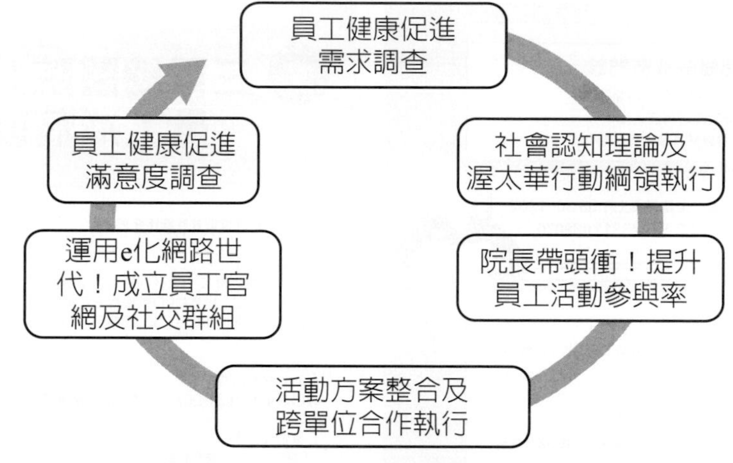

圖 8-2　健康促進醫院推行策略

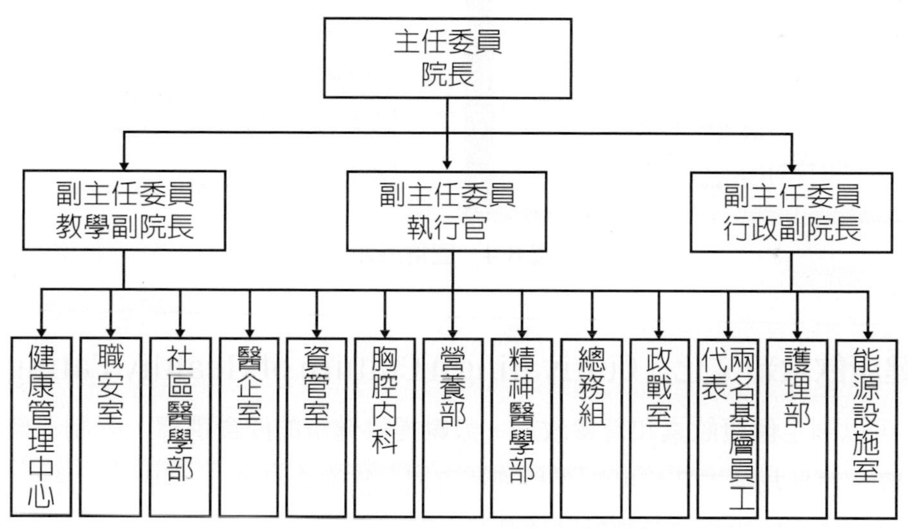

圖 8-3　健康促進管理會組織架構圖

每年由各委員提出員工健康促進規劃書，以下是健康促進相關措施：

（一）戒菸及檳榔控制政策（Smoking and Betel Nut Control Policies）

醫院制定禁菸政策，醫院內部和周圍區域禁止吸菸。提供戒菸支持和資源，鼓勵患者和醫護人員戒菸或減少吸菸。例如：建置無菸（含新興菸品）無檳榔醫院、開設菸害防制講座、戒菸班、戒菸門診、提供相關戒治服務及衛生教育課程等（如圖 8-4）。

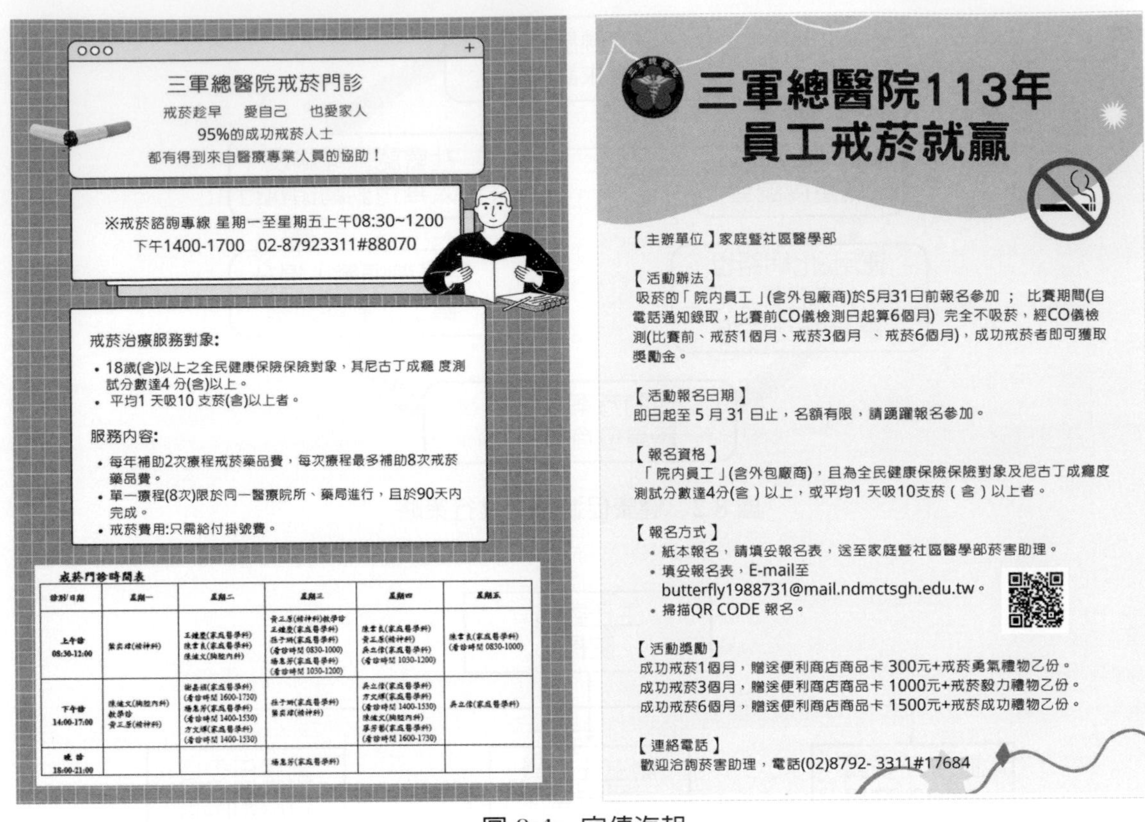

圖 8-4　宣傳海報

（二）健康飲食新文化（Cultivating a Culture of Healthy Eating）

醫院可以制定健康飲食和營養政策，鼓勵提供健康的飲食選擇，限制不健康的食品和飲料供應，並且為員工及病患的食材溯源管理、精進食材檢測，提供營養教育和指導，以幫助病患、社區民眾和員工選擇健康的飲食。

（三）職場心理健康促進（Mental Health Promotion）

職場心理健康促進是指在工作環境中採取措施，促進員工的心理健康和幸福感，並預防和處理工作相關的壓力和心理健康問題，包括健康講座、心理衛生教育及諮商、心理健康調查等，期望創建支持性的工作環境等，增強員工的壓力管理能力，提高工作滿意度，並減少工作相關的心理健康問題的發生率，同時，有助於建立積極的工作氛圍，提升員工復原力。

（四）運動和身體活動政策（Physical Activity Policy）

醫院可以鼓勵員工及社區民眾提升身體活動量，包括在醫院內設置運動設施、步道或花園等休閒場所，並適時提供運動指導和計劃，例如舉辦健康挑戰活動（如「健人就是腳勤：日走 7500 步」活動）（如圖 8-5）或邀請教練指導的每週運動日（如圖 8-6）、線上瑜珈課程等（如圖 8-7），鼓勵病患和員工提升身體活動量，以幫助個案實現健康目標和改善生活方式。

「健人就是腳勤：日走 7500 步」活動

1. 簡介

為因應新型冠狀病毒（COVID-19）對人類生活型態及社交距離之影響，在不群聚的原則下，規劃出了智慧健康自我訓練計畫。活動以「Smart Health City」APP 為基礎，結合穿戴裝置，藉由提供適切的健康知識，促進員工健康管理意識和行為改變，增強員工自主健康管理的動力和誘因，鼓勵他們參與健康促進活動，培養健康生活習慣，建立職場健康促進氛圍。

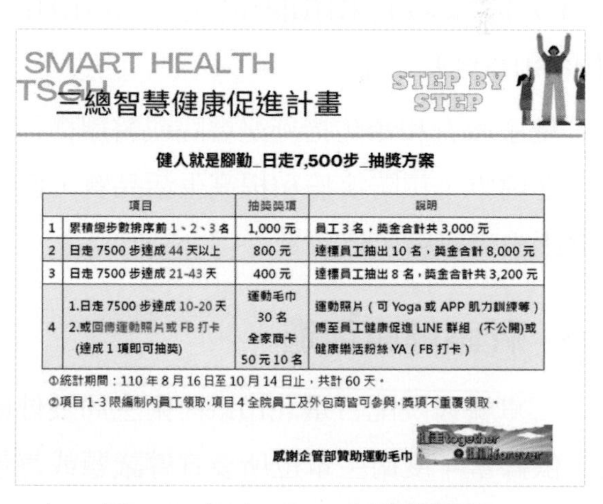

SMART HEALTH TSGH 三總智慧健康促進計畫

STEP BY STEP

健人就是腳勤_日走7,500步_抽獎方案

	項目	抽獎獎項	說明
1	累積總步數排序前 1、2、3 名	1,000 元	員工 3 名，獎金合計共 3,000 元
2	日走 7500 步達成 44 天以上	800 元	達標員工抽出 10 名，獎金合計 8,000 元
3	日走 7500 步達成 21-43 天	400 元	達標員工抽出 8 名，獎金合計共 3,200 元
4	1.日走 7500 步達成 10-20 天 2.或回傳運動照片或 FB 打卡 (達成 1 項即可抽獎)	運動毛巾 30 名 全家商卡 50 元 10 名	運動照片（可 Yoga 或 APP 肌力訓練等）傳至員工健康促進 LINE 群組 (不公開)或健康樂活粉絲 YA（FB 打卡）

①統計期間：110 年 8 月 16 日至 10 月 14 日止，共計 60 天。

②項目 1-3 限編制內員工領取，項目 4 全院員工及外包商皆可參與，獎項不重覆領取。

感謝企管部贊助運動毛巾

圖 8-5　日走 7500 步活動簡章

2. 案例

(1) 舉辦時間：民國 110 年 8 月 16 日至 10 月 14 日，共計 60 天。

(2) 舉辦單位：三軍總醫院

(3) 參與人數：共有 1,296 人。

(4) 活動誘因：為鼓勵員工提升身體活動量並辦理抽獎活動，共頒發 21 位員工個人獎金及 60 份獎品，並於健康促進管理會議邀請院長頒發獎狀表揚績優前三名員工，以資鼓勵。

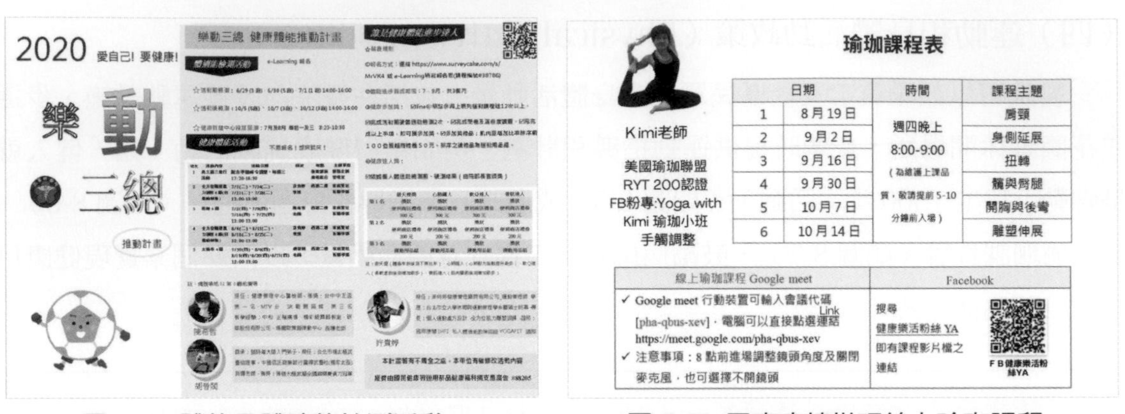
2020 愛自己! 要健康!
樂動
三總
推動計畫
樂動三總 健康體能推動計畫
瑜珈課程表
Kimi老師
美國瑜珈聯盟
RYT 200認證
FB粉專:Yoga with
Kimi 瑜珈小班
手觸調整
日期		時間	課程主題
1	8月19日	週四晚上 8:00-9:00 (為維護上課品質，敬請提前 5-10 分鐘前入場)	肩頸
2	9月2日		身側延展
3	9月16日		扭轉
4	9月30日		髖與臀腿
5	10月7日		開胸與後彎
6	10月14日		雕塑伸展
線上瑜珈課程 Google meet
✓ Google meet 行動裝置可輸入會議代碼 [pha-qbus-xev]，電腦可以直接點選連結 Link https://meet.google.com/pha-qbus-xev
✓ 注意事項：8 點前進場調整鏡頭角度及關閉麥克風，也可選擇不開鏡頭
Facebook
搜尋 健康樂活粉絲 YA 即有課程影片檔之連結
FB健康樂活粉絲YA

圖 8-6 體能及體適能檢測活動

圖 8-7 因應疫情辦理線上瑜珈課程

（五）健康教育和預防措施（Health Education and Preventive Measures）

健康教育和預防措施是醫院或醫療機構針對社區和個人進行的宣傳、教育和指導，以促進健康、預防疾病和提高生活品質，例如：包括辦理生理、心理健康講座，推動員工健康檢查與癌症防治。

二、 社區健康促進

三軍總醫院配合臺北市政府衛生局及健康服務中心需求支援或辦理相關健康促進活動，依據當年度衛生單位所要宣導議題或每年藉由問卷調查及數據分析，擬訂目標前往社區舉辦不同類型之健康促進活動，其中健康講座每年辦理場次達百場以上，參加人數 6,000 人以上。因應政府長照 2.0 政策，強化社區老人活動據點的功能，跨部門團隊配合國家多項政策之宣導及施行，均由一至數個單位互相協助，走入社區，以生動活潑的方式，翻轉傳統衛生教育，例如營養師親自參與共餐之餐食設計實務操作與示範、心理師團體諮商型式帶領「臨老生活適應」及「記憶訓練」、牙醫師口腔保健及實務操作等活動，為來到社區小規模照顧據點的長輩帶來身、心健康與人際關係的照護關懷。為全方位提供溝通聯繫及推播健康識能的管道，建置 Facebook 粉絲頁及全心三總 line@ 商店，除提供活動訊息、健康知識，並且可以一對一詢問問題，獲得民眾肯定與喜愛。民國 110 年 5 月 12 日起因應疫情全國三級警戒，關懷據點實體課程無法舉辦，為了讓民眾能持續獲得健康資訊也不讓民眾在家悶著，將課程調整為線上課程，讓民眾與專業人員以空中相會的形式提升自己的健康識能，雖然過程中困難重重，但長輩們也展現了活到老學到老的精神，挑戰線上學習。

結語

健康促進的推動一直是醫院年度重要的工作，主要目的在維護及促進員工、病患、家屬以及社區民眾的健康，不僅關注疾病的治療，也強調疾病預防和健康促進等方面，並改善生活品質。提供全面性的健康服務，建立跨部門的合作關係，提供「全人、全程、全家、全團隊、全社區」的五全照護模式，強調將個體視為一個整體，不僅身體上的健康狀態，還需要心理、靈性和社會的健康。三軍總醫院持續秉持「熱心主動關懷、用心提升品質、決心遵從紀律、細心大膽創新」的精神，致力以病人為中心，精進醫療技術，提供全心醫療，並且以「擁抱健康、菸酒不沾、活躍樂齡、尊嚴長青、均衡飲食、運動紓壓、節能減碳、健康永續」之政策為醫院推動目標，持續提供預防保健及提升醫療照護品質，努力落實健康促進，讓員工、病患、家屬以及社區民眾健康更好。

近年來，由於我國國民生活水準提升，公共衛生政策的施行與醫療科技的進步，使得國人平均壽命延長，人口急速老化，癌症及慢性病已成為影響生活品質的原因，醫院健康促進應該鼓勵病人主動參與自己的健康管理。提供病人教育和資源，使他們能夠更好地了解和管理自己的健康狀況。醫護人員應該與病人建立良好的溝通和互動，共同制定個人化的治療計劃和目標。而成人預防保健、癌症篩檢是重要的健康保健措施，建議根據年齡、性別和個人風險進行檢查和篩檢措施，可以幫助民眾識別身體上的問題和潛在的健康風險，並且早期發現和治療疾病，獲得更健康的生活，也節省龐大的醫療費用支出。

總而言之，醫院健康促進是跨團隊的工作，將不同層面的健康需求納入照護範疇，並提倡團隊合作，需要醫院內外部資源多方的合作和努力。透過宣傳教育、疾病預防、環境管理和病人參與等方面的努力，可以更全面顧及病患需求，醫院的健康促進與實務措施有助於減輕醫療負擔，降低疾病發生率，促進整體健康和提高生活品質，並改善整體社會福祉。

參考文獻

1. WHO: Health Promotion Glossary. Geneva: World Health Organization, 1998.
2. 邱淑媞（2014）。健康促進醫院理念與實務。衛生福利部國民健康署。
3. WHO: Ottawa Charter for Health Promotion: World Health Organization, 1986.
4. 林金定、羅慶徽、呂學琳、嚴嘉楓、朱明若（2005）。職場健康促進：「健康促進醫院」組織發展之初探。中華職業醫學雜誌，12(3)，125-134。
5. 林雅雯（2004）。世界衛生組織健康促進醫院計劃之探討與臺灣推行之建議。醫務管理期刊，5(1)，1-18。
6. Pelikan, J. M., Krajic, K., & Dietscher, C. (2001). The health promoting hospital (HPH) : Concept and development. Patient Education and Counseling, 45(4), 239-243.
7. 吳孟嬪、王蕙譽、吳麗蘭、張惠萍、陳美如、何璇、翁林仲、黃勝堅（2020）。健康促進醫院之國際發展趨勢。北市醫學雜誌，17(4)，361-371。
8. 林金定（無日期）。「健康促進醫院」運動：醫務管理新策略。臺灣健康醫院學會 & 臺灣健康促進醫院網路。http://www.hph.org.tw/Health_Promoting_Hospitals_1。
9. 蕭如玲、林裕昌、許淑純（2011）。探討醫療機構導入健康促進醫院之研究。醫管期刊，12(4)，221-236。
10. 衛生福利部國民健康署：110 年健康醫院 2.0 認證作業說明（修訂版）。https://www.hpa.gov.tw/Pages/Detail.aspx?nodeid=537&pid=16966&sid=7986。
11. 趙坤郁（2006）。社區健康營造工作手冊。行政院衛生署國民健康局。
12. 洪大川、魏菁瑤、黃初雪、張文瀚、葉宏一、施壽全（2018）。多元社區健康營造、連結長照永續深耕。健康促進研究與實務，1(1)，9-19。
13. 國家發展委員會人口推估查詢系統：中華民國人口推估（2022 年至 2070 年）報告。https://pop-proj.ndc.gov.tw/News.aspx?n=3&sms=10347
14. 李秉翰、周倩如、莊茗文、楊君宜、黃弘孟、周佑珊、盧欣宜、陳重榮（2019）。由社區據點發展醫院型社區整合照護。北市醫學雜誌，16，47-59。
15. 翁黃玲、陳蕙玲、胡月娟（2007）。以病人為中心的全人照護教學。護理雜誌，54(3)，24-32。

16. 詹其峰、陳慶餘（2003）。家庭醫師全人照護制度。醫學教育，7(3)，207-209。

17. 鍾鎮鴻、黃俐穎、孫文榮（2016）。醫院型家庭責任醫師制度：社區整合型照護模式之先驅研究。北市醫學雜誌，13(1)，72-79。

18. 吳孟嬪、馮容莊、施至遠、徐愫萱、鄒淑萍、朱怡蓁、黃勝堅（2019）。從醫院到社區的全人照護 - 建構完善的出院準備服務。北市醫學雜誌，16，10-24。

19. 三軍總醫院（2017）。全心三總、全人照護。醫療品質雜誌，11(2)，42-43。

20. 洪子仁（2012）。臺灣健康檢查服務之發展與現況。醫療品質雜誌，6(2)，4-8。

21. 衛生福利部統計處：平均餘命與死亡率。https://dep.mohw.gov.tw/dos/cp-5083-55378-113.html。

22. 翁永卿、鄭穎嫻、李嫚萍、賴玟儀、林志銘（2014）。大學院校健康檢查管理資訊系統之開發與運用。健康管理學刊，12(2)，67-76。

23. 魏嘉慶（2018）。出院前的聯合巡診，建立病患的信賴。中榮醫訊，(245)，13。

24. 陳明豐（2005）。健康檢查與健康管理。健康世界，(229)，82-86。

25. 朱鍇砉、張國基（2021）。高科技廠健康檢查管理程序 - 指數異常之分析。工業安全衛生月刊，(385)，9-21。

26. 衛生福利部國民健康署：成人預防保健。2021 年 10 月 26 日，取自：https://www.hpa.gov.tw/Pages/List.aspx?nodeid=189。

27. 行政院：成人預防保健服務利用率。https://www.gender.ey.gov.tw/gecdb/Stat_Statistics_DetailData.aspx?sn=s!eVqxPorvAN1c8qTBgy6A%40%40。

28. 三軍總醫院健康管理中心：成人健檢。https://wwwv.tsgh.ndmctsgh.edu.tw/unit/10043/27187。

29. 衛生福利部統計處：110 年國人死因統計結果。https://dep.mohw.gov.tw/DOS/lp-5069-113.html。

30. 施銘峰、程劭儀（2017）。四癌篩檢的現況與未來展望。臺北市醫師公會會刊，61(11)，29-34。

31. 衛生福利部國民健康署：癌症防治。https://www.hpa.gov.tw/Pages/List.aspx?nodeid=47。

32. 衛生福利部國民健康署：肺癌早期偵測計畫。https://www.hpa.gov.tw/Pages/List.aspx?nodeid=4619。

33. World Health Organization. (2014). Global status report on noncommunicable disease 2014. Retrieved from https://ncdalliance.org/sites/default/files/resource_files/Global%20status%20report%20on%20NCDs%202014.pdf?utm_source=NCD+Alliance+Combined+List&utm_campaign=0cd3b9d080-NCDA+E-Alert+22+January+2015&utm_medium=email&utm_term=0_1750ef6b4b-0cd3b9d080-64374793.

34. 陳睦虔（2019）。引導四道人生的臨終關顧。彰基院訊，36(10)，22-23。

35. 蔡岡廷、林宏榮（2022）。後疫情時代的醫院整合醫學照護模式。醫療品質雜誌，16(6)，14-19。

36. 三軍總醫院：院長的話。https://wwwv.tsgh.ndmctsgh.edu.tw/unit/102548/31985。

37. 衛生福利部國民健康署（2024）健康醫院網絡申請操作手冊，民國 113 年 02 月。https://health99.hpa.gov.tw/material/8325。

Chapter

09 營養與健康促進

學習內容

9-1 飲食與慢性疾病

飲食和慢性疾病之間存在密切的關係，因為我們所食用的食物和飲料可以直接影響我們的健康狀況。以下是一些飲食和慢性疾病之間的常見關聯：

1. 心臟病與高血壓：高飽和脂肪和膽固醇含量高的食物，如紅肉、加工食品和高鈉食物，可以增加患心臟病和高血壓的風險。相反，多食用富含膳食纖維、健康脂肪（如橄欖油和堅果）以及低鈉食物有助於降低風險。這是一項重要的臨床試驗（PREMIMED 研究），評估地中海飲食對心臟健康的影響。該研究發現，遵循地中海飲食的參與者，尤其是那些添加橄欖油或食用堅果的人，心臟病發病率明顯降低。具體而言，與控制組相比，地中海飲食組的心臟病風險降低了約 30%。
2. 糖尿病：高糖飲食和過度攝入加工糖可以導致肥胖和糖尿病。飲食中的醣類質量和類型也對糖尿病管理至關重要。飲食中的高糖和高澱粉含量可能導致肥胖和 2 型糖尿病。選擇低糖和低 GI（升糖指數）的食物，以及控制總醣量（碳水化合物）攝取，對於糖尿病的預防和管理至關重要。
3. 肥胖：過多的熱量攝取，特別是高脂肪和高糖食物，可能導致肥胖，而肥胖與多種慢性疾病，包括心臟病、2 型糖尿病、高血壓和某些癌症等之風險增加相關。
4. 癌症：飲食中的某些元素和食物可以影響癌症風險。例如高紅肉攝入可能與結腸癌風險增加相關，而高纖維飲食可能有助於降低結腸癌風險。
5. 骨質疏鬆：鈣和維生素 D 對於維持健康的骨骼非常重要。飲食中缺乏這些營養素可能導致骨質疏鬆症的風險增加。
6. 炎症性疾病：慢性炎症與多種疾病有關，包括風濕性關節炎和炎症性腸病。飲食中的抗炎性食物，如蔬菜、水果、魚類和全穀物，可能有助於緩解炎症。
7. 腎臟病：高蛋白質飲食可能對腎臟產生不良影響，尤其對那些已經存在腎臟問題的人。
8. 其他相關：包括腸胃道疾病、痛風、睡眠問題和精神疾病等。

總括而論，健康的飲食習慣對預防和管理慢性疾病至關重要。建議遵循均衡的飲食計畫，包括多種蔬菜、水果、全穀物、健康脂肪和足夠的蛋白質，並限制高糖、高脂肪和高鈉食物的攝取。此外，根據個人的健康需求，可能需要特定的飲食限制或補充營養素，以確保維持良好的健康。最好在飲食計畫上獲得醫療專業人員的建議，特別是如果您已經患有慢性疾病或有相關風險因素。

9-2 健康飲食與各國飲食指南（含健康飲食型態）

一、健康飲食

何謂「健康飲食」？健康飲食是指選擇和攝取食物和飲料的方式，以維持身體健康、促進正常生長和發展，並降低慢性疾病風險的飲食模式。

（一）健康飲食的特徵

健康飲食的核心特徵包括：

1. 均衡：健康飲食模式包括各種食物類型，包括蔬菜、水果、全穀物、蛋白質、健康脂肪和乳製品。這種均衡有助於確保身體獲得各種必需的營養素。
2. 多樣化：健康飲食鼓勵食用多種不同的食物，以確保營養的多樣性。不同的食物提供不同的營養素，多樣性有助於確保滿足身體各種需求。
3. 減少加工食品攝取：健康飲食模式限制高度加工的食物，如快餐、糖果、甜點和加工肉品。這些食品通常含有高量的糖、飽和脂肪、鈉和添加劑，與慢性疾病的風險增加相關。
4. 控制飲食份量：健康飲食不僅關注食物的種類，還強調適當的飲食量。過度攝取總熱量可能導致肥胖，進而增加多種慢性疾病的風險。
5. 低糖與低鹽：健康飲食有助於控制糖分和鈉的攝取量。高糖和高鈉飲食與糖尿病、高血壓等慢性疾病風險增加有關。
6. 適量蛋白質：適量的蛋白質是健康飲食的一部分，但過多攝取紅肉和加工肉應該受到限制，以降低某些癌症風險。

健康飲食是一個綜合性的理念，強調食物的品質、種類和攝取量，以確保身體獲得足夠的營養並維護健康。每個人的營養需求可能有所不同，因此在制定個人飲食計畫時，建議尋求醫療專業人員的建議，特別是如果您有特定的健康需求或慢性疾病風險。

（二）飲食指南（Dietary Guidelines）

各國都有飲食指南，飲食指南是由政府或健康機構制定的營養建議，旨在提供公眾和醫療專業人員有關健康飲食的指導方針。這些指南基於最新的營養科學研究，旨在幫助人們做出更健康的飲食選擇，以維護或改善整體健康，預防慢性疾病，並確保足夠的營養攝取。

臺灣飲食指南提供了不同類別食物的份量建議，以幫助人們實現均衡飲食。以下是臺灣飲食指南的一些常見食物類別以及每日建議的份量（圖 9-1）：

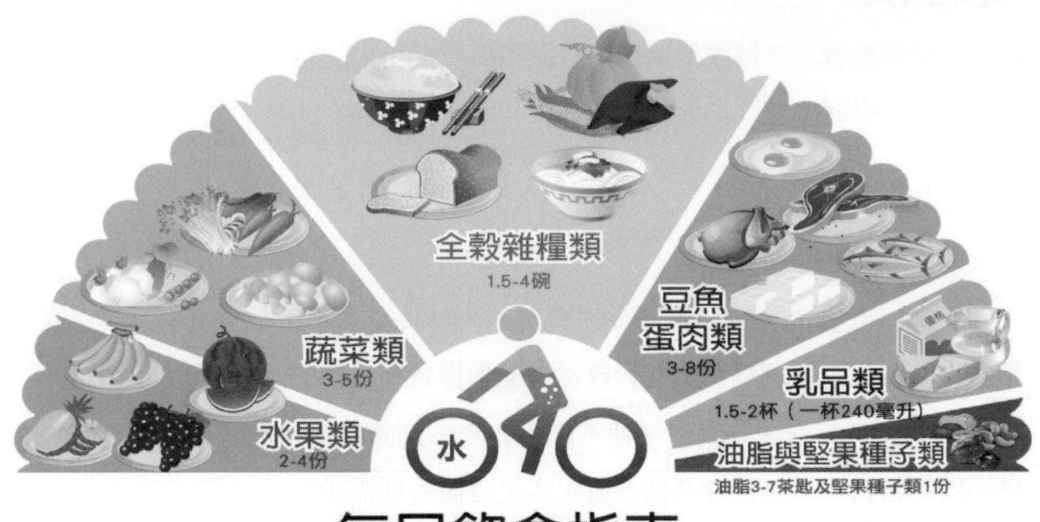

全穀雜糧類
1.5-4碗
蔬菜類
3-5份
水果類
2-4份
豆魚
蛋肉類
3-8份
乳品類
1.5-2杯（一杯240毫升）
油脂與堅果種子類
油脂3-7茶匙及堅果種子類1份
水
每日飲食指南

圖 9-1　臺灣每日飲食指南（衛福部 107 年）

1. 全穀根莖類：建議每天攝取 5~7 份五穀主食。一份五穀主食大約相當於一碗飯或一碗麵食，其中建議多食用糙米、全穀麵包和全穀麵條等。
2. 蔬菜：建議每天攝取 3~5 份蔬菜。一份蔬菜大約相當於半碗蔬菜。
3. 水果：建議每天攝取 2~4 份水果。一份水果可以是一個中等大小的水果（如一個蘋果或一個橙子）或半碗切片的水果。
4. 蛋白質：建議每天攝取 2~3 份蛋白質食物。蛋白質食物包括肉類、魚、家禽、豆類、蛋類和乳製品等。一份蛋白質食物大約相當於一支雞腿或一小杯乳製品。
5. 奶類：建議每天攝取 2 份奶類。這包括牛奶、優酪乳等。
6. 油脂：建議每天攝取 2~4 份油脂。這包括食用油、堅果、種子和魚油等。一份油脂大約相當於一茶匙食用油或一把堅果。食物份量建議可因個人的年齡、性別、活動量和特殊需求而有所不同。建議在制定個人飲食計畫時，根據自己的健康需求尋求專業人員的建議。

（三）我的餐盤（My plate）

美國農業部（USDA）於 2011 年推出「我的餐盤」（圖 9-2），以圖解方式讓民眾瞭解各類食物的組合，並鼓勵民眾均衡攝取各大類食物以期身體的健康。

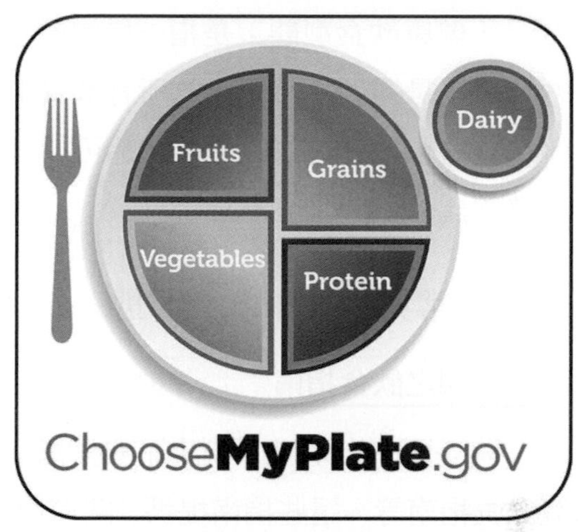

圖 9-2　美國農業部所推出的「我的餐盤」

2018 年衛福部為了落實每日飲食指南於是設計了臺灣版的「我的餐盤」（圖 9-3），並配合六句口訣：「每日早晚一杯奶、每餐水果拳頭大、菜比水果多一點、堅果種子一茶匙、豆魚蛋豆一掌心、飯跟蔬菜一樣多」，讓民眾更容易理解如何達到健康的飲食，並實踐於生活中。

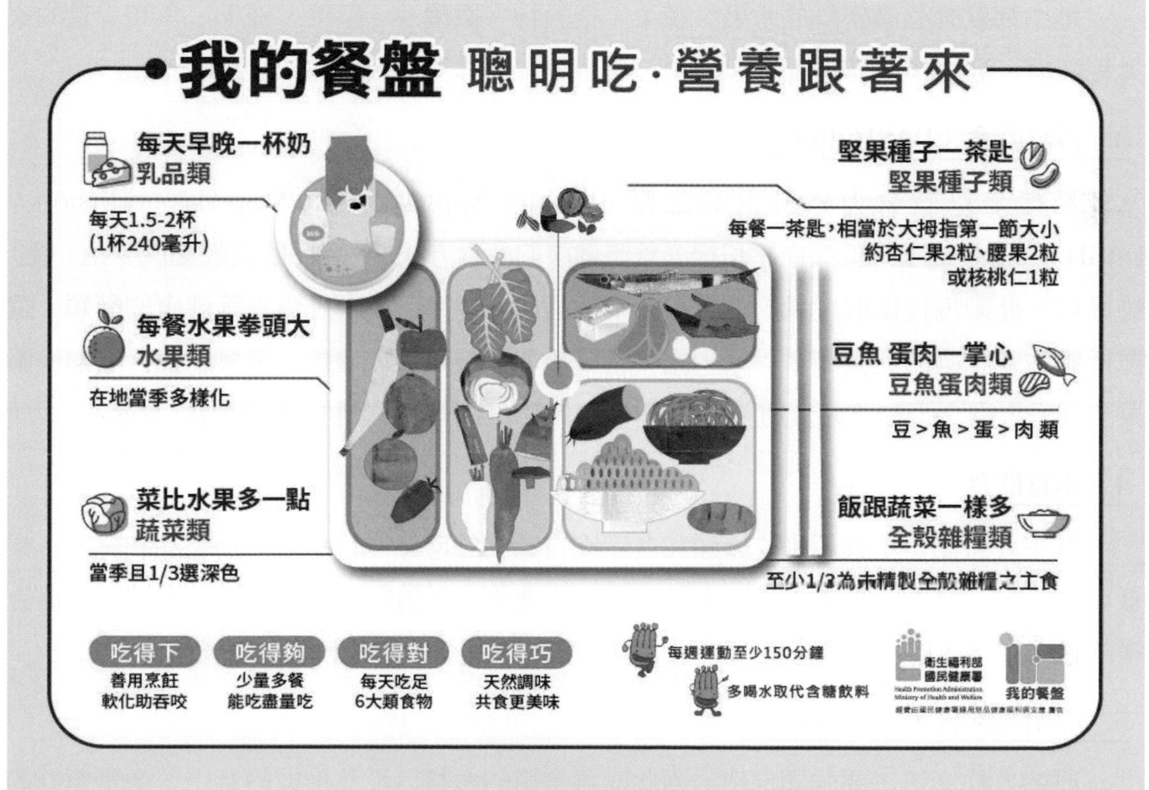

圖 9-3　臺灣版「我的餐盤」

二、健康飲食型態（dietary patterns）

「健康飲食型態」是指一種均衡且有益於身體健康的飲食習慣和模式。這種飲食型態的目標是提供身體所需的所有營養素，並有助於維持良好的健康狀態、預防疾病以及促進整體福祉。每個人的需求都可能有所不同，所以建議根據個人的健康狀況和需求來調整飲食。

（一）常見的健康飲食型態

1. 各國之飲食指南

許多國家和地區都制定了飲食指南，例如美國飲食指南、加拿大食物指南、澳大利亞飲食指南等。這些指南提供了關於均衡飲食、適量攝入各種食物類型以及限制食用糖、鈉和飽和脂肪的建議。

2. 地中海飲食（Mediterranean Diet）

地中海飲食強調新鮮的水果、蔬菜、全穀物、橄欖油、堅果、種子、魚和少量的家禽和紅肉。這種飲食型態強調健康脂肪和高纖維，被認為有助於降低心臟病風險。

3. 得舒飲食（DASH diet）

是指是以膳食方式降低高血壓（Dietary Approaches to Stop Hypertension；DASH），這是一種降低高血壓和提高整體健康的飲食方式。DASH 飲食鼓勵減少鈉（鹽）的攝取、鼓勵每日攝取大量的水果和蔬菜、選擇全穀物、糙米、燕麥等健康的醣類，選擇低脂肪或脫脂的乳製品，以減少飽和脂肪攝取、鼓勵攝取瘦肉、家禽、魚、豆類、堅果和種子等富含蛋白質的食物、限制紅肉的攝取，尤其是高脂肪和加工的紅肉等。

4. 素食飲食

其主要特點是不食用動物肉類和其它來自動物的產品，包括蛋、奶製品和蜂蜜。素食可分全素、奶素、蛋素、蛋奶素和植物五辛素等。無論哪種素食型態，都需要謹慎計畫飲食，確保獲得足夠的營養素，並根據需要考慮補充維生素 B12 等營養素。

5. 原始人飲食（Paleo diet）

原始人飲食法主要強調自然，因此建議食用的食材以天然生成的為主，像是新鮮的肉類、魚類、雞或鴨蛋、蔬菜、水果等；核果類則包括各式核果，或核果粉（如杏仁粉等）；種籽類則有如芝麻、南瓜籽、葵花籽等；油脂則強調不加工的椰子油、橄欖油、芝麻油，甚至豬油等；飲料也是自然獲得的山泉水、花茶、果汁等。研究（美國臨床營養學期刊）報導，原始人飲食法的潛在好處包含減輕體重、控制血壓與血糖、改善與預防自體免疫疾病等。最主要的健康益處，是透過杜絕加工食品以減少高熱量、高糖與高鈉的攝取。

6. 低醣飲食（Low carbohydrate diet）

是指限制攝入富含醣類(即碳水化合物)的食物和飲料，例如果汁、汽水和甜飲，而用其他營養豐富的食品取代。由於醣量減少，身體會被迫利用脂肪和蛋白質，並將它們轉化為能量。根據一針對 154 名患有 2 型糖尿病或糖尿病前期患者的研究顯示，吃低醣飲食可降低高血壓、膽固醇、有助減肥以及減少對藥物的依賴。此外英國營養師協會（BDA）指出，減少醣量可以在短期內有效控制體重、改善第 2 型糖尿病患者的血糖及心血管疾病風險。

7. 低油飲食（Low fat diet）

每日飲食中的脂肪量小於 50 公克，以減少脂肪對膽囊及腸道的刺激及降低血中脂質濃度，避免脂肪堆積在心臟血管中引起阻塞、硬化，並防止因脂肪消化、吸收不良，而造成脂肪下痢。極低脂飲食強調控制飲食中的脂肪攝取量，藉此降低胰臟和腸道的負擔，減少膽囊的刺激來降低血脂的濃度，因此對急性胰臟炎、急性膽囊炎、嚴重腹瀉具有顯著的助益。此外，極低脂飲食也被應用在減重、降血脂的作用中，可以降低總膽固醇、低密度膽固醇。

（二）植物性飲食（plant-based diet）

近年來醫界特別推薦和鼓勵民眾選擇植物性飲食，如地中海飲食、得舒飲食、素食飲食和原始飲食等，因為植物性飲食對健康、體重、疾病風險和整體生活品質的改善等有其正面影響。雖然地中海飲食、得舒飲食和原始飲食不排斥動物性食物，但它強調蔬菜、水果、全穀類和健康脂肪的重要性，其核心為植物性為主的飲食模式。國際上已有許多醫院提供植物性飲食作為住院病人之餐食，以保護器官減輕身體的負擔，延緩慢性疾病發生。

9-3 能量平衡與體重控制

「能量平衡」是體重管理和身體組成的重要因素，倘若我們希望減重，則需要創造「負能量平衡」，即消耗熱量比攝取的多；反之，若有人希望增重，則需要「正能量平衡」，即攝取的熱量比消耗的多。

一、肥胖與疾病風險

肥胖與多種疾病的風險密切相關。肥胖與心血管疾病相關，過多的脂肪可以導致高血壓、高血膽固醇和糖尿病，這些都是心血管性疾病的危險因子，進而引發冠心病、心衰竭、心律不整等心臟疾病。過多的脂肪可導致動脈硬化和血栓形成，增加中風機率，以及導致胰島素阻抗和增加胰島素需求和糖尿病罹病風險。另外，肥胖與多種癌症的風險相關，如乳腺癌、子宮內膜癌、大腸癌、胰臟癌等。過多的體重會增加關節和骨骼的負擔，導致骨關節疾病，如關節炎，並增加骨折的風險。

肥胖還可能影響生活品質，增加心理健康問題的風險，如憂鬱症和焦慮症等。因此，維持健康體位和生活方式，對於肥胖相關的疾病風險很重要。

二、健康體位與熱量計算

（一）健康體位

健康體位的計算世界各國均採世界衛生組織的方法，即是以身體質量指數（Body Mass Index；BMI）作為來評估切點，雖然許多研究指出「身體組成」和「腰圍」才是健康體位的關鍵，但 BMI 取得較方便，為判斷體位簡易方法。依據衛生福利部公布之體位定義，18 歲以上成人區分為四種體位，如表 9-1。

表 9-1　身體質量指數判斷標準

體位	身體質量指數 (BMI)	腰圍
過輕	< 18.5	
正常	18.5 ≦ BMI < 24	
過重	24 ≦ BMI < 27	男生：≧ 90 公分 (35 英吋) 女生：≧ 80 公分 (31 英吋)
肥胖	≧ 27	

18 歲以下可參考衛福部國健署兒童與青少年生長身體質量指數（BMI）建議值。

「腰圍」能反應腹部脂肪的多寡，也是判斷代謝症候群，以及增加心血管疾病和糖尿病罹患風險的方法之一，成年男性理想腰圍是小於 90 公分，成年女性則是小於 80 公分。身體質量指數的計算方式是：

體重（公斤）÷ 身高（公尺）的平方

舉例說明：王先生身高 172 公分，體重 82 公斤，其 BMI 為：

$82 \div (1.72)^2 = 27.7$。

計算結果大於 27，判斷王先生屬於「肥胖」體位。

（二）熱量計算與控制

每個人的熱量需求受到許多因素的影響，包括年齡、性別、身高、活動量、代謝率、生活方式與環境等因素，每個人的體重控制目標（減重、維持或增重）也要放入考量，如體重過重或肥胖，熱量需求要比熱量消耗少，體重才能慢慢達到目標，反之亦然。體重計算方式則先要確定自己的體重控制目標和活動量，再依表 9-2 數字計算。

表 9-2　活動量與熱量需求

每天活動量	體重過輕	體重正常	體重過重或肥胖
輕度工作	35 大卡 × 目前體重（公斤）	30 大卡 × 目前體重（公斤）	20~25 大卡 × 目前體重（公斤）
中度工作	40 大卡 × 目前體重（公斤）	35 大卡 × 目前體重（公斤）	30 大卡 × 目前體重（公斤）
重度工作	45 大卡 × 目前體重（公斤）	40 大卡 × 目前體重（公斤）	35 大卡 × 目前體重（公斤）

資料來源：衛福部國健署成人肥胖防治，2018 年

舉例說明：林先生工作為一般上班族，活動量少，身高 170 公分、體重 75 公斤，體重過重（BMI ＝ 26）。

以林先生目前體重（75 公斤）× 正常體重所需卡數（30 大卡），得出維持目前體重所需熱量為 2250 大卡。

若林先生與營養師討論後決定減重，參照表 9-2 的體重過重者的熱量需求，計算每日熱量需求為：25 × 75 ＝ 1875（大卡），或是 20 × 75 ＝ 1500（大卡）。

將 2250 － 1875 ＝ 375（大卡）或 2250 － 1500 ＝ 750（大卡），則可得出兩個減少每日熱量攝取的數字。林先生的體重會因熱量攝取減少程度的不同，從而導致體重下降的速度有別。若林先生的減重計畫是希望減重速度能快些，則可考慮以每日熱量攝取 1500 大卡為目標。

一般而言，會以每天減少 500 大卡攝取量為一目標，這樣每周減少 3500 大卡，每周以 0.5 公斤體重下降（減 1 公斤體重需減少 7700 大卡左右），亦即是「負能量平衡」的概念。

一般減重飲食的熱量，男生建議每天攝取 1500~1800 大卡，女生則建議每天攝取 1200~1500 大卡。也可以不設定目標，每天以減少 500 ～ 750 大卡為原則。由於熱量攝取較少，營養素的攝取量可能會不足，可能需要補充維生素和礦物質，以避免因熱量攝取不足造成營養素缺乏。

9-4 飲食介入與維持

一、飲食份量與分配

若以「每日飲食指南」為原則來攝取食物，則可預防營養素缺乏。若加入降低心臟血管、代謝疾病和癌症等風險之考量，建議以合宜的三大營養素比例來分配食物，即其總熱量占比為蛋白質 10~20%、脂質 20~30%，及碳水化合物 (醣類)50~60%。依所需個人總熱量分配之六大食物分類分數如表 9-3 所示，各類食物之詳細份量可參閱衛福部每日飲食指南手冊。

表 9-3　依熱量需求的六大類食物之建議份量分配

	1200 大卡	1500 大卡	1800 大卡	2000 大卡	2200 大卡	2500 大卡	2700 大卡
全穀雜糧類 (碗)	1.5	2.5	3	3	3.5	4	4
全穀雜糧類 (未精製 *)(碗)	1	1	1	1	1.5	1.5	1.5
全穀雜糧類 (其他 *)(碗)	0.5	1.5	2	2	2	2.5	2.5
豆魚蛋肉類 (份)	3 (註 1)	4 (註 2)	5	6	6	7	8
乳品類 (杯)	1.5	1.5	1.5	1.5	1.5	1.5	2
蔬菜類 (份)	3 (註 3)	3	3	4	4	5	5

	1200 大卡	1500 大卡	1800 大卡	2000 大卡	2200 大卡	2500 大卡	2700 大卡
水果類 (份)	2	2	2	3	3.5	4	4
油脂與堅果種子類 (份)	4	4	5	6	6	7	8
油脂類 (茶匙)	3	3	4	5	5	6	7
堅果種子 (份)	1 (註 4)	1	1	1	1	1	1

*「未精製」主食品，如糙米飯、全麥食品、燕麥、玉米、甘薯等，請依據「六大類食物簡介」。
*「其他」指白米飯、白麵條、白麵包、饅頭等。以「未精製」取代「其他」，更佳。
（註 1）高鈣豆製品至少占 1/3 以確保鈣質充裕。
（註 2）攝取 1500 大卡的青少年，高鈣豆製品至少占 1/3 以確保鈣質充裕。
（註 3）深色蔬菜比例至少占 1/2 以確保鈣質充裕。
（註 4）選擇高維生素 E 堅果種子的種類，包括花生仁、杏仁片、杏仁果、葵瓜子、松子仁。

二、減重飲食類別

減重計畫應包括「飲食控制」、「活動量增加」和「行為改變」。合併三者之減重效果會比單一方法好；而飲食加上運動之生活型態改變一起進行，亦比單獨飲食控制或運動有效。研究顯示飲食介入加上行為治療比只提供飲食建議，其體重減輕與維持之效果較佳。減重飲食原則除了上述之健康行為改變外，有家庭成員參與和支持、參加密集營養諮詢、密集個人減重課程、團體減重控制班、心理諮商，以及各種獎勵方法等，都有幫助體重控制。減重飲食基本原則是以均衡低熱量飲食為最佳方式，養成健康飲食行為和習慣才能持續維持健康體位。

（一）低熱量飲食

降低熱量攝取無論是採取低醣（包含生酮）、高蛋白質、低脂、低升糖指數飲食等，都可以達到減重的效果，低熱量飲食法和極低熱量飲食法和份量控制餐盤法都屬於此類。

1. 低熱量飲食（low-calorie diet, LCD）

則為每日攝取高於 800 大卡的減重飲食，典型的熱量設定範圍通常為每日 1200 ～ 1600 大卡。低熱量飲食短期減重效果不如極低熱量飲食，但具有長期體重維持之效果。

2. 極低熱量飲食（very-low-calorie diet, VLCD）

定義為每日攝取低於 800 大卡的飲食。此飲食通常是適用於 BMI ≥ 30 kg/m2 者，或 ≥ 27 kg/m2 有嚴重共病症者，在減重手術前為降低手術風險所採用的飲食方法。極低熱量飲食的組成是以高蛋白質（70 ～ 100 公克 / 天）為主，以保留瘦體組織，另含 40 ～ 60 g 醣與少量脂肪，並提供 100% 維生素與礦物質。極低熱量飲食通常僅提供小於 50% 的休息熱量需求，因此要考慮安全性或副作用，其復胖機會高，因此不建議一般人採用，且須在醫療團隊監控下使用。

3. 份量控制餐盤法

採用 6 個月後，大部分可降低體重，建議在日常生活中，採用此種方法以減少熱量攝取。亦可為終身實行的體重控制方法，它使用固定 (限制份量) 餐具達到限制熱量的目的，方便減重者使用。第 2 型糖尿病的肥胖病人採用「份量控制餐盤」法 6 個月後，大部分的人可降低 5% 的體重，並減少口服降血糖藥的使用。此法容易操作，但缺點是未能實際計算總熱量。

4. 代餐減重法

是將平日餐食替換為特定代餐食品，如蛋白質奶昔、能量棒、代餐餅乾等，此法亦是透過限制熱量以達減重目標。代餐食品通常簡單快速，不用準備或思考要如何組合，是非常便利且有效的選擇，一般代餐熱量約 150 ～ 250 大卡，組成各不同，有人取代日常餐食之 1 或 2 餐，減重效果自然也有差異，適合短期減重使用，因代餐減重法雖然有效，但它不是個健康可持久的做法，最好先諮詢醫療專業人員建議，確保飲食計畫是均衡且可維持長久。

（二）低醣飲食 / 生酮飲食

低醣飲食通常是指降低醣類熱量百分比低於 45%，即減少食物中澱粉和糖 的攝取。但當醣類攝取低於 20~50 公克 / 天或低於 10% 總熱量，使身體產生酮症稱之為生酮飲食。低醣飲食機轉是透過減少血糖和胰島素，使身體更容易利用脂肪作為能量來源，以達減重目標，另外低醣飲食較易感到飽足，可降低食慾和攝食量。

生酮飲食施行初期嚴格限制醣類 ≤ 20 公克 / 天，之後依個別體重目標，醣類可逐漸增加至 50 公克 / 天。生酮飲食不限制熱量，但嚴格限制醣類，使身體在極度欠缺葡萄糖為能源下，轉而代謝脂肪產生酮體，加上利尿作用及酮體可能抑制食慾，使體重快速降低。但因低醣飲食不可避免會伴隨高脂肪，應避免過度攝取飽和與反式脂肪酸。「生酮飲食」有悖健康飲食原則，對有益健康的全穀、豆類、水果被排除，長期使用有維生素、礦物質與纖維缺乏之虞，也不利腸道菌相與健康；且腎臟對蛋白質代謝負荷大，尿鈣流失增加，血液尿酸與酮酸上升，因此高蛋白質的生酮飲食建議短期使用（不超過2個月），且應在醫護人員監督下進行。考量生酮飲食對糖尿病友有低血糖、酮酸中毒潛在危險，若減重的病友想選擇低醣方法，可使用較溫和的低醣（占熱量比 26 ～ 45%）限制熱量飲食。其他不宜使用生酮飲食減重對象包括孕哺乳婦、飲食失調、腎臟病等。

（三）間歇性斷食法

採用間歇性熱量限制法可降低體重與改善代謝檢驗值，效果與傳統的低熱量飲食法相當。間歇性斷食包括輪替斷食以及限制時間進食法。

1. 輪替斷食（alternate-day-fasting, ADF）

常見的輪替斷食是斷食日僅吃 25% 熱量，隔日自由攝食；另種形式稱 52 方案，以 7 天為週期，5 天正常飲食與 2 天連續或非連續斷食（斷食日僅攝取 400 ～ 600 大卡）。

2. 限制時間進食法（time restricted feeding, TRF）

限制時間進食法不特別限制進食量，而是限制進食時間，固定每日可進食時間在 4 ～ 12 小時內（即每日斷食 12 ～ 20 小時），又依進食時段偏早或偏晚兩種限制時間進食法。若是限制進食的時間和身體的晝夜節律系統同步，則有助改善肥胖和代謝。考量其成效且副作用小，可將進食時間設定在 8 ～ 10 小時是較可行的，如坊間流行的 168 斷食法（每日進食時間 8 小時，斷食 16 小時）。

間歇性斷食法與傳統的低熱量飲食法相較則效果相當，且欠缺一年以上的長期研究，其功效、安全性和配合度還需更多研究數據探討。

9-5 社區營養介入模式與推廣

社區營養推廣在健康促進中扮演重要角色，其目的是要提高社區居民的營養狀況，降低慢性疾病的風險和提升整體社區居民健康。營養介入與推廣工作需要社區行政機構的主導和協助，包括整合教育、衛生、環境等單位的支援和合作，以確保社區環境與居民能更健康。通常營養教育推廣活動，要透過營養教育講座、工作坊、烹飪示範和營養訊息宣導等，提升社區居民對健康飲食的認知，教導如何做出更好的飲食選擇，進而改變飲食行為獲得更好的健康。

一、各縣市社區營養推廣中心

107 年起國健署在 22 縣市政府衛生局成立在地「社區營養推廣中心」，負起社區民眾營養照顧的重要任務，民眾有營養或飲食問題可以到掛有「六大類食物」和「幸福笑臉」標章（如圖 9-4）的推廣中心詢問，專業營養師會提供營養相關多項服務，譬如健康餐飲輔導、社區營養教育、營養風險篩檢和社區營養照護人員培訓等。社區營養推廣中心同時規劃營養課程，由長輩分享自己種植的食材及常吃的食物等，並帶到共餐據點與大家共享，長輩透過口述歷史，使其感受到自己的飲食文化被認同、重拾生命價值。

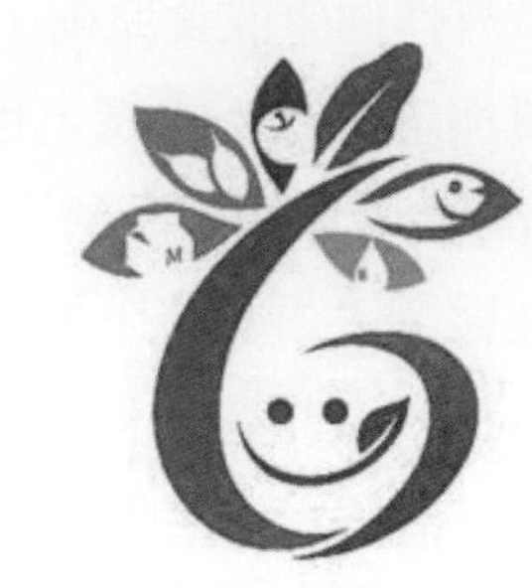

社區營養推廣中心
Community Nutrition Promotion Center

圖 9-4 社區營養推廣中心標章

三、社區營養推廣參考模式

（一）RE-AIM 模式

RE-AIM 模式是 1999 年 Glasgow 等人提出的一種評估公共衛生介入計畫之架構，為使執行人員聚焦於計畫的重要元素，以改善整體計畫成效；它幫助研究者、政策制定者或健康專業人員，評估和改善健康促進計畫，使之更能全面評估整個健康介入計畫的成功，和實施時能夠有良好的效果。它包含五個面向指標：涵蓋率（reach）、效果（efficacy/effectiveness）、參與度（adoption）、執行（implementation），和維持（maintenance），如表 9-4。這些面向可發生在個人或組織層級，當營養或其他計畫介入於一個新的社區計畫時，藉由審視 RE-AIM 中每個面向所關注的議題，做出完善的事前規劃和事後檢討。

（二）PIPE 模式

是一用於評估社區計畫或政策的方法。它的目的是提供一個全面方式以確認執行項目或計畫在不同階段都受到評估，進而確保能成功實施這項計畫，以及有其正面效果。PIPE 有四個主要元素：Participation（參與）、Input（輸入）、Process（過程）和 Effect（效果），如表 9-5。通過此方式全面性地評估各項目的有效性和影響力，如圖 9-5，並確保資源的適當分配和管理。有助於組織和機構能更有效和改進執行計畫之內容和過程。營養教育的推廣 則可利用此模式檢測過程，以達最佳效益。

表 9-4 RE-AIM 模式的五個面向指標

面向	層次	定義
涵蓋率（reach）	個人	包括進行計畫的個人、比率和代表性。
效果（efficacy/effectiveness）	個人	介入的效果即正負面影響、包括對生活品質的影響及經濟相關結果。
參與度（adoption）	組織	參與計畫服務的機構數或人員數、比率與代表性。
執行（implementation）	組織	在真實世界裡對原訂計畫之遵從度，包括服務輸送、投入時間及成本等。
維持（maintenance）	個人與組織	介入計畫能維持一段時間的長期效果。

表 9-5 PIPE 模式的四個元素

元素	定義
Participation（參與）	參與的各項項目與計畫的人，主要是計畫要推廣的對象。參與是要確保計畫能成功實施與永續性的重要關鍵，因此需要評估各方參與者的參與程度與方式。
Input（輸入）	是項目或計畫所需的資源，包括財政、人力、物質和時間。
Process（過程）	是計畫實施的過程，包括活動、方法、程序與資源管理等，以確保過程按計畫執行，及其品質與效率。
Effect（效果）	是計畫的影響和成果，瞭解計畫是否達到預期的目標與結果。評量此計畫對參與者的影響，及是否達到預定的目標。

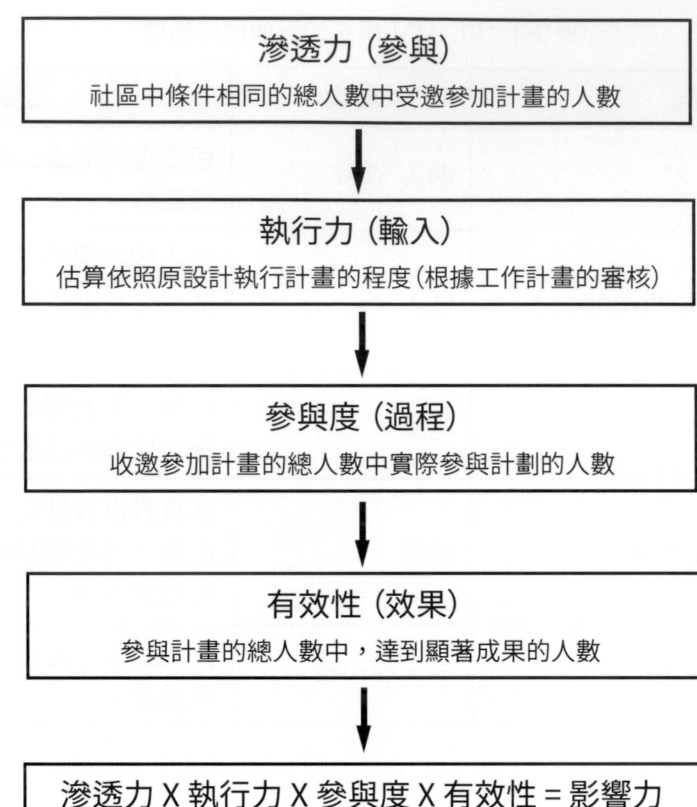

圖 9-5　PIPE 模式的成效計算方式

參考文獻

1. Cena H, Calder PC, Defining a Healthy Diet: Evidence for the Role of Contemporary Dietary Patterns in Health and Disease. Nutrients 12:334, 2020.
2. 每日飲食指南手冊，衛生福利部國民健康署，2017。
3. MyPlate, the United States Department of Agriculture, 2011。
4. 我的餐盤，衛生福利部國民健康署，2018。
5. Papamichoua D, Panagiotakosb DB, Itsiopoulos C. Dietary patterns and management of type 2diabetes: a systematic review of randomized clinical trials. Nutrition, Metabolism & Cardiovascular Diseases 29:531-543, 2019.
6. Qian F, Liu G, Fu F, Bhupathiraju SN, Sun Q. Association Between Plant-Based Dietary Patterns and Risk of Type 2 Diabetes: A Systematic Review and Meta-analysis. JAMA Intern Med. 179(10):1335-1344, 2019.
7. Hallberg SJ, Dockter NE, Kushner JA, Athinarayanan SJ. Improving the scientific rigour of nutritional recommendations for adults with type 2 diabetes: A comprehensive review of the American Diabetes Association guideline-recommended eating patterns. Diabetes Obes Metab. 21:1769–1779, 2019.
8. 成人健康體位標準，衛生福利部國民健康署，2023。
9. 成人肥胖防治實證指引，衛生福利部國民健康署，2018 & 2023。
10. Kim JY, Optimal Diet Strategies for Weight Loss and Weight Loss Maintenance. J Obes Metab Syndr 30:20-31, 2021.
11. Pronk NP, Designing and Evaluating Health Promotion Programs: Simple Rules for a Complex Issue. Disease Management & Health Outcomes 11(3):149-157, 2003.
12. Glasgow RE, Vogt TM and Boles SM. Evaluating the public health impact of health promotion interventions: the RE-AIM framework. Am. J. Public Health 89(9): 1322–1327, 1999.

Chapter

10 心理健康促進

學習內容

10-1 正向心理學：「快樂的方程式」*H*=*S*+*C*+*V*

10-2 「良好的心理素質表現」以及「容易身心失衡的人格特質」

10-3 了解「壓力的類型」與「壓力影響自我評估」

10-4 「自我對話*ABC*模式」與「壓力事件反應模式」

10-5 為自己量身打造「壓力緩衝盾」與「正念減壓」

10-6 心理健康五級預防模式與具體作法

10-1 正向心理學：「快樂的方程式」*H=S+C+V*

該如何感受到正向的情緒？快樂不起來，但又找不到是什麼原因而沮喪。究竟哪些因子會影響到自身的情緒與感受？

（一）「快樂的方程式」：H=S+C+V

正向心理學的始創人馬汀・塞利格曼 (Martin Seligman) 在他的名著「真實的快樂」(Authentic Happiness) 裡列出「快樂的方程式」：H=S+C+V。

- H：Happiness，指的是「快樂指數」。
- S：Set range，是指與生俱來的情緒基調，每個人天生都有一個快樂的情緒基調，在這個方程式中，塞利格曼相信 S 的影響大約佔 40%。
- C：Circumstances，代表「現實環境」和「個人的際遇」，在快樂方程式中大約佔 20%。
- V：Voluntary activities，是指個人所能控制的範圍，每個人都可以選擇去做讓自己開心或不開心的事情，大約佔 40%。

在諮商的過程中，深深的感受到，真正的快樂其實就藏在「過程」中，我們可以選擇快樂的路徑來完成各種任務，相反的，若是把快樂的希望寄放在遙遠的目的地：像是等我升官就會快樂、等我結婚就會快樂等，當真的達到那一天，會赫然發現，過程如果不快樂，到達目的地後也會找不到樂趣。

想要快樂生活，最重要的是要練習從每一件事情中，找到藏在裡面的樂趣，當我們可以改變觀念，快樂自然源源而出。

（二）快樂的次數比強度重要

美國伊利諾大學的心理學教授愛德華·迪納（Edward Diener）曾經做過一個有關快樂的研究，結果發現，擁有小小快樂的人，比較能夠維持長久的幸福感；而轟轟烈烈的快樂，反會阻斷長期的滿足感。愛德華·迪納（Edward Diener）教授的建議是：「幸福人生要追求的是快樂的『次數』和『時間』，而不是『強度』」。也就說，快樂是由一個一個小小的滿足感組合而成，並均衡地散布在每天的生活中。當生命的本身就很有意義時，基本上任何狀態都會是快樂的。

（三）快樂的類型

快樂有三種不同的類型，不妨自我覺察一下，自己追尋的是哪一種類型的快樂？

1. 享樂導向：只求眼前的享受，不管未來可能的後果，像是先買再說，享樂不是快樂，進而忽略後續帶來的負向影響。
2. 目標導向：為達目標不惜犧牲享受，以為達到目標就會快樂，但達成的過程中會累積大量的壓力與焦慮，並於達成後會有解脫感。目標導向的壓力多半來自於掌控未來。
3. 滿足導向：從事有樂趣的活動，完成後也會產生滿足感。

（四）快活的人生（Pleasant life）

心理學家華特森（David Watson）針對正面情緒的研究中發現，擁有快樂和正面情緒的關鍵，在於努力追求目標的過程，而非完成目標後的結果。能夠在生活中獲得各式各樣正面的情緒，包括快樂、自信、平靜、滿足等，便是快活的人生。

（五）美好的人生（Good life）

能夠在各種生活的重要環節上，包括家庭、人際關係、工作、子女教養等，運用個人獨特的長處（Strengths）和美德（Virtues），達到滿足和美好的生活。

（六）有意義的人生（Meaningful life）

追尋有意義的目標，讓生活更有意義。心理學家肯農．謝爾登（Kennon Sheldon）指出，希望活得更快樂的人，最好專心追求：「能夠得到成長、建立人脈，以及貢獻所長的目標」。所以，如果想要同時擁有成長、人脈、意義，可以「練習表達感激」。

（七）練習表達感激

每天列出三到五件值得感謝的人事物，以及對自己的意義是什麼？這樣做可以幫助我們看到生活中正面的事情，而不會覺得理所當然；如果可以跟別人一起表達感謝，更能增進彼此的感情。

10-2 「良好的心理素質表現」以及「容易身心失衡的人格特質」

想要保持良好的心理健康，除了探索自己的「快樂的方程式」，是否兼顧使命感、成就感、意義感、快樂感與滿足感外，同時也可以進一步覺察自己「是否擁有良好的心理素質」，以及「有沒有容易身心失衡的人格特質」。

（一）良好的心理素質表現

心理學大師馬斯洛（Maslow）認為良好的心理素質表現：

1. 具有充分的適應力。
2. 能夠充分地瞭解自己，並對自己的能力做出適度的評價。
3. 生活的目標切合實際。
4. 不脫離現實環境。
5. 能保持人格的完整與和諧。
6. 善於從經驗中學習。
7. 能保持良好的人際關係。
8. 能適度地發洩情緒和控制情緒。
9. 在不違背集體利益的前提下，能有限度地發揮個性。
10. 在不違背社會規範的前提下，能恰當地滿足個人的基本需求。

當我們適應不良時，內心往往會產生被看輕、沒有價值、無力等情緒，甚至淹沒在孤獨、受傷、痛苦的情緒中不可自拔。

碰到生氣的事情，會產生情緒是很正常的現象，不必強迫自己做個「沒有感覺的人」，不妨學習「轉換情緒」的技巧，一步一步消除累積在胸中的不平之氣。

每個人都喜歡愉快的情緒，不喜歡負面的情緒，但若放著「負面情緒」不理，又會侵蝕身心健康。接著可以評量一下：自己是否具有「A 型性格」？

（二）評量：自己是否具有「A 型性格」？

在企業界教授「員工心理與輔導」課程時，經常可以看到 A 型性格的主管與同仁，這是因為工作職場講求效率，每個人都被要求快速完成任務，不知不覺養成所謂的 A 型性格。

一九五〇年代美國心臟科醫師邁耶．弗里德曼（Meyer Friedman）的一項大規模研究發現，A 型性格與心血管疾病的密切關係。研究指出 A 型性格的人罹患心臟血管方面的疾病風險較高，他們無論於身體或情緒上都經常呈現緊張、壓力的症狀。危險的是，A 型性格的人對於工作負荷的忍耐力非常高，往往會忽略身心失衡的警訊。

典型的 A 型性格特徵包括：喜歡有挑戰性的工作、相信努力就能克服萬難、習慣壓縮時間、總是在最短的時間內完成最多事情、認為休閒娛樂就是浪費時間、寧可將時間精力用來追求高成就等。

同時，在人際互動的過程中，A 型性格的人明顯的缺乏耐心，常會對同事口出惡言、容易被小事激怒、愛與旁人爭辯，因此於人際關係上有時會處於競爭衝突狀態。

想知道自己是否具有A型性格？不妨提起筆做做下面的測驗。請根據真實狀況作答。

1. 當同事在敘述事情時，常會忍不住加快對方說話的速度？
   □是　□否
2. 經常一心二用，譬如說，邊講電話邊打電腦？
   □是　□否
3. 若有同事打斷自己的工作，會覺得很生氣。
   □是　□否
4. 跟別人相約，通常都會提早或準時到達？
   □是　□否
5. 自認是個競爭心、進取心「雙強」的人，討厭自己表現不如別人？
   □是　□否
6. 週遭朋友和同事一致公認你是工作狂，而且常會提醒你要放輕鬆一點？
   □是　□否
7. 偏愛有速度感、刺激感的活動，受不了緩慢的活動？
   □是　□否
8. 無論朋友或同事都覺得你有用不完的精力，越忙越有勁？
   □是　□否
9. 工作的時候，你會用盡一切力氣，想盡一切辦法達到目標，贏得勝利？
   □是　□否
10. 經常會為了一口氣完成工作而加班熬夜？
   □是　□否
11. 不管公事或家務，都會訂定完成日期？
   □是　□否
12. 雖然嘴巴上說要好好休息減壓，但卻很少實際付諸行動？
   □是　□否
13. 常常身兼雙重身份、職務，或同時進行多個案子？
   □是　□否
14. 很少跟別人講心事，習慣隱藏自己的情緒？
   □是　□否
15. 跟別人一起用餐時，發現自己吃東西的速度比別人快很多？
   □是　□否

A型性格答案分析

* 答案中有 15~~11 題回答「是」者，屬於「高度 A 型性格」。
* 答案中有 10~~6 題回答「是」者，屬於「中度 A 型性格」。
* 答案中有 5~~1 題回答「是」者，屬於「低度 A 型性格」。

如果發現自己是典型的 A 型性格，建議最好每天給自己一點「減壓時間」，試著將速度放慢一點，以免身心理長期處於緊張焦慮的狀態，進而容易轉成攻擊行為，不僅影響人際關係，久而久之更會危害自己的身心健康。

10-3 了解「壓力的類型」與「壓力影響自我評估」

想要有效的減壓，就要先瞭解「壓力的類型」，以及處於壓力下的身心反應。

一、了解壓力的類型

一般而言，壓力分成兩種：一種是外在壓力，如經濟、人際、工作、課業等，來自外在環境的壓力；另一種是內在壓力，如思考、情感等來自內心世界的壓力。

舉例來說，遭遇課業或工作上的壓力，可能會想詢問：「如果現在休學或辭職，會不會比較沒有壓力？」這個問題的答案要看「壓力的類型」是屬於哪一種，如果是「外在壓力」，或許離開壓力源後，壓力感受會小一點；但若是「內在壓力」，那離開壓力環境後一開始或許會短暫輕鬆點，但之後的壓力感受卻可能會因為焦慮性的思考而變得越來越強。

我們的身體就像一個國家，面臨外來的壓力時，會採取一連串的反應。首先會進入「緊急備戰狀態」，這個時候，身體會分泌腎上腺素到血液中；同時交感神經也會做出各種習慣性的反應，例如心跳、血壓的升高，以增加肌肉中的血液流量。如果壓力持續存在，身體就會因為習慣而降低分泌量，此時即進入「習慣壓力狀態」。

焦慮性思考

「焦慮性思考」是指擔心別人看待自己的方式、對事情都做最壞的打算與預期、任何小錯誤都代表徹底失敗、堅持某些想法不肯做任何調整、誇大負面事情會感受更多焦慮。

這個階段，很多人並不覺得自己承受任何壓力，但身體卻會慢慢出現一些不舒服的症狀，如果每天持續將各種壓力與情緒塞進心裡，卻從來不整理照顧，久而久之，自然會爆炸開來，最常見的症狀是「耗盡症候群」（Burnout syndrome），譬如：脾氣變差、很容易不耐煩、失眠、頭痛、記憶力不集中等，只要一放假休息，就會覺得全身不舒服。

二、壓力影響自我評估

究竟身體出現什麼狀況，就表示需要減壓了呢？可以透過下面的「壓力指數測量表」、「壓力影響自我評估」與「壓力的生理反應量表」來了解自己的身心狀況，進而依據自己的身心狀況找到適合的舒壓方式。

（一）壓力指數測量表

本量表是依據「衛福部國民健康署」所設計的版本，有助於評估自己的壓力狀況，再根據「測量結果」進一步規劃適合的「壓力管理計畫」。

壓力指數測量表

1、最近是否經常感到緊張，覺得工作總是做不完？
是□　　否□

2、最近是否老是睡不好，常常失眠或睡眠品質不佳？
是□　　否□

3、最近是否經常有情緒低落、焦慮、煩躁的情況？
是□　　否□

4、最近是否經常忘東忘西、變得很健忘？
是□　　否□

5、最近是否經常覺得胃口不好？或胃口特別好？
是□　　否□

6、最近六個月內是否生病不只一次？
是□　　否□

7、最近是否經常覺得很累，假日都在睡覺？
是□　　否□

8、最近是否經常覺得頭痛、腰痠背痛？
是□　　否□

9、最近是否經常意見和別人不同？
是□　　否□

10、最近是否注意力經常難以集中？
是□　　否□

11、最近是否經常覺得未來充滿不確定感？或是恐懼感？
是□　　否□

12、最近有人說過自己氣色不太好嗎？
是□　　否□

壓力指數答案分析

* 回答 3 個「是」：壓力指數還在自己的負荷範圍以內。
* 回答4~5個「是」：壓力感受滿困擾自己的，雖然能夠勉強應付，但需要把壓力當一回事，認真學習壓力管理技巧，同時不妨多與良師益友聊一聊。
* 回答 6~8 個「是」：代表壓力指數偏高，最好盡早去跟心理專業人員討論，找出壓力源，或是接受系統性的心理治療。
* 回答 9 個以上「是」：意味壓力已經透支身心健康，需要看精神專科醫師，依照醫師處方使用藥物治療，同時配合有效的心理治療，讓生活盡快恢復正常軌道。

清楚自己的壓力指數後，可以搭配下面的「壓力影響自我評估」，更進一步探索壓力反應在情緒、感受、行為的狀況，並且找到生活、人際、經濟的壓力來源。

（二）壓力影響自我評估

壓力影響自我評估

□注意力常常無法集中。
□常常有被過度要求的感覺。
□常常有被情緒淹沒的感覺。
□感覺負擔過重。
□常常會湧現無力感。
□常會覺得生氣憤怒。
□常會覺得心情沉悶。
□經常會感覺不耐煩。
□情緒常會失控。
□自覺有憂鬱傾向。
□最近工作或家庭角色改變。
□常會覺得沒有自由。
□常會出現想要逃離的念頭。
□常會覺得行動受到限制。
□最近社交活動減少。
□常會覺得缺乏支持系統。
□常會有被束縛的感覺。
□因為某種原因沒有辦法外出工作。
□沒有辦法參加親朋好友的社交活動。
□經常抽不出時間逛街購物。
□跟老師或家長互動困難。
□婚姻出現危機。
□沒有辦法料理家務。
□經濟壓力沉重。
□缺乏醫療費用。
□經常因為孩子教養而引發家庭衝突。
□親子關係緊張或是疏離。
□最近家庭作息時間改變。
□最近親友關係發生變動。
□家庭氣氛沉重不安。

（三）壓力的生理反應

下面的「壓力的生理反應」評量，可以更清楚知道壓力對生理造成的影響是什麼，有助於找到適合自己的舒壓方式。

壓力的生理反應

□口乾舌燥	□胃口差沒有食慾	□疲倦	□消化系統不良
□心跳加速	□便秘	□血壓升高	□胃痛
□異常出汗	□頭痛	□全身痠痛	□心臟血管病變
□肌肉緊繃僵硬	□失眠	□精神不濟	□新陳代謝失調

（四）什麼時候需要減壓

如果身心已經出現上面各個量表中的行為、或是壓力反應在生理上、或是常常陷入緊張焦慮的情緒中等，就需要進行「減壓」，一方面調整會帶來壓力的個性、想法與習慣，另一方面學習放鬆身體、呼吸冥想、伸展運動的技巧等，才能達到減壓以過著輕鬆的生活。

10-4 「自我對話 *ABC* 模式」與「壓力事件反應模式」

諮商的過程中，發現很多人從小就揹負沉重的期待與壓力，在家長「望子成龍、望女成鳳」的殷殷盼望中，慢慢的，我們會自動把大人的期望內化成為「自我對話」。

一、「自我對話」ABC 模式

REBT 理情行為治療（Rational Emotive Behavior Therapy）的創始人亞伯 ‧ 艾里斯（Albert Ellis）認為，我們每個人同時具有理性（rational）與非理性（irrational）的特質，有理性思考（rational thinking）的潛能，也有非理性思考（irrational thanking）的傾向。人們的困擾通常源自於本身的非理性思考，而非外在的某些事件。當人們運用理性思考時，會產生積極、正向的情緒；當人們運用非理性思考時，則會產生消極、負向的情緒，Ellis 同時提出 ABC 人格理論，來說明「非理性想法 B」會如何影響我們的情緒與行為。

- A：activating event，發生的事件。
- B：belief，人們對事件所抱持的觀念或想法。
- C：emotional and behavioral consequence，觀念或想法所引起的情緒及行為結果。
- D：disputing intervention，挑戰「不適當、無效的想法」。
- E：effect，治療或諮商效果。
- F：new feeling，諮商之後的新感覺。

發生壓力事件時，我們都會認為是「這件事情」導致我們產生壓力、不舒服的感覺，但其實是我們「腦中的想法」造成緊張不安的情緒。

「壓力事件 A」並不是情緒反應或行為後果的原因，而是我們對事件抱持的「非理性想法 B」才是真正的原因。也就是說，是我們對事件的想法導致情緒和行為的後果，而不是事件本身造成的。

譬如說，在球場上，常常聽到下面兩種「自我對話」：

1. 「我一定要打好，不能搞砸。」
2. 「我已經做好準備，知道要怎麼表現。」

第一種自我對話很容易產生焦慮、帶來壓力，進而導致破壞性行為，讓球員產生緊張、心慌的情緒，降低專注力，連帶對球的反應也會變慢。

第二種自我對話則能帶領自己迎接挑戰，形成建設性的行為，讓球員更專心、更有自信地打球，可以對球快速做出反應。

「自我對話」雖然不會影響事件發生與否，但是卻會影響事件發生時我們的因應之道。舉例來說，如果我們的自我對話是「上臺報告絕對不能停頓，一停下來就會被別人看笑話」，這樣的「自我對話」會讓我們太過於在意別人的反應，如果臺下正好有人面露笑容，就會擔心剛剛是不是講錯話，讓別人覺得自己「很好笑」。由於對自己的每一個動作都太過注意，反而容易表現失常、引發沮喪的情緒。

如果我們能以一個有效、理性、合適的思考，來代替無效、非理性、不合適的思考，便能更容易挑戰成功，產生「新的效果 E」，並帶來「新的感覺 F」。

二、壓力事件反應模式

透過「壓力事件反應模式」，我們會更清楚地看到「對事件的解讀」以及「注意的焦點」，會如何影響自己的身心反應。

1. 對事件的解讀：每個人對事件的解讀不同，感受也會不同，承受的壓力自然也會不一樣。從「解讀訊息」的方式，可以反應我們對自己的評價如何？對自己評價高的，多半會正面解讀別人的訊息，也就是朝好的方向想；對自己評價低的，常常會負面解讀別人的訊息，亦即往壞的方向想。

   當腦中塞滿負面訊息，就像天空籠罩厚重烏雲一樣，不只會讓自己的生活失去樂趣，感覺壓力沉重、也會影響周遭人的感受。

2. 對事件的注意焦點：生活中的刺激來源實在太多了，但是我們的注意力卻是有限，所以常會把焦點集中在某些特定的事物上，對其他的事物便會「視而不見，聽而不聞」。

3. 對事件的反應：當認知想法改變時，所有反應歷程都會隨之轉變，包括情緒反應、生理反應與行為因應，均會有所變化。

三、想法影響身心反應

舉例來說，明天要面對一個抱怨連連的客戶。

想法一：有沒有服務好顧客都沒有關係。

情緒反應：輕鬆。

生理反應：平靜。

行為因應：安心的睡覺，第二天發現沒有準備充分，只好隨便應付。

想法二：沒有服務好顧客就沒有業績，但自覺產品不錯，技術優良有讓顧客滿意的可能性。

情緒反應：有點焦慮。

生理反應：心跳有些快。

行為因應：準備好了再去睡覺，第二天精神飽滿的服務顧客。

想法三：沒有服務好顧客就慘了，而且自己的口才欠佳，八成會被客訴了。

情緒反應：非常焦慮。

生理反應：心跳很快、呼吸急促。

行為因應：躺在床上翻來覆去睡不著，第二天睡眼惺忪去服務顧客。

四、行為因應會影響即將發生的生活事件

1. 前面的狀況一：安心的睡覺，第二天發現沒有準備只好隨便應付，因為準備不充分，以致給顧客留下不好的印象。
2. 前面的狀況二：準備好再去睡覺，第二天精神飽滿的服務顧客，留給客戶良好的印象，最後順利服務顧客。
3. 前面的狀況三：躺在床上翻來覆去睡不著，第二天睡眼惺忪去服務顧客，由於前一晚沒睡好導致注意力不太集中，表現大打折扣。

既然「認知」的影響力這麼大，若想感受幸福快樂、消除壓力焦慮，就要練習：「如何換個角度思考」。

10-5 為自己量身打造「壓力緩衝盾」與「正念減壓」

在此提供兩個有效調節壓力的方式，可以依據自己的人格特質以及身心狀況，選擇適合的減壓方式。

一、壓力緩衝盾（Stress Buffer Shield）

壓力緩衝盾共分五個區塊，分別是：

1. 生命經驗（Life Experiences）

生命經驗代表可以運用的資源，像是管理經營生活的經驗、或是讓自己更堅強有力的經驗等。從生命經驗中獲得的啟示是什麼？學到什麼？增進什麼能力？可以幫助自己在面對壓力時，擁有更多的心理資源。

2. 個人支持網絡（My Support Networks）

個人支持網絡可以運用的資源：包括培育、教養，以及能夠安慰自己的人們。

3. 態度和信念（Attitudes / Beliefs）

態度和信念可以運用的方法：協助保護自我，或協助自己看到不同的見解。

4. 健康自我照顧習慣（Physical Self-Care Habits）

健康自我照顧習慣可以運用的方法是：自我準備或釋放緊張壓力狀態。

5. 行動技巧（Action Skills）

行動技巧可以運用的方法是：改變壓力的技巧。

打造壓力緩衝盾，可以對照自己目前的身心狀態，與健康的自我照顧習慣，以找到自己需要的壓力處方。

紓壓方式包括：

1. 心律呼吸法：可以讓記憶力、專注力變強，減緩疲勞感、調節心律、有效降低身心上的壓力。
2. 腹式呼吸法、情緒冥想法：可以協助自己有效緩和暴躁易怒的情緒。
3. 漸進式肌肉放鬆法：當肩頸痠痛、偏頭痛的時候，可以進行的一種放鬆身體的方式。

二、正念減壓

「正念減壓」（Mindfulness-Based Stress Reduction ,MBSR）是由美國麻州大學醫學院前醫學教授喬．卡巴金博士（Jon Kabat-Zinn）所創立，他對「正念」所下的定義是：「時時刻刻非評價的覺察，需要刻意練習」，簡短一段話就包含了「正念」的四個關鍵概念：

1. 「正念」就是練習「覺察」（awareness）。
2. 「正念覺察」的核心重點就是「非評價」（non-judgement）。
3. 「正念覺察」的練習時機是「時時刻刻」（moment-to- moment）。
4. 「正念覺察」的能力是需要「刻意練習」的（practice on purpose）。

那要如何進行「正念覺察」呢？「正念覺察」的路徑從「身體覺察」開始，因為心裡的感受和想法都會反應在身體上，譬如當我們緊張時手心會冒汗、慌亂時心跳會變快，而且身體的反應就只存在於「現在」與「當下」。「身體覺察」包括「靜態的身體覺察」與「動態的身體覺察」，站著、坐著、躺著都可以覺察。

為了讓「正念減壓」更普及化、規格化、科學化，進一步發展出「正念減壓課程」，透過課程引導，可以系統性的增進覺察能力，從日常生活的覺察中不但能夠觀察慣性反應，還能看到更多的可能性與選擇性。

諮商的過程中發現，要找到有效的紓解壓力方式，首先要對自己有更清晰的認識，包括了解自身的身體、情緒、想法、人際、習慣，透過了解自己就自然而然知道如何調節壓力與情緒。在覺察、認識自己的過程中，可以搭配「正念練習」的九大原則，會更貼近自己的狀態，「正念練習的九大原則」如下：

1. 非評價（non-judging）

覺察自己會如何評價人事物，同時觀察評價會如何影響自己的行為，再練習不被評價操控的能力。

2. 接納（acceptance）

因為「不接納」自然會產生抗拒心理，身體也會呈現緊繃狀態，所以，「接納」指的是「接納當下已經存在的事情狀態」，「接納自己當下能夠做到的程度」，也因此「接納」是沒有標準答案的。「接納」就不會過度勉強，「接納」讓我們情緒平緩，身心平衡的嘗試各種轉變與變化。

3. 信任（trust）

當我們不信任自己時，會耗損很多能量去尋找安全感，以降低內在的焦慮感；當我們信任自己的時候，才能穩定對自己的認同，不用倚靠外在的肯定，才能面對自己真實的樣貌，適度的挑戰自己，以嘗試更多不同的練習。

4. 耐心（patience）

當內心長期處於急躁、焦慮中時，很容易身心失衡、人際緊繃。因此「耐心」是允許周遭的人事物用自己的速度進行，當事情發展不如預期時，也可以有「耐心」地安於當下。

5. 非用力追求（non-striving）

在追求目標的過程中，可以維持身心的平衡、適時的自我照顧，也關照別人的身心健康，不會因為過度用力，而耗損自己與他人的身心健康。

6. 放下（letting go \ letting be）

要練習「放下」就需要洞悉人事物的變化過程，從如何形成、維持、衰退直到消逝，觀察事物周期的變化，可以幫助我們做出選擇。哪些在自己控制的範圍、哪些不在自己控制的範圍、哪些可以改變、哪些無法改變等。因此「放下」既是調整心靈空間的過程，也是成長的過程。

7. 初心（beginner's mind）

練習「初心」時，可以抱持開放與好奇的態度，覺察每個當下的變化與不同，探索更多的可能性。

8. 感謝（gratitude）

「感謝」可以讓我們看到生活中正面的事情，獲得更多的回饋與心理能量。

9. 慷慨（generosity）

將美好的慈心祝福先送給自己，再送給周遭的人，然後擴大到更多的人們。

「正念減壓課程」為期八周，每個星期上課一次，每次課程大約進行 2.5 個小時，除了八周課程外，還有「一日靜觀」的練習。每周課程會說明「正念減壓」的理念，如「覺察對壓力的自動化反應」、「覺察知覺與習慣如何影響我們的經驗與生活」、「覺察對困住或卡住時的自動化反應」、「覺察面對問題的處理方式」。課程中也會學習增進「內在的資源」、「將正念覺察運用於人際溝通」、「在關係中保持覺察與平衡」、「覺察關照自己的生活模式那些有滋養、哪些是自我限制」。在每次的課程中也會帶領「正式練習」，如身體掃描、瑜珈伸展、靜坐、行走靜觀、山或湖靜觀、慈心靜觀；以及「非正式練習」，像是飲食靜觀、正念溝通等練習。同時搭配「在家練習」，將正念帶入每天的生活中，時時刻刻「正念覺察」。

10-6 心理健康五級預防模式與具體作法

面對紛亂多變的社會氣氛，公司的人力資源部門需要處理員工各種不同的心理議題，也需要心理專業的從旁協助。不同類型的產業，諸如科技業、製造業、服務業、金融業到設計文創業等，理解員工的情緒特質，並探索行為背後的意涵，以共同理出頭緒，才能找到讓公司成長的正向力量。

一般可能會認為，基層員工的心理苦悶、經濟壓力應該更沉重，但近年來，則轉變成高階主管的心理健康被經營壓力快速耗損。有鑑於此，「職場心理健康」越來越受到政府與企業的重視。而員工常見的心理健康議題有下列五大類：

1. 工作表現失常
2. 認知功能下降
3. 身心耗竭產生

4. 精神方面疾病

5. 創傷後壓力症候群

面對員工的心理議題及情緒困擾，有些公司會採取潛能激發的活動來提振員工士氣，事實上，激情亢奮會讓情緒的負荷更重，反而會加速情緒耗損的速度；也有些公司會設置一些沙包、拳擊課程讓員工紓解壓力，這種做法的危險性是，一旦員工養成習慣，未來當員工有情緒的時候可能會自動轉化成肢體發洩。因此，要如何正確有效地促進員工的心理健康，真的很重要，這裡提供「心理健康五級預防模式」與具體作法，讓企業可以全方位照顧員工的身心健康。

一、健康促進層次

包含心理健康教育等心理健康服務。

健康促進的重點不只是在預防心理健康問題的發生，更要以積極的作為以促進主管和員工的心理健康，目的在於提升主管和員工心理健康、工作效能與生活品質，發展有利於員工的心理健康環境。

具體作法

1. 提升主管和員工心理健康的知能：提供主管和員工心理健康的資訊與研習 課程，例如舉辦「自我 EQ 與職場壓力調適管理」、「找到員工的心理成功公式的心理技巧」、「激勵員工士氣與成功心理的心理技巧」等課程。

2. 建立優質心理健康的企業文化：推動心理健康生活文化，如強化「友善職場的同理心培育課程」，或舉辦「15 個員工心理健康會談技術不同心理功能的提問技巧」等課程。

3. 心理健康環境的維護：要建立心理健康的企業文化，推動心理健康的職場環境，最好提升主管相關的輔導知能，像是為主管開設「轉化員工情緒的心理輔導技巧」、「Mentor 帶領新進員工的心理輔導技巧」、「順暢溜溜的溝通技巧：語言溝通、肢體溝通、心理溝通技巧」等課程，才能營造良好的上下互動關係，可以透過提供心理健康資訊、舉辦心理健康講座、塑造心理健康環境，並進行定期性的追蹤評估，如帶領主管學習「全方位員工行為風險辨識及管理的心理技巧」。

二、初級預防層次

包含「發展性」與「預防性」的心理健康服務。

初級預防的重點在於透過「發展性」與「預防性」的心理健康措施，避免心理健康問題的發生，目的在統整資源，以提供預防心理健康問題的發展性輔導策略，避免心理問題發生的職場環境，提升主管和員工對心理健康問題之相關輔導知能，營造職場的良好互動關係，推動積極的心理健康問題的預防策略，共同營造安全與溫馨的生活環境。

具體作法

1. 提升主管和員工不同生命階段的心理健康主題的輔導課程，以及因應的能力。
2. 提升主管和員工辨識心理健康問題的相關知能，以及研習課程，例如舉辦「心理健康評估及心理關懷技巧」課程，讓主管具有觀察員工心理健康的敏感度，能夠適時關懷及協助員工。
3. 建置主管和員工心理健康問題的諮詢與求助系統，如設立「EAP- 員工協助方案」。

三、預警制度層次

建立心理健康問題的「預警系統」。

進行「員工心理諮商與輔導」的過程中，常常會遇到的短期性危機包括：員工遭到公司解僱、退休、職務改變、與主管意見不一等，或是工作場所發生特殊事件，如同事意外死亡、工安事故、搶劫、工廠歇業或倒閉等狀況。

建立「預警系統」目的，在於統整心理健康資源，共同發掘主管和員工心理健康問題的預警機制，盡可能早期介入、避免傷害，及早提供主管和員工所需的心理健康協助，建立量化的預警指標，依據問題的輕重程度，即時連結到次級或三級預防工作，達到早期發現、及時處理的境界。

具體作法

1. 建立自殺防治、藥物濫用之預警系統，如加強「員工身心危機處理模式及創傷壓力心理急救技巧」。
2. 建立主管和員工身心狀況觀察與追蹤系統。
3. 建立主管和員工心理健康表現的檢視系統，如高危險心理健康篩檢與追蹤的指標，以及即時回應系統。
4. 結合「員工協助方案」，建立心理健康議題的轉介系統。

四、次級預防層次

處理已發現之心理健康問題。

重點是針對主管和員工在發生心理健康問題時，能有適當的處理機制，並有良好的轉介系統。透過充分運用心理專業人員，處理已經發現問題的員工，目的在於協助員工之個人或家庭，在發生心理健康問題時能提供及時的協助，避免問題持續地惡化。

具體作法

對發生心理健康問題的主管和員工，提供其面談、電話、函件或網路等心理健康問題的個別心理晤談，並根據晤談評估，提供主管和員工所需要的個別心理諮商、心理治療與精神醫療的相關協助，同時納入員工的重要他人（指家人、伴侶、照顧者等重要的人）以共同協助，並提供相關的專業諮詢。

「員工協助方案 EAP」進行的步驟：

1. 發現：促使員工意識到「員工協助方案 EAP」的需要並使用之。
2. 接案：藉由各種推介途徑，與員工進行接案面談，並辦理初次接觸方案服務的手續。
3. 審核：確定員工是否符合員工協助方案之資格，以便決定是否接受。
4. 評估：精確評估員工的問題，並提供建議，確認所建議的協助資源，以了解員工是否準備好接受協助計畫。
5. 諮商：提供需要的諮商服務，以及適當的評估或轉介服務。
6. 計畫發展與執行：與員工共同合作發展及決定協助計畫。
7. 服務提供與督導：提供適時的協助、協調，以及督導所有給予員工的服務品質。
8. 掌握服務成效：藉由有系統的追蹤活動，了解提供員工各項服務的有效性與結果如何。
9. 決定結案：經由接觸服務員工的專業人員或其他有關人員（家人、工作主管），以確定是否可以結束方案服務。
10. 事後追蹤服務：在適當時機追蹤評估員工接受方案協助的成效，進一步了解是否有其他潛在的需求。

五、三級預防層次

避免心理健康問題擴散與蔓延。

除了針對員工的心理狀況進行追蹤外，還需關注會導致員工心理健康問題所處之職場環境，以進一步地檢討與調整，找出導致職場心理健康問題的系統性因素，透過加以調整，避免問題於職場中持續地擴大。

（一）具體作法

1. 建立特約心理諮商、心理治療、精神醫療等心理健康問題的轉介系統。
2. 協助建立心理健康問題的危機處理機制。
3. 協助員工進行心理健康問題之篩檢與預防輔導。
4. 對員工的重要他人提供心理健康問題因應策略的諮詢與協助。
5. 對員工的家人實施心理健康問題因應策略之諮詢與協助。
6. 運用外部資源，協助處理員工的心理健康問題。

（二）危機處理的步驟與原則

企業諮商過程中，發現很多公司都發生職場危機事件，在此提供危機處理的步驟與原則：

1. 覺知員工突然發生的壓力源。
2. 在員工有需求時立即接觸，最好的時機是在員工發出求助訊號之當天至三天內進行接觸。
3. 通常是在決定更長期治療前，約進行 1 至 12 次的適當時限內之面談。
4. 針對危機問題，將焦點集中於導致員工心理困擾的事件上，引起員工在認知、情緒、行為上改變的事件，及協助員工找到可以調適的解決之道。

Chapter

11

健康數據資訊判讀量測與管理

學習內容

11-1 生理數值與健康數據

一、國人平均壽命上升成趨勢

根據 2021 年 8 月 6 日內政部公布之「109（2020）年簡易生命表」顯示，國人的平均壽命為 81.3 歲，其中男性 78.1 歲、女性 84.7 歲，皆創歷年新高，且與全球平均壽命相比，我國男、女性之平均壽命分別高於全球平均水準 7.9 歲及 9.7 歲。隨著醫療水準提升、食品安全重視、生活品質提高及運動風氣盛行等，國人於近年來之平均壽命呈上升趨勢，從 2010 年的 79.2 歲增至 2020 年的 81.3 歲（見圖 11-1），顯示國人越來越長壽。

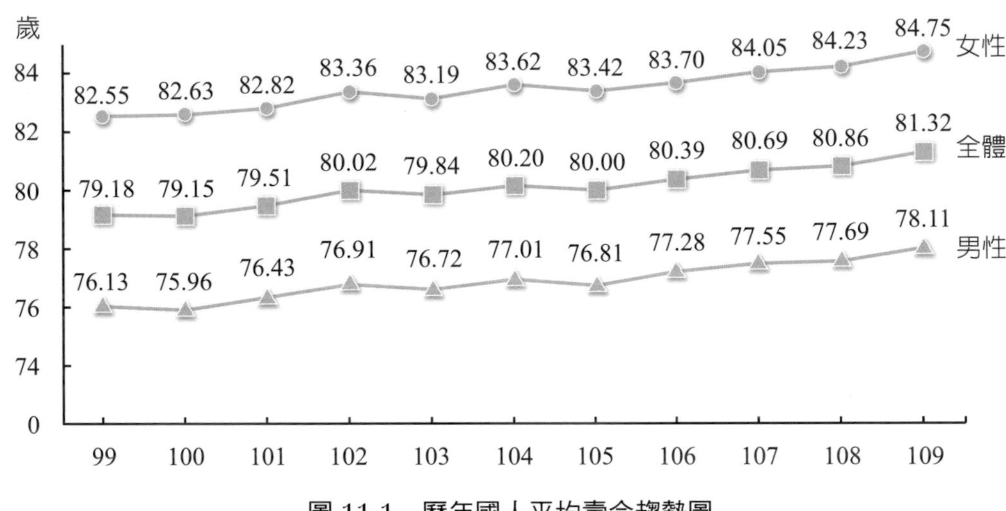

圖 11-1　歷年國人平均壽命趨勢圖

資料來源：中華民國內政部統計處

二、不健康餘年隨著平均壽命延長而增加

衛生福利部國民健康署 2019 年公布國人的零歲健康餘命平均為 72.39 歲，其中男性 70.05 歲、女性 74.84 歲；而 2019 年零歲平均餘命為 80.9 歲，其中男性 77.7 歲、女性 84.2 歲。從上述 2019 年資料瞭解到平均餘命與健康餘命相差了 8.51 年，其中男性 7.65 年、女性 9.46 年；於 2010 年衛生福利部國民健康署之統計平均餘命與健康餘命相差 8.18 年，其中男性 7.33 年、女性 8.99 年。是故，雖然近十年以來之醫療技術進步使國人平均餘命延長了 1.7 年，其中男性 1.6 年、女性 1.7 年；但其不健康餘命也增加了 0.33 年，其中男性 0.25 年、女性 0.37 年。

三、「人口老化＋慢性病」延長不健康餘命

國民的平均壽命是衡量國家之基本健康評估、整體社會經濟福祉及國家競爭力評比

的重要統計指標。而壽命的延長也提高了養老、醫療及長期照護之需求，增加了個人於退休後的生活與醫療費用開支，不只延長不健康餘命，家庭與社會所需的長期照護之時間、人力及費用也隨之上升。

除了人口老化，慢性病也是影響不健康餘命之主因。隨著經濟結構的改善與人類生活型態的變遷，傳染性的疾病轉型為惡性腫瘤、腦血管疾病、心臟病、糖尿病、高血壓等慢性病。在國人十大死亡原因中，慢性病占相當的比例，影響個人醫療及健保高額的費用支出。檢視 2019 年至 2021 年之臺灣民眾十大主要死因，發現因為慢性疾病而死亡的比率均維持於六成以上，2019 年 61.4%、2020 年 62.7%、2021 年 61.3%，2022 年因嚴重特殊傳染性肺炎 (COVID-19) 疫情因素，前十大死因，因慢性病疾病而死亡為 54.7%（見表 11-1）。

表 11-1　2019~2022 年十大死因

年度 名次	2019 年	2020 年	2021 年	2022 年
1	惡性腫瘤	惡性腫瘤	惡性腫瘤	惡性腫瘤
2	心臟疾病	心臟疾病	心臟疾病	心臟疾病
3	肺炎	肺炎	肺炎	嚴重特殊傳染性肺炎（COVID-19）
4	腦血管疾病	腦血管疾病	腦血管疾病	肺炎
5	糖尿病	糖尿病	糖尿病	腦血管疾病
6	事故傷害	事故傷害	高血壓性疾病	糖尿病
7	慢性下呼吸道疾病	高血壓性疾病	事故傷害	高血壓性疾病
8	高血壓性疾病	慢性下呼吸道疾病	慢性下呼吸道疾病	事故傷害
9	腎炎、腎病症候群及腎病變	腎炎、腎病症候群及腎病變	腎炎、腎病症候群及腎病變	慢性下呼吸道疾病
10	慢性肝病及肝硬化	慢性肝病及肝硬化	慢性肝病及肝硬化	腎炎腎病症候群及腎病變

資料來源：中華民國衛生福利部

11-2 生理檢測與數據的判讀

生理數值能呈現人體的基本生理功能，從量測的結果可評估個人的身體健康狀況，早期發現可能潛在的健康問題及疾病，及時從飲食、生活及運動進行健康管理。下列基本檢查項目的量測數據，有助在疾病發生前期提供示警，以藉由日常的飲食、生活、運動等來進行改善，預防疾病的發生。

一、身體質量指數（BMI）

世界衛生組織建議可藉由身高與體重計算「身體質量指數（Body Mass Index, BMI）」，以衡量肥胖程度。BMI值的計算公式＝體重（公斤）÷ 身高（公尺）÷ 身高（公尺）。理想的 BMI 值應介於 18.5 ～ 24.9 之間，如果 BMI 值小於 18.5 為體重過輕；超過 24.9 代表肥胖，未來可能面臨肥胖所衍生出的健康問題（見表 11-2）。

表 11-2　全球性的肥胖定義

分級	身體質量指數 (kg/m^2)	疾病風險
正常	18.5 ～ 24.9	普通
過重	≧ 25	
肥胖前期	25.0 ～ 29.9	增加
一級肥胖	30 ～ 34.9	中等
二級肥胖	35 ～ 39.9	嚴重
三級肥胖	≧ 40	非常嚴重

資料來源：WHO,1998

二、腰圍檢查

腰圍為代謝症候群指標之一，能反映腹部肥胖的多寡，男性腰圍的理想範圍 ≤35 吋（約 90 公分）、女性 ≤31 吋（約 80 公分）。腰圍異常可能導致血液中的三酸甘油脂濃度、血糖升高，因為堆積在腹部的脂肪組織會影響身體代謝，進而增加罹患心血管疾病和糖尿病等疾病之風險（見表 11-3）。

表 11-3　量測「腰圍」的健康與疾病評估

疾病	腰圍與健康評估
代謝症候群	腰圍過大代表內臟脂肪過多，容易引發新陳代謝症候群，亦可能導致胰島素阻抗性，引起高血糖、高血壓、高血脂，成為代謝症候群者
肥胖症	腰圍肥胖稱之為「危險型肥胖」，比 BMI 值更能精準反應出肥胖程度。
高血壓	腹部脂肪是造成高血壓的獨立危險因子之一。研究指出，每多 1 吋腰圍，血壓會上升 1.57mmHg。若未改善，則十年後有六成機率成為高血壓患者。
高血脂症	腹部肥胖易造成血液中多種血脂肪的代謝異常，包括三酸甘油脂上升、高密度膽固醇（好膽固醇 HDL）下降，增加高血脂症風險。
動脈硬化	內臟脂肪堆積會讓多餘的三酸甘油脂及低密度膽固醇滲入動脈內壁，逐漸氧化、變質，使血管壁變厚，失去彈性，形成動脈硬化，進而演變成心肌梗塞、中風等致命性疾病。
心臟病	腰圍可做為心臟病發作之預測因子。體重標準，但腰上堆積太多脂肪，則亦有較高的心臟病風險。
腦中風	腹部脂肪過多會降低體內合成好膽固醇，並且讓脂蛋白無法順利分解，讓脂蛋白殘餘物侵入血管壁，濃稠的血液也會在血管中形成血栓，增加腦中風之風險。
糖尿病	可能破壞胰島素系統，降低人體對胰島素的敏感性，使醣代謝變差，增加罹患糖尿病的風險。
肝臟疾病	腹部囤積脂肪進入肝臟，就會產生脂肪肝，進而引發肝臟的慢性發炎，形成「非酒精性脂肪肝炎」；一旦惡化，可能變成肝硬化、肝癌。國內研究發現，腰圍越粗，肝指數越高，可作為肝臟疾病的警訊之一。
壽命長短	腰圍是評估一個人壽命長短的重要指標，不論體重如何，腰圍粗的人較容易生病死亡，因為罹患心臟病、呼吸系統疾病、癌症等致命性疾病的風險高；且腰圍數值超標越多，死亡風險越高。

接下頁

接上頁

疾病	腰圍與健康評估
其他	腰圍過粗也是睡眠呼吸中止症候群、痛風、便秘、癌症高危險群，女性則容易引發荷爾蒙失調，導致月經異常、經前症候群，孕婦引發妊娠毒血症，難產等。
只要腰圍縮小，可減少內臟脂肪，人體的生理年齡就能逆轉，疾病的風險也隨之減少。	

三、視力檢查

眼睛是人體感觀中最重要的器官，然而眼科疾病已然成「國民病」。在健康檢查中，視力檢查是基本檢查項目，及早發現視力異常（見表 11-4），以及早進行治療，避免引發不可挽救的眼盲。

四、辨色力檢查

檢查眼睛分辨色彩的功能。色彩視覺障礙的患者會因為「視錐細胞」異於常人，而無法正常進行顏色分辨，輕者為「色弱」；嚴重者為「色盲」。這些人若從事精細辨色有關的行業，將增加職場的工作壓力與風險，因此「辨色力檢查」是勞工體檢的基本項目之一。

五、血壓檢查

血壓是血流衝擊血管壁引起的一種壓力，正常血壓的範圍收縮壓在 120 mmHg 以下；舒張壓在 80 mmHg 以下。血壓長期偏高，代表血管長期處於高壓狀態，容易造成動脈壁損傷、動脈管壁失去彈性，導致脂肪易沉積於血管壁。若長期高血壓卻不加以控制，會造成眼、腦、心、腎、動脈的損害，長期下來也會產生許多併發症（見表 11-5），造成永久性的傷害甚至死亡，不可等閒視之！

六、聽力檢查

平時聽力一切正常，也可能有高頻或低頻聽損的危機。定期進行聽力檢查有助於找出潛在的聽損危機。聽力退化若不及時處理，有可能會增加跌倒、憂鬱症、心血管疾病及失智等罹患風險。定期聽力檢查，有助在聽力受損還不太嚴重時，進行相關介入，如選配合適的助聽器，以及時維持聽力。

表 11-4　量測「視力」的健康與疾病評估

疾病	視力與健康評估
弱視	從出生至 6、7 歲是兒童視力主要的發育期。若視力發育異常，又未予以適當治療就可能形成弱視，越早接受治療才有機會改善。
近視	臺灣近視人口破 1300 萬人，有高度近視者接近 30%，比例高居全球之冠。高度近視會造成視力早衰，並易產生白內障、青光眼、黃斑部病變、視網膜剝離等眼疾。
青光眼	長期的眼壓過高會造成視神經病變及視野缺損，是不可逆的眼疾。一旦罹患青光眼，須終生追蹤治療，避免全盲。
白內障	係因眼球水晶體發生混濁而影響到視力，也是首要致盲的眼疾。除了視力模糊外，有些病患會出現複視或多視，嚴重時可能失明。
黃斑部病變	因老化造成影像扭曲、視力模糊、辨色力異常，是老年人頭號視力殺手。受 3C 產品長時間使用影響，黃斑部病變逐漸年輕化。
乾眼症	臺灣每 4 人就有 1 人有不同程度的乾眼症。罹患乾眼症會出現眼睛酸澀、有異物感、怕光、灼熱、視力模糊及睜不開等症狀。

表 11-5　量測「血壓」的健康與疾病評估

併發症部位	疾病
眼睛	眼底病變、眼底出血或滲出液、黃斑部水腫、視網膜剝離等
腦部	腦梗塞、腦溢血、腦循環不全、腦病變、蜘蛛膜下腔出血等
心臟	心絞痛、心臟衰竭、心肌梗塞、左心室擴大、心肌纖維化、冠狀動脈不全症、缺血性心臟病等
腎臟	尿毒症、腎功能不全症、腎硬化症、蛋白尿、腎衰竭等
動脈	動脈硬化、血管瘤、動脈狹窄、主動脈剝離、剝離性動脈瘤等
四肢末梢	上肢或下肢動脈狹窄、硬化等

七、胸部 X 光檢查

藉由 X 光透視胸腔，從底片偵測胸部是否有病變。具快速、無痛、價格便宜、輻射劑量低等特性，因而廣泛被使用於胸腔內的器官，包括肺部、心臟及骨骼系統（鎖骨、肋骨、胸椎）等檢查（見表 11-6）。如果胸部 X 光不能完全判斷時，應進一步做胸部電腦斷層檢查。

表 11-6　量測「胸部 X 光」的健康與疾病評估

發病部位	疾病
胸腔	肺結核、肺氣腫、肺癌、氣胸、肺纖維化、肺結節、支氣管擴張、支氣管炎及縱膈腔、胸廓骨骼疾病
心臟、大血管	心臟肥大、主動脈弓突出、右心房、心室擴大，主動脈瘤或剝離的可能性，有無肺門血管膨大或淋巴腫大。

八、尿蛋白檢查

早期的腎臟病變難以察覺與診斷，且慢性腎臟病的早期並無明顯症狀顯現，一旦出現症狀，往往腎功能已惡化到一定的程度。蛋白尿（proteinuria）與腎臟病關係密切，蛋白尿是腎臟病在早期有機會進行診斷之病徵。尿蛋白的量測若呈陽性，可能是腎臟已受損的病徵，但同時也要注意是否為身體上的其他嚴重疾病之表現（見表 11-7）。

表 11-7　量測「尿蛋白」的健康與疾病評估

發病部位	疾病
腎臟	有蛋白尿的存在，表示腎臟實質的受損。正常人尿液中含有微量的蛋白質，若檢驗呈現陽性反應，要警覺腎臟是否有問題，若未加治療會引發腎小球病變或泌尿道感染。
其他	代謝性或全身性疾病，例如糖尿病、肝臟問題、自體免疫疾病、內分泌病變等。

九、尿潛血檢查

量測尿液中是否含有血液，尿潛血係為警訊之一，表示腎臟、膀胱等泌尿道可能具有潛在的問題（見表 11-8），需進一步檢查。值得注意的是，有一定風險可能併發腎絲球腎炎，唯有及早發現進行治療，才不會進展成尿毒症、腎衰竭。

表 11-8　量測「尿潛血」的健康與疾病評估

發病部位	疾病
腎臟	腎臟外傷、腎結石、腎盂癌、急性腎炎、腎絲球腎炎等
輸尿管	輸尿管結石、輸尿管腫瘤等
膀胱	膀胱炎、膀胱癌、膀胱結石等
尿道	尿道炎、前列腺炎、尿道創傷等

十、血色素檢查

血色素（Hb）存在於紅血球中，擔任將氧氣運送到全身的重要任務。檢查目的在於瞭解是否有貧血。貧血的反應可能是生理現象，也有可能是營養不良或體內有潰瘍、心臟病，甚至癌症等重大疾病。

當血液的含氧量不夠，將增加心臟輸送含氧血液的負擔，進而傷害心臟功能引起心肌缺氧、心律不整、心臟肥大，嚴重可能導致心臟衰竭、心肌梗塞。此外，腦受損及失智症的風險也會增加。

孕婦若是貧血可能增加胎兒生長遲緩、早產風險，及產後大出血、傷口癒合不良及感染問題。需時刻注意。

十一、白血球數檢查

白血球（WBC）是身體重要的免疫細胞，標準數值在 4,000 ～ 10,000/uL。白血球數量過低可能是身體產生健康問題的表現（見表 11-9）。

表 11-9　量測「白血球數」的健康與疾病評估

病因、病狀	疾病
病毒感染	感冒、愛滋病毒、打疫苗等
自體免疫疾病	紅斑性狼瘡、類風溼性關節炎等
脾臟腫大	肝硬化、酒精性肝炎、B、C 型肝炎等

十二、血糖檢查

檢測空腹血糖是篩檢糖尿病最基本的方法，正常值為 80 ～ 130 mg/dl，異常就需進一步檢測糖化血色素（HbA1c）。血糖檢測有助於早期發現糖尿病前期，避免錯過預防或延遲糖尿病發生的黃金時期。也因為糖尿病前期幾乎沒有症狀、身體也不會有明顯的不適，若未能及時發現並透過改變飲食習慣、運動或藥物輔助治療等方式使血糖恢復正常，約三至五年後，近 25% 會發展為糖尿病。

十三、肝功能（ALT 或稱 SGPT）檢查

藉由抽血測量肝發炎指數，正常值為 6.0 ～ 45IU，數值越高，通常表示發炎越嚴重。肝指數異常潛在的健康問題及疾病相當多（見表 11-10），但數值並不能表示肝病的嚴重度，也不代表肝臟一定就沒問題，還需配合其它檢查，以確認是否為病毒性肝炎（例如 B、C 肝病毒）、飲酒、脂肪肝或其他原因所引起。

表 11-10　量測「SGPT」的健康與疾病評估

發病部位	疾病
肝臟	A、B、C 型肝炎、脂肪肝、酒精性肝炎、肝硬化、肝癌、自體免疫肝炎等
其他	代謝症候群、橫紋肌溶解症、心臟病等

十四、肌酸酐（creatinine）檢查

當「腎絲球的過濾（GFR）」出了問題，肌酸酐就會滯留並累積於血液中，檢測時數值會偏高。藉由肌酸酐檢查可判斷腎臟過濾功能的好壞，是評估腎功能的指標。

肌酸酐上升除了與腎臟有關外，如腎炎、腎病變、腎血管栓塞；或是其他疾病，如肌肉肥大、鬱血性心衰竭、營養失調等，均可能使肌酸酐上升。

十五、膽固醇檢查

正常情況下，身體自行合成的膽固醇與經食物攝取的膽固醇，會保持一定的比例，不會有膽固醇過高之虞。但現代人的營養過剩，加上運動量不足、情緒緊張等，就會擾亂身體的調節作用，發生病變（見表 11-11）。

膽固醇檢查除了進行總膽固醇檢測（正常值 <200mg/dl），還需進一步檢測低密度

膽固醇LDL檢查(又稱壞膽固醇),其正常值<130mg/dl;及高密度膽固醇HDL檢查(又稱好膽固醇),其正常值女性 >50mg/dl、男性 >40mg/dl。

表 11-11　量測「膽固醇」的健康與疾病評估

膽固醇類型	膽固醇與健康評估
總膽固醇	血清中膽固醇含量過多，會增加糖尿病、動脈硬化症、高血壓等風險；含量太低，則可能引起貧血、肝硬化、營養不良等疾病
低密度膽固醇 LDL	數值越高，動脈硬化的風險越高、越容易引起心血管相關疾病
高密度膽固醇 HDL	數值過低，會提高心血管疾病發生風險

十六、三酸甘油脂檢查

評估心血管疾病風險的生化指標之一，正常值為 40~149 mg/dl。三酸甘油脂過高最直接的就是影響心血管健康，出現血液變濃、血壓升高、動脈硬化等症狀，並提高糖尿病、脂肪肝、肥胖症、代謝症候群、痛風、子宮內膜癌等疾患，甚至增加急性胰臟炎、心肌梗塞、中風等猝死之風險。然而，三酸甘油脂太低則可能是營養不良、或是先天性無 B 脂蛋白血症。

十七、尿酸檢查

空腹抽血檢驗尿酸(Uric acid,UA),正常值男性3.0～7.0mg/dl;女性2.5～6.5mg/dl，如果男性在 7.0mg/dl 以上；女性 6.0mg/dl 以上就屬於高尿酸血症。高尿酸血症患者將來有 1/10 的人會發展成痛風。

十八、代謝症候群檢查

依國民健康署 2017 ～ 2020 年之國民營養健康調查，20 ～ 64 歲民眾代謝症候群盛行率為 24.8%，相當於每四人當中就有一人罹患代謝症候群（Metabolic Syndrome），其中男性盛行率（30.4%）高於女性盛行率（19.7%）。

依據衛福部資料指出，代謝症候群是可預防也可治療的疾病，若不及早檢查（見表 11-12）並治療，將比一般人增加六倍罹患糖尿病之風險、四倍罹患高血壓之風險、三倍高血脂之風險、二倍心臟病及腦中風風險。代謝症候群可以說是肥胖、血脂異常、血糖代謝異常（胰島素抗性）及高血壓疾病的大集合。

表 11-12　代謝症候群 5 項檢測

危險因子	異常值
1. 腹部肥胖	腰圍：男性≧ 90 cm、女性≧ 80 cm
2. 血壓偏高	收縮壓≧ 130 mmHg、舒張壓≧ 85 mmHg
3. 空腹血糖值偏高	≧ 100 mg/dl
4. 高密度膽固醇 (HDL) 偏低	男性 <40 mg/dl、女性 <50 mg/dl
5. 三酸甘油脂偏高	≧ 150 mg/dl
* 以上 5 項危險因素中，若包含 3 項或以上者，即可診斷為代謝症候群。 * 上述危險因子中的「血壓偏高」、「空腹血糖偏高」之判定，包括依醫師處方使用降血壓或降血糖等藥品 (中、草藥除外) 之血壓或血糖檢驗值正常者。	

11-3 健康檢測數據分析

國人的壽命雖然延長，但不健康餘命也增加，其中原因跟現代人普遍靜態生活、活動量不足有關，致使心腦血管疾病、糖尿病、肥胖等風險增加。全球有 60% 成年人的活動量達不到醫學所認定的身體活動量，甚至有 25% 的人幾乎不活動。衛生福利部新聞（2012）發布，根據世界衛生組織之數據顯示，約 60 ～ 85%的成人過著靜態生活，三分之二的兒童身體活動量不足，未來都將可能影響健康。

一、我國中學生活動不足率、過重肥胖率之變化

在國內可以從政府公布的資料中發現（見圖 11-2），國中生身體活動不足率雖然從 2010 年平均 93.1% 下降至 2018 年的 78.0%（男生 89.1% 下降至 69.7%；女生 97.6% 下降至 87.0%）。活動力不足引起最直接的問題就是肥胖，根據國民健康署統計，國中生過重及肥胖率（見圖 11-3）從 2011 年平均 29.6% 上升至 2021 年的 29.9%（男生 24.2% 上升至 25.1%；女生 34.7% 下降至 34.2%）。高中職生之身體活動不足率（見圖 11-4）則從 2011 年平均 95.2% 下降至 2019 年的 84.7%（男生 92.7% 下降至 79.1%；女生 98.1% 下降至 90.6%）。

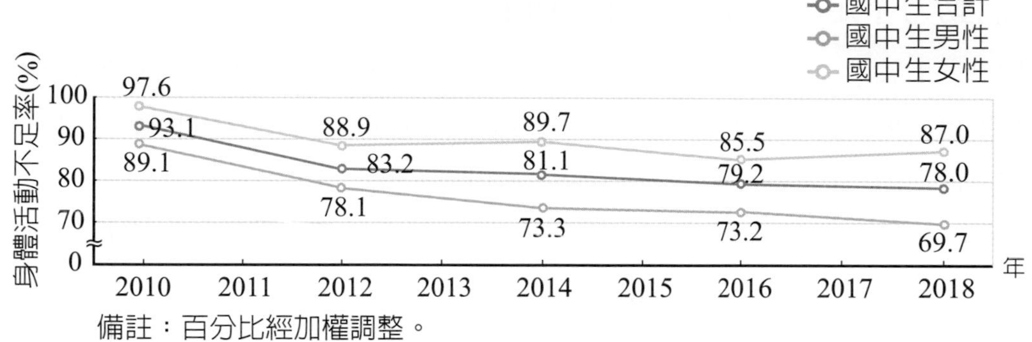

備註：百分比經加權調整。

圖 11-2　國中生身體活動不足率

資料來源：中華民國衛生福利部國民健康署

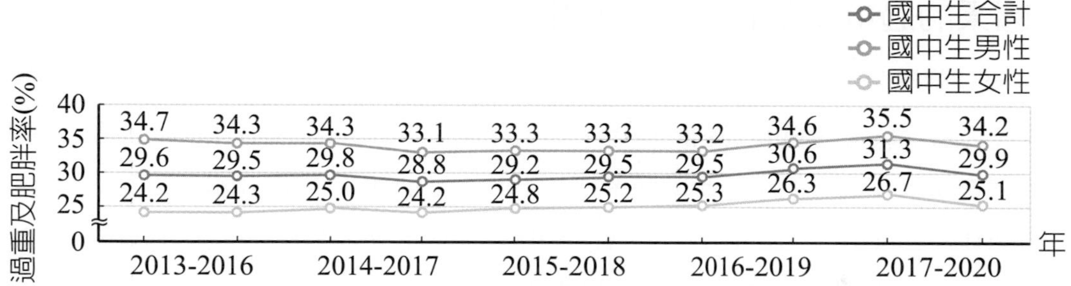

備註：BMI標準係依據2013年衛生福利部公布之「兒童及青少年生長身體質量指數(BMI)建議值」。

圖 11-3　國中生過重及肥胖率

資料來源：中華民國衛生福利部國民健康署

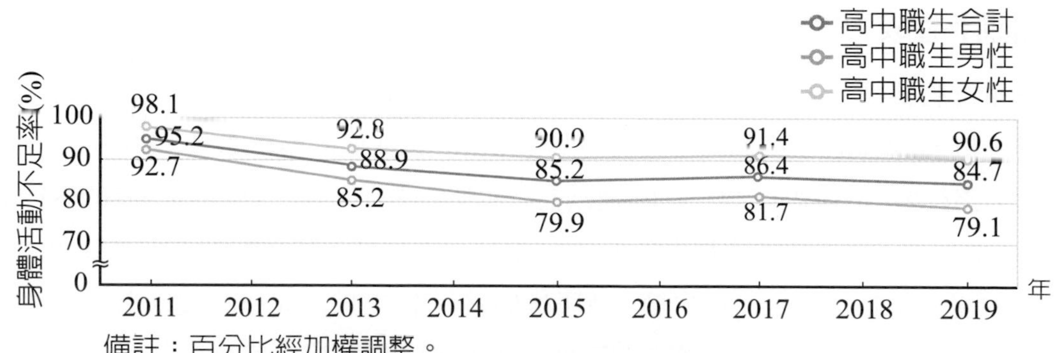

備註：百分比經加權調整。

圖 11-4　高中職生身體活動不足率

資料來源：中華民國衛生福利部國民健康署

二、活動力不足率隨年齡上升而增加

國健署與國家衛生研究院之國民健康訪問調查結果顯示，2017 年 18 歲以上人口身體活動不足率男女平均為 47.3%（男性 39.0%、女性 55.2%）。從分析圖中可以見到，女性的身體活動不足率除了於 50 ～ 64 歲為 49.6% 外，一直維持在 50% 以上；而男性卻隨著年齡上升而身體活動不足率越來越高（見圖 11-5）。根據衛生福利部新聞（2012）發布，世界衛生組織指出身體活動不足已成為僅次於高血壓、吸菸、高血糖，影響全球死亡率的第四大危險因子。運動不足影響健康並造成公共衛生問題，除了提高死亡率，還會使心血管疾病、糖尿病、肥胖的風險加倍，並增加高血壓、骨質疏鬆、高血脂症、憂鬱症、焦慮症，甚至大腸癌、乳癌等癌症之風險。

三、國人的過重及肥胖率逐年上升

由於身體活動不足，再加上不良的生活習慣及不適當的生活飲食就容易引起慢性疾病，而慢性疾病的發生就是從肥胖開始。國民健康署 2013 ～ 2020 年的國民營養健康狀況變遷調查顯示，國人的過重及肥胖率逐年上升，從 2013 ～ 2016 年的男女平均 45.4% 上升至 2017 ～ 2020 年的 50.3%，男性 平均 53.4% 上升至 2017 ～ 2020 年的 58.4%，女性平均 38.3% 上升至 2017 ～ 2020 年的 42.6%。

以 2017 ～ 2020 年 18 歲以上人口過重及肥胖率分析，18 歲以上過重及肥胖率男女平均為 50.3%，男性比女性明顯，男性 58.4%、女性 42.6%。男性自 25 歲以後一直在 50% 以上，在 35 ～ 44 歲的黃金年齡階段高達 70.8%；而女性在 65 歲退休前過重及肥胖率維持在 50% 以下（見圖 11-6）。

四、肥胖造成三高的盛行率

過重及肥胖是三高的首要因素。在國民健康署 2017 ～ 2020 年 20 歲以上人口三高盛行率分析，20 歲以上高血壓的盛行率為 27.3%、高血脂的盛行率為 26.0%、高血糖 / 糖尿病的盛行率為 11.3%。20 ～ 39 歲以上高血壓的盛行率為 6.5%、高血脂的盛行率為 11.5%、高血糖 / 糖尿病的盛行率為 1.6%。40 ～ 64 歲以上高血壓的盛行率為 28.9%、高血脂的盛行率為 32.7%、高血糖 / 糖尿病的盛行率為 12.1%。65 歲以上高血壓的盛行率為 63.5%、高血脂的盛行率為 37.9%、高血糖 / 糖尿病的盛行率為 27.8%（見圖 11-7）。

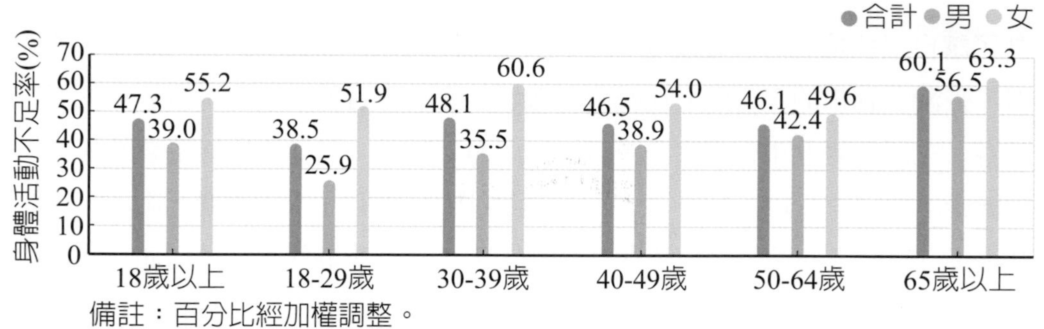

圖 11-5　2017 年 18 歲以上人口身體活動不足率

資料來源：中華民國衛生福利部國民健康署

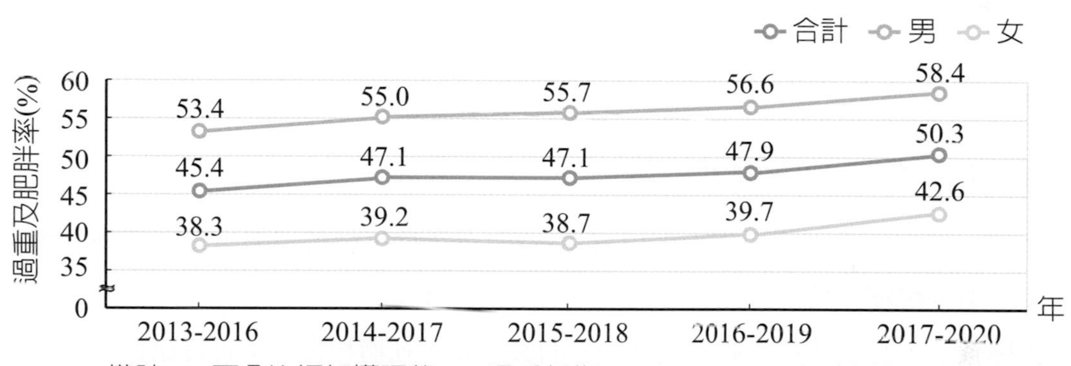

圖 11-6　18 歲以上人口過重及肥胖率

資料來源：中華民國衛生福利部國民健康署

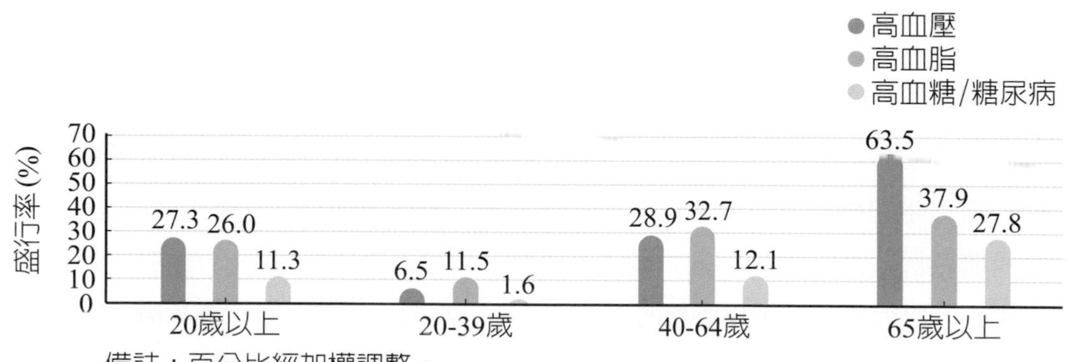

圖 11-7　2017 ～ 2020 年 20 歲以上人口三高盛行率

資料來源：中華民國衛生福利部國民健康署

五、活動力是影響壽命的關鍵因素之一

為了讓自己能擁有一個健康晚年，必須從小開始注重並養成良好的生活、運動和飲食習慣。臺灣各縣市的平均餘命比較分析顯示，臺北市目前是平均壽命最長的城市，一般會認為，主因是臺北市醫療資源豐富，所以壽命較長，但從國民健康署及國家衛生研究院的健康訪問調查發現（見表 11-13），臺北市 65 歲以上人口身體活動不足率是所有縣市中最低 45.9%（男生 47.8、女生 44.4%）。可見減少靜態生活、增加活動和運動量是影響壽命長短的關鍵因素之一。

11-4 生理數據日常自我監測與管理

身體活動不足易引發慢性疾病，而慢性病通常於初期並沒有明顯的身體不舒服或疼痛的感覺，導致容易讓人忽略而延遲就醫，因此定期進行檢查，才能及早發現、及早進行健康促進。

一、體檢後進行健康促進管理

依據中華民國勞工安全衛生法規第 20 條之一「雇主於僱用勞工時，應施行體格檢查」；暨中華民國學校衛生法第 8 條之一「學校應建立學生健康管理制度，定期辦理學生健康檢查」，且在法規上政府更進一步明文規定，在體檢後應進行健康促進管理。各單位應依法規指定健康管理單位，並就健康檢查資料進行整理與管理。由於單位大小差異極大，最好建立自己單位的體檢資料庫管理，在體檢後依據各單位的需求來安排健康促進的相關活動。根據國民健康署的調查分析，目前各年齡層的異常項目，以「過重、肥胖、高血壓及高血脂異常」的比率較高。

二、「AI ＋ IoT 生理訊號量測監控」做好健康促進管理

目前，人工智慧（AI）與物聯網（IoT）的資訊科技發展，配合 5G 高速傳輸的進展，使我們對自己生理數據日常自我監測與管理，多了一個方便之門。應用網路連結的血壓計、體重體脂計、計步計及穿戴式裝置等儀器，可透過 IoT 技術將日常的資料傳入手機或數據中心，目前也能夠應用手機的 Google Fit 來計取自己的每日行走步數。

表 11-13　各縣市 65 歲以上人口身體活動不足率

單位：百分比

	有效樣本數	依性別分		
		計	男	女
民國 106 年 **依縣市別分**	**3118**	**60.1**	**56.5**	**63.3**
新北市	159	53.1	50.5	55.6
臺北市	156	45.9	47.8	44.4
桃園市	134	65.8	65.6	66.0
臺中市	215	62.5	55.0	68.8
臺南市	286	70.7	68.4	72.7
高雄市	298	60.4	59.5	61.2
宜蘭縣	130	74.5	72.0	76.8
新竹縣	107	66.6	59.8	73.3
苗栗縣	163	65.5	64.6	66.3
彰化縣	158	63.7	55.3	70.9
南投縣	147	59.9	48.4	69.4
雲林縣	153	73.5	59.2	83.8
嘉義縣	175	63.8	52.2	74.6
屏東縣	135	61.6	61.6	61.7
臺東縣	143	70.3	66.4	74.1
花蓮縣	121	62.3	54.1	70.1
澎湖縣	125	70.2	63.0	76.3
基隆市	99	49.1	54.3	44.8
新竹市	109	69.2	57.8	77.5
嘉義市	105	72.1	58.6	82.2

資料來源：中華民國衛生福利部國民健康署

備註：百分比經加權調整

若是單位的 AI 能力強，可進一步同時連結日常生活、運動及飲食習慣，並記錄平常血壓、體重、體脂等變化的情形，就能透過手機 APP、Line 或公司系統等，隨時了解身體狀況及是否有做好自我健康管理，並期盼在下次體檢時能有更好的健康指標（如圖 11-8）。

三、從「生活習慣＋體檢異常項目」整合生活型態

生活習慣可以參考 www.i-care.com.tw 網站的 20 個題目（每題 5 分）當指標，配合基礎的體檢內容結果，分類成目前的五種生活型態（如表 11-14）。

以上是將生活習慣與異常項目進行一個簡單的整合，即使分類為第五類的危險生活型，只要配合醫囑並積極改善生活習慣，使體檢異常的項目回歸正常，那也能回復到較好的身體狀態（如圖 11-9）。

表 11-14　五種生活型態

分類	分數說明
第一類	「健康生活型態」是基礎體檢項目沒有異常，且生活習慣的執行分數有 85 ～ 100 分。
第二類	「良好生活型態」是基礎體檢項目沒有異常，但生活習慣的執行分數只有 65 ～ 80 分；或基礎體檢項目 1-2 項異常，但生活習慣的執行分數有 85 ～ 100 分，因為有好的生活習慣，所以有機會使體檢異常的項目回復正常。
第三類	「亞健康生活型態」是基礎體檢項目沒有異常，但生活習慣的執行分數低於 60 分；或基礎體檢項目 1 ～ 2 項異常，但生活習慣的執行分數介於 65 ～ 80 分之間；或基礎體檢項目 3 ～ 4 項異常，但生活習慣的執行分數只有 65 ～ 100 分之間；基礎體檢項目 5 ～ 6 異常，但生活習慣的執行分數只有 65 ～ 100 分之間。
第四類	「耗損生活型態」基礎體檢項目 1 ～ 2 項異常，但生活習慣的執行分數介於 0 ～ 40 分之間；或基礎體檢項目 3 ～ 6 項異常，但生活習慣的執行分數只有 45 ～ 60 分之間。
第五類	「危險生活型態」基礎體檢項目 3-6 項異常，但生活習慣的執行分數介於 0 ～ 40 分之間。

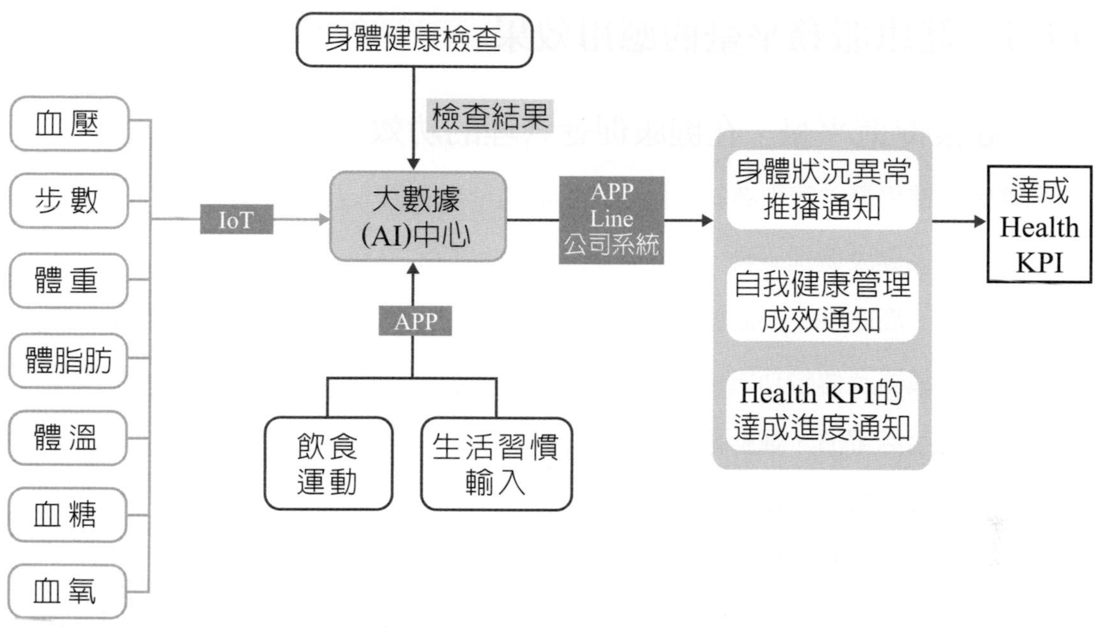

圖 11-8　AIoT 健康促進管理模式

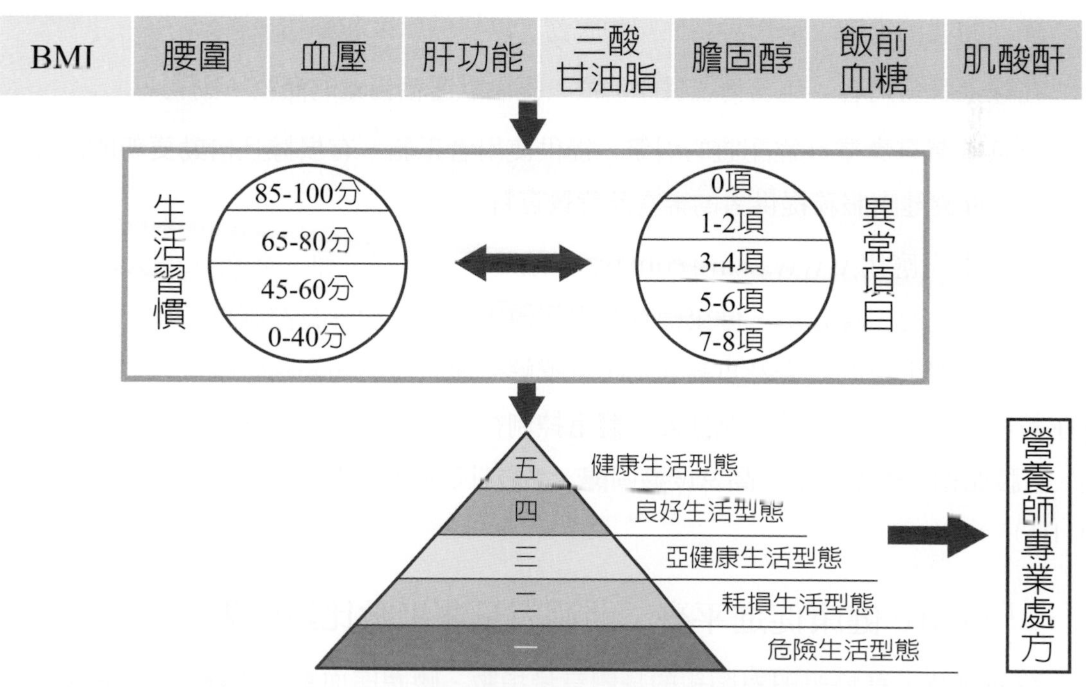

圖 11-9　生理量測結果與生活型態的相關連結

11-5 健康服務平臺的應用效果

一、「健康促進平臺」在健康促進管理的功效

「健康促進平臺」可引導執行健康促進活動，幫助個人及團體進行下列事項：

1. 整合性 e 化健康促進服務。
2. 協助肥胖、高血壓、高血糖的管理。
3. 結合多項儀器及傳輸功能。
4. 整合日常生活習慣、運動紀錄。
5. 一一進行檢測數值分析。
6. 提升團體群組完整的健康管理。

在國外 Henley（2011）結合商業用途，開發一個線上健康照護服務的交易平臺，主要提供醫療專業服務的提供者及相關的資料以供客戶選購。這個平臺包含以下功能：

1. 在專業醫療服務提供者方面：包含有專業執照的醫師、護士、獸醫和傳統的居家照護、物理治療師、褓母等其他照顧服務，以提供給人和動物。
2. 在線上服務內容：包含傳統醫學治療、提供獸醫給自家的寵物、動物等。

這系統還有專業且經認證的引擎，提供使用者正確、有根據且自動更新的研究，並公開每位專業健康服務提供者的審查及背景資料。

作者本人應用 www.i-care.com.tw 網站的研究，以性別、年齡、個人收入、教育程度、婚姻狀況、身分別、健康檢查頻率與健康注意程度等為控制變項；網路生理訊號量測監控的體重控制計畫為實驗變項，以瞭解生理訊號量測網路監控介入之後，研究對象在體重控制知識、體重控制態度、體重控制行為之下，其「身體質量指數、腰圍、血壓、空腹血糖、總膽固醇、高密度膽固醇、三酸甘油脂及尿酸」八項指數的改變情形（圖 11-10）。

二、「i-care 健康促進平臺」前測與量測指數比對成果

在前測時，實驗組與對照組的身體質量指數、腰圍與血壓（收縮壓 / 舒張壓），空腹血糖、總膽固醇、高密度膽固醇、三酸甘油脂及尿酸，差異情形分析如下：

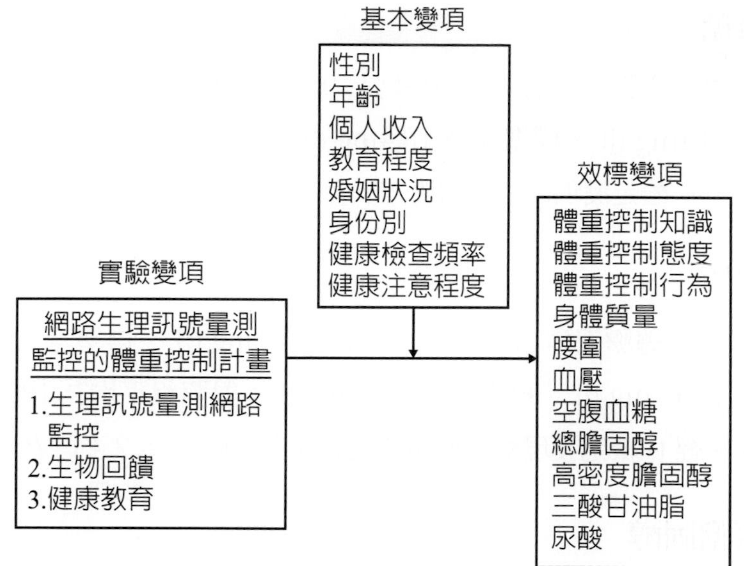

圖 11-10 體重控制計畫介入效果研究之研究架構

（一）身體質量指數

全體研究對象在身體質量指數前測結果平均為 28.7kg/m^2、標準差為 4.4 kg/m^2，其中實驗組平均為 28.6 kg/m^2、標準差為 5.1 kg/m^2；對照組平均為 28.7 kg/m^2 標準差為 3.5 kg/m^2。經 t- 檢定發現兩組無顯著差異存在（$t_{(77)} = .01$，$P > .05$）。

（二）腰圍

全體研究對象在腰圍前測結果平均為 89.2cm、標準差為 11.3 cm，其中實驗組平均為 88.8 cm、標準差為 13.6 cm；對照組平均為 89.6 cm、標準差為 7.4cm 經 t- 檢定發現兩組無顯著差異（$t_{(77)} = .09$，$P > .05$）。

（三）血壓

全體研究對象在收縮壓前測結果平均為 128.6mmHg、標準差為 12.3 mmHg，其中實驗組平均為 126.7 mmHg、標準差為 11.6 mmHg；對照組平均為 131.1 mmHg、標準差為 13.0 mmHg。經 t- 檢定發現兩組無顯著差異存在（$t_{(77)} = 2.47$，$P > .05$）。

全體研究對象在舒張壓前測結果平均為 77.6 mmHg、標準差為 8.7 mmHg，其中實驗組平均為 78.1 mmHg、標準差為 7.9 mmHg；對照組平均為 77.0 mmHg、標準差為 9.6 mmHg。經 t- 檢定發現兩組無顯著差異存在（$t_{(77)} = .29$，$P > .05$）。

（四）空腹血糖

全體研究對象在空腹血糖前測結果平均為 98.6mg/dL、標準差為 15.7mg/dL，其中實驗組平均為 100.4mg/dL、標準差為 18.4mg/dL；對照組平均為 96.2mg/dL、標準差為 11.3mg/dL。經 t- 檢定發現兩組無顯著差異存在（$t_{(77)} = 1.37$，$P > .05$）。

（五）總膽固醇

全體研究對象在總膽固醇前測結果平均為 194.3mg/dL、標準差為 35.4mg/dL，其中實驗組平均為 199.7mg/dL、標準差為 36.8mg/dL；對照組平均為 187.2mg/dL、標準差為 32.6mg/dL。經 t- 檢定發現兩組無顯著差異存在（$t_{(77)} = 2.43$，$P > .05$）。

（六）高密度膽固醇

全體研究對象在高密度膽固醇前測結果平均為 51.5mg/dL、標準差為 9.3mg/dL，其中實驗組平均為 53.0mg/dL、標準差為 9.5mg/dL；對照組平均為 49.6mg/dL、標準差為 8.9mg/dL。經 t- 檢定發現兩組無顯著差異存在（$t_{(77)} = 2.61$，$P > .05$）。

（七）三酸甘油脂

全體研究對象在三酸甘油脂前測結果平均為 135.1mg/dL、標準差為 70.7mg/dL，其中實驗組平均為 137.4mg/dL、標準差為 66.2mg/dL；對照組平均為 132.0mg/dL、標準差為 76.9mg/dL。經 t- 檢定發現兩組無顯著差異存在（$t_{(77)} = 0.11$，$P > .05$）。

（八）尿酸

全體研究對象在尿酸前測結果平均為 6.4mg/dL、標準差為 1.7mg/dL，其中實驗組平均為 6.2mg/dL、標準差為 1.7mg/dL；對照組平均為 6.7mg/dL、標準差為 1.5mg/dL。經 t- 檢定發現兩組無顯著差異存在（$t_{(77)} = 1.73$，$P > .05$）。

綜上所述，實驗與對照兩組的身體質量指數、腰圍與血壓（收縮壓 / 舒張壓），空腹血糖、總膽固醇、高密度膽固醇、三酸甘油脂及尿酸，在網路生理訊號量測監控的體重控制計畫介入前並無顯著差異（如表 11-15）。

表 11-15　實驗組與對照組比較

變項	組別	個數	平均數	標準差	t 值
身體質量指數	實驗組 對照組	44 34	28.6 28.7	5.1 3.5	0.001
腰圍	實驗組 對照組	44 34	88.8 89.6	13.6 7.4	0.09
收縮壓	實驗組 對照組	44 34	126.7 131.1	11.6 13.0	2.47
舒張壓	實驗組 對照組	44 34	78.1 77.0	7.9 9.6	0.29
空腹血糖	實驗組 對照組	44 34	100.4 96.2	18.4 11.3	1.37
總膽固醇	實驗組 對照組	44 34	199.7 187.2	36.8 32.6	2.43
高密度膽固醇	實驗組 對照組	44 34	53.0 49.6	9.5 8.9	2.61
三酸甘油脂	實驗組 對照組	44 34	137.4 132.0	66.2 76.9	0.11
尿酸	實驗組 對照組	44 34	6.2 6.7	1.7 1.5	1.73

三、網路生理訊號量測監控的體重控制計畫介入三個月後比對成果

網路生理訊號量測監控的體重控制計畫介入三個月後，進行 Cohen's d 效果量分析，研究對象在身體質量指數、腰圍與血壓（收縮壓 / 舒張壓），空腹血糖、總膽固醇、高密度膽固醇、三酸甘油脂及尿酸，差異情形分析如下：

（一）身體質量指數

實驗組平均為 27.9 kg/m^2、標準差為 5.1 kg/m^2；對照組平均為 29.0kg/m^2 標準差為 3.57kg/m^2，Cohen's d (-0.25) 為低效果量。身體質量指數是本研究的初級指標，實驗組身體質量指數的平均值下降了 1 個單位。相對所有原因死亡率風險在臨床上約下降了

9.0% 死亡率風險；而對照組身體質量指數平均值卻上升了 0.5 個單位，在臨床上上升了約 4.5% 死亡率風險，兩者之間的死亡率風險就產生了 13.5% 的差距。

（二）腰圍

實驗組平均為 87.0 cm、標準差為 13.2 cm；對照組平均為 90.6 cm、標準差為 7.9，Cohen's d (-0.33) 為中效果量。

（三）血壓

「收縮壓」實驗組平均為 123.7 mmHg、標準差為 12.3 mmHg；對照組平均為 130.8 mmHg、標準差為 11.7mmHg，cohen，d(-0.59) 為高效果量。「舒張壓」實驗組平均為 75.5mmHg、標準差為 8.6mmHg；對照組平均為 78.2mmHg、標準差為 8.8 mmHg，Cohen's d (-0.31) 為中效果量。

（四）空腹血糖

實驗組平均為 100.9mg/dL、標準差為 20.5mg/dL；對照組平均為 101.0mg/dL、標準差為 12.4mg/dL，Cohen's d (-0.01) 為無效果量產生。

（五）總膽固醇

實驗組平均為 193.8mg/dL、標準差為 37.0mg/dL；對照組平均為 195.2mg/dL、標準差為 36.8mg/dL， Cohen's d (-0.01) 為無效果量產生。

（六）高密度膽固醇

實驗組平均為 56.7mg/dL、標準差為 9.6mg/dL；對照組平均為 46.3mg/dL、標準差為 8.1mg/dL，Cohen's d (1.17) 為高效果量。

（七）三酸甘油脂

實驗組平均為 121.4mg/dL、標準差為 49.6mg/dL；對照組平均為 155.2mg/dL、標準差為 124.9mg/dL，Cohen's d (-0.36) 為中效果量。

（八）尿酸

實驗組平均為 5.8mg/dL、標準差為 1.5mg/dL；對照組平均為 6.8mg/dL、標準差為 1.8mg/dL，Cohen's d (-0.60) 為高效果量。

在研究對象中進行三個月健康促進後，實驗組與對照組進行後測的身體質量指數、腰圍、血壓、空腹血糖、總膽固醇、高密度膽固醇、三酸甘油脂與尿酸之 Cohen's d 效果量分析，發現除了空腹血糖與總膽固醇沒有達到低效果量，其他檢測實驗組與對照組皆有效果出現（如表 11-16）。

表 11-16　實驗組與對照組在後測各項比較（3 個月後）

後測項目	實驗組 (n=44)		對照組 (n=34)		Cohen's d	效果量
	平均數	標準差	平均數	標準差		
身體質量指數	27.9	5.1	29	3.7	-0.25	小
腰圍	87	13.2	90.6	7.9	-0.33	中
收縮壓	123.7	12.3	130.8	11.7	-0.59	高
舒張壓	75.5	8.6	78.2	8.8	-0.31	中
空腹血糖	100.9	20.5	101	12.4	-0.01	-
總膽固醇	193.8	37	195.2	36.8	-0.04	-
高密度膽固醇	56.7	9.6	46.3	8.1	1.17	高
三酸甘油脂	121.4	49.6	155.2	124.9	-0.36	中
尿酸	5.8	1.5	6.8	1.8	-0.60	高

四、網路生理訊號量測監控的體重控制計畫介入六個月後比對成果

網路生理訊號量測監控的體重控制計畫介入六個月後，進行 Cohen's d 效果量分析，研究對象在身體質量指數、腰圍與血壓（收縮壓 / 舒張壓），空腹血糖、總膽固醇、高密度膽固醇、三酸甘油脂及尿酸，差異情形分析如下：

（一）身體質量指數

實驗組平均為 27.6 kg/m2、標準差為 4.9kg/m2；對照組平均為 29.2kg/m2 標準差為 3.8kg/m2，Cohen's d (-0.36) 為中效果量。

（二）腰圍

實驗組平均為 86.8 cm、標準差為 13.1 cm；對照組平均為 90.7cm、標準差為 7.7，Cohen's d (-0.33) 為中效果量。

（三）血壓

「收縮壓」實驗組平均為 120.7 mmHg、標準差為 13.8mmHg；對照組平均為 133.5 mmHg、標準差為 10.1mmHg，cohen，d(-1.06) 為高效果量。「舒張壓」實驗組平均為 74.5mmHg、標準差為 8.7mmHg；對照組平均為 79.7mmHg、標準差為 6.7 mmHg，Cohen's d (-0.67) 為高效果量。

（四）空腹血糖

實驗組平均為 98.5mg/dL、標準差為 15.8mg/dL；對照組平均 101.5mg/dL、標準差為 10.5mg/dL ，Cohen's d (-0.22) 為低效果量。

（五）總膽固醇

實驗組平均為 181.7mg/dL、標準差為 34.2mg/dL；對照組平均為 199.2mg/dL、標準差為 35.7mg/dL，Cohen's d (-0.50) 為高效果量。

（六）高密度膽固醇

實驗組平均為 57.2mg/dL、標準差為 9.5mg/dL；對照組平均為 46.7mg/dL、標準差為 8.4mg/dL，Cohen's d (1.17) 為高效果量。

（七）三酸甘油脂

實驗組平均為 108.4mg/dL、標準差為 45.1mg/dL；對照組平均為 153.7mg/dL、標準差為 78.9mg/dL，Cohen's d (-0.70) 為高效果量。

（八）尿酸

實驗組平均為 5.5mg/dL、標準差為 1.4mg/dL；對照組平均為 7.2mg/dL、標準差為 2.0mg/dL，Cohen's d (-0.98) 為高效果量。

進行六個月健康促進後，實驗組與對照組進行後後測的身體質量指數、腰圍、血壓、空腹血糖、總膽固醇、高密度膽固醇、三酸甘油脂與尿酸之 Cohen's d 效果量分析，發現只有空腹血糖低效果量，其他檢測實驗組與對照組皆有中、高效果出現（如表 11-17）。

表 11-17　實驗組與對照組在後後測各項比較（6 個月後）

後後測項目	實驗組 (n=44)		對照組 (n=34)		Cohen's d	效果量
	平均數	標準差	平均數	標準差		
身體質量指數	27.6	4.9	29.2	3.8	-0.36	中
腰圍	86.8	13.1	90.7	7.7	-0.36	中
收縮壓	120.7	13.8	133.5	10.1	-1.06	高
舒張壓	74.5	8.7	79.7	6.7	-0.67	高
空腹血糖	98.5	15.8	101.5	10.5	-0.22	低
總膽固醇	181.7	34.2	199.2	35.7	-0.50	高
高密度膽固醇	57.2	9.5	46.7	8.4	1.17	高
三酸甘油脂	108.4	45.1	153.7	78.9	-0.70	高
尿酸	5.5	1.4	7.2	2	-0.98	高

五、成效總結

本研究是以衛生教育的方法，探討 BMI > 24 kg/m^2 以上的族群，其血壓、空腹血糖、三酸甘油脂、總膽固醇、高密度膽固醇與尿酸等次級指標（seconed endpoint），研究篩選並沒有確認參與的研究對象是否異常，只是藉由 BMI 值的變化來觀察對次級指標的影響，在經過營養知識的提供與運動的介入（實驗組）後，觀察兩組變化情形，實驗組在研究期間能夠有好的效果量產生，顯示應用網路工具對於健康的預防是有效的。

目前臺灣從就學期間開始就有學生健康檢查，到了職場則有勞工健康檢查，大部分民眾也有預防重於治療的觀念，每年或數年會自費前往健康檢查機構進行身體檢查，然而健康檢查的目的不只是要發現異常，而是要更積極的保持健康的身體。因此透過「網路生理訊號量測監控」可強化民眾於生活中的實際健康行為，監督日常生活中的活動。由於身體活動的增加，就有機會降低新陳代謝症候群的風險，進而延緩身體機能退化、提升民眾的健康，有助於臺灣全民健康保險的永續經營，因此應用人工智慧（AI）加上物聯網（IoT）生理訊號量測監控工具，或許可以成為民眾自我健康管理的選項之一。

參考文獻

1. 楊文仁 (2014) 體重控制計畫介入效果研究 - 網路生理訊號量測監控之應用。澳門科技大學健康科學學院博士論文 13-16,98-119。
2. Henley, J.(2011).Method and System for Providing an Online Healthcare Open Market Exchange. Patent Application Publication, 1(17).
3. 2011 年 10 月 7 日衛生福利部新聞。
https://www.mohw.gov.tw/cp-3159-24035-1.html 衛福部
4. 衛福部 2019 年國人死因統計結果
https://www.mohw.gov.tw/cp-16-54482-1.html
5. 2019 年衛生福利部國民健康署健康促進年報
https://www.hpa.gov.tw/File/Attach/14567/File_17245.pdf
6. 衛福部 2020 年國人死因統計結果
https://www.mohw.gov.tw/cp-5017-61533-1.html
7. 2021 年內政部統計年報
https://www.moi.gov.tw/News_Content.aspx?n=4&s=235543
8. 衛福部 2021 年國人死因統計結果
https://www.mohw.gov.tw/cp-16-70314-1.html

Chapter

12 健康促進的未來研究方向重點

學習內容

12-1 健康不平等相關議題

行政院衛生福利部國民健康署與英國倫敦大學健康公平學院共同出版的《臺灣健康不平等報告》一書說到，健康不平等可見於臺灣不同的社會及人口統計指標當中，包括收入、職業與父母職業、教育程度、社區品質與剝奪程度、地理區域、性別和種族。這些健康結果就是不平等的證據，例如死亡率、疾病發生率、自覺健康狀況、心理健康、事故及暴力導致的死亡與傷害等。

一、什麼是健康不平等？

健康不平等指的是個人或群體之間的健康存在差異。另一方面，健康不平等是指由社會制度造成的健康差異，有系統並不公平地分布社會之中。當中最大的分別，在於健康不平等牽涉到道德規範的判斷。其實，個人的生活方式和飲食等都影響其健康（香港中文大學健康公平研究所, 2024）。

雖然健康包含個人選擇的因素，然而人們如何作出選擇，以及他們有多少資源來作這些決定，均受到他們從出生、成長、工作和生活等環境的影響。這些影響因素並非在個人選擇的控制範圍之內。

不同的政治、經濟和社會因素會限制人們所面對的生活條件，並且將人們依照教育、職業和收入職業等各種因素來分層。這些「社會決定因素」影響著人們在不同社會階級中的物質條件、心理社會和行為因素，進而影響人民的健康和福祉。其中的關係可由以下框架總結（圖 12-1）。

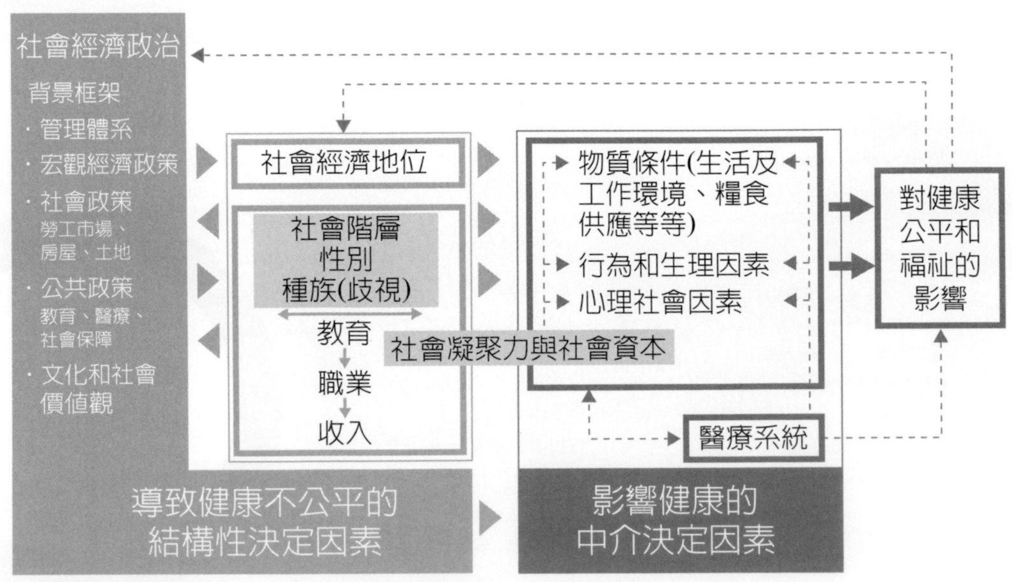

圖 12-1　健康的社會決定因素（資料來源：香港中文大學健康公平研究所網頁）

健康不平等是世界衛生組織的其中一項重點事項。其轄下之健康的社會決定因素委員會於 2008 年出版了一份研究報告〈用一代人的時間彌合差距：針對健康的社會決定因素採取行動以實現健康公平〉。報告總結指出，日常生活中各種條件上的不平等，均會造成社會的健康不平等，而其根本的因素則在於權力、財力和資源上的不平等。

泛美衛生組織（PAHO）亦為應對社會減低健康不平等的訴求而成立了委員會，其後於 2019 年發表了一份研究報告 Just societies: Health Equity and Dignified Lives。報告列出導致泛美洲健康不平等的證據，並提出應對這些問題的實際建議。

以下是香港中文大學健康公平研究所提出影響香港健康不平等的因素，列舉一些影響某些社會群體健康的範疇。

（一）教育

貧困兒童獲得較少的教育資源和活動。一項研究顯示 ，2013 年有 41% 的貧困兒童無法參加三項教育活動中的至少一項（補習班、課外活動、學校旅行），而非貧困兒童則沒有此情況。

（二）就業

香港的最低工資是許多已發展國家中最低的（每小時 37.5 港元或 4.78 美元）。最低工資僅隨通貨膨脹調整，其並不足以支持在職貧窮人口及其家庭的基本生活需要。

（三）收入分布

在過去十年間，收入不平等的問題持續嚴峻。2019 年仍有約 110 萬香港人生活在貧窮線以下（政策介入後），當中 32% 為 65 歲或以上的長者。

（四）房屋

香港的房屋市場是全球最難負擔的市場之一。香港的公共房屋平均等候時間為 5.8 年，是自 2000 年以來最長的等候時間，反映公共房屋的供應嚴重短缺。香港的無家者人口由 2007 年每十萬人有 4.7 人上升至 2018 年的每十萬人有 17 人。

（五）人口老化

香港貧窮長者人數由 2009 年的 28.3 萬人增至 2019 年的 39.1 萬人。

（六）醫療

公營門診服務等候時間冗長。倘除罹患慢性疾病或其他社會人口因素的影響，低收入人士和貧困的族群較難定期獲得基層醫療服務。（資料來源：香港中文大學健康公平研究所）

二、存在於臺灣的健康不平等

健康不平等存在於臺灣社會的許多角落，從人口統計指標中可以發現，包括收入、職業和父母職業、教育程度、社區品質以及其優劣勢程度、地理區域、性別和族群。（資料來源：國民健康署）

（一）平均餘命中看到的健康不平等

臺灣都會區與非都會區有明顯的零歲平均餘命落差。在 2006 ～ 2010 年，都會區男性之零歲平均餘命較非都會區男性多 3.3 年、女性則多 1.5 年。近幾年，都會區與非都會區的零歲平均餘命均增加，但仍存在落差。

（二）死因中看到健康不平等

死因統計為臺灣各鄉鎮在健康風險之主要差異提供了一些線索。2010 ～ 2012 年男性因循環系統疾病、癌症及自殺造成的中年死亡率，在所有鄉鎮類型中都高於女性。

（三）罹病率中看到的健康不平等

臺灣的疾病發生率有顯著的社會落差。在每個年齡層中，無論男性或女性，其學歷在國中以下者，自述患有長期慢性疾病的百分比都比學歷較高者多。這也許部分反映出患有身心障礙的孩童，可能無法取得較高學歷。

The Marmot Review 概括了縮窄健康不平等的重大政策建議（見圖 12-2）。在英國，有些城市如高雲地利和曼徹斯特已嘗試把報告中的建議納入其政策和計畫中。這個架構闡述了為解決健康不平等，必須採取行動的重要領域。透過針對社會決定因素採取行動來增進健康公平，也可能連帶消弭其他領域的不平等，例如：幼年的生活供養、教育、工作環境、收入以及人們居住的社區。這些領域既廣泛且分散，必須橫跨眾多部門、各地政府及各地利益相關人士共同採取行動。現在已經有強力的國際實證基礎，將這些領域的表現和健康成效連結在一起，並指出哪些介入措施必須改進。

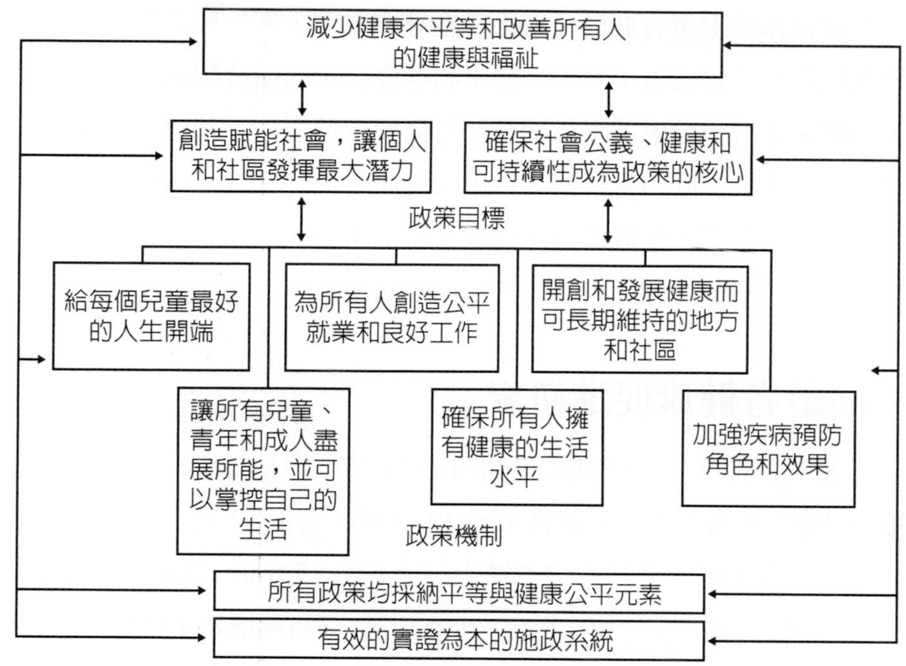

圖 12-2　概念架構

資料來源：Marmot Review Team (19)

三、臺灣在健康不平等方面必須採取的行動

（一）各生命歷程採取行動

優勢與劣勢在生命歷程中累積，從出生前開始持續到老年。

（二）在臺灣建立良好的行動典範

良好的典範應擴大規模並持續加強，以解決整體社會不平等之問題，但因應措施必須和每個族群或群體所經歷到的不平等成比例。

（三）確保有效的社會保障體系，以減少健康不平等

必須有足夠的社會保障體系以確保受惠者能過健康的生活，並提供安全網絡來對抗變故（例如不健康、失能、被裁員）。

（四）解決造成被排擠和弱勢的驅動原因

臺灣有部分族群特別容易在一些弱勢和排擠的過程中受到傷害，進而影響到他們的健康權利。（資料來源：國民健康署）

在探討社會排斥與健康有關時，特別是在健康方面，衛生專業應該有責任倡導與健康相關的公共政策和社會正義；另外，公平和社會公正的價值觀應是政策制定者和健康專業人員，為解決社會和健康不平等而採取的健康促進方法之基礎。健康促進方法塑造了健康資源和能力建設流向弱勢群體，以影響健康的決定因素。在努力克服社會排斥和減少健康不平等的情況下，採取多層次的健康促進策略，例如：社區行動和社區發展，讓人們能對其健康狀況和決定因素有更多的控制和決策。

12-2 高齡者健康促進研究

根據國家發展委員會 2022 年提出的中華民國人口推估 (2022 年到 2070 年) 報告指出，我國將於 2025 年邁入超高齡社會；至 2070 年，老年人口中逾 3 成為 85 歲以上長者。於 2022 年，65 歲以上老年人口占總人口比率為 17.5%，預估於 2025 年此比率將超過 20%，我國將成為超高齡社會。至 2070 年，此比率將再增為 43.6%。而老年人口中，85 歲以上之超高齡老人所占比率亦將由 2022 年的 10.4%，提高至 2070 年的 31.3%。

衛生福利部於 2021 年提出的高齡社會白皮書也指出，人口老化是全球共同的挑戰。根據聯合國的推估，2019 年至 2030 年間，全球 65 歲以上高齡人口數將從 7 億人增加至 9.97 億人；占全球總人數的比率將從 9.1% 上升到 11.7%。其中，高所得國家的老年人口比例，將從 18% 上升至 22%。2019 年時，全球有 17 個國家或地區高齡人口比率超過 20%；到 2030 年時，全球將有 51 個國家或地區的高齡人口比率超過 20%。

聯合國在 1982 年首度於維也納召開全球高齡大會（World Assembly on Ageing），並通過「高齡課題國際行動計畫」（International Plan of Action on Ageing），提出包含健康、住宅、環境、家庭、社會福利、所得安全、就業與教育等領域之 62 項建議。2002 年於馬德里召開「第二屆全球高齡大會」（Second World Assembly on Ageing），於會中通過「馬德里高齡議題國際行動計畫」（Madrid International Plan of Action on Ageing），一改傳統將人口高齡化視為單一議題的思維，強調此一人口趨勢與個人、社區、國家與國際生活的所有面向都有關聯。世界衛生組織也在該次大會中提出一份報告：「活力老化：一個政策架構」（Active Ageing: A Policy Framework），該報告出版後，「活力老化」成為許多國家高齡政策發展的核心目標，報告中所提出的三個政策主軸－健康、 參與和安全，也成為各國政策發展的重要參據。

一、高齡友善城市

世界衛生組織於2007年出版「高齡友善城市指標（Global Age-Friendly Cities: A Guide）」，提出八個面向可作為都市推動高齡友善城市之指標。分別為無障礙與安全之公共空間、大眾運輸、住宅、社會參與、敬老與社會融入、工作與志願服務、通訊與資訊、社區及健康服務等，其中和建築與都市環境有關者，有無障礙與安全之公共空間、大眾運輸、住宅、通訊與資訊、社區等項目。

1. 無礙：持續改善公共空間，符合無障礙標準，例如馬路綠燈時間夠長、禮讓行人、維持社區的良好治安等。
2. 暢行：提供長輩搭車的優惠、有便利的交通運輸或接送設計。
3. 安居：社區有適合不同失能程度的住所與服務，亦能結合志工來提供送餐和家事服務。
4. 親老：各種服務與活動便於長輩參與，如位置便利、收費合理、容許親友陪伴參加等。
5. 敬老：提倡敬老文化與增進跨齡互動，並且鼓勵業界發展各種銀髮服務和產品，創造「銀色GDP」。
6. 不老：支持長者持續就業、參加志願服務或勇敢追逐夢想。
7. 連通：主動提供各種重要資訊給長輩，確保長輩與社會的連結；提供資訊時，字體大、說話慢，並配合長輩慣用的語言。
8. 康健：提供各種社會服務、休閒娛樂、運動保健活動、講座或健檢服務等，鼓勵長輩多多走出來參與。

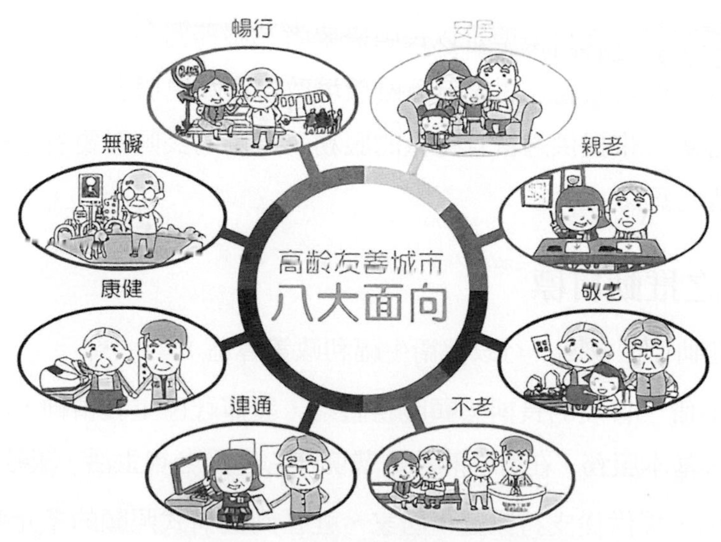

圖12-3　高齡友善城市八大面向

圖片來源：衛生福利部國民健康署

二、高齡者的健康照護

因應高齡社會所可能產生之多重慢性病較為複雜之治療，衛生福利部中央健康保險署已針對基層醫師診治 75 歲以上長者，不限科別之各項門診診察費予以加成 7.5%，未來將再視人口及健保財務狀況適時予以檢討。再者，全民健保自開辦以來，陸續推動多項居家醫療照護，我國辦理居家醫療亦將適時檢討。而許多健康、亞健康的高齡者也需要更多的健康照護活動，除了基本的醫療照護之外，高齡者需要有多元的社會參與，以提升其健康活力。針對高齡者的社會參與，衛福部積極鼓勵擔任志工，並鼓勵設立老人活動中心，以及設置關懷據點等；另外，教育部亦推展樂齡學習中心與樂齡大學，並辦理銀髮族樂活運動。於 2019 年時，全國樂齡學習中心已達 366 所，具有普及性；行政院農業部亦推動「幸福農村」及「綠色照顧」計畫；原住民族委員會也推動文化健康站等。

三、長期照護

針對失能者的照顧，政府近年來陸續推動多項高齡者福利方案或計畫，包括加強老人安養服務方案、照顧服務福利及產業發展方案、長期照顧十年計畫、長期照護服務網計畫、長期照顧十年計畫 2.0 等，以加速推展我國長期照顧服務。至 2020 年底，長照 2.0 已成立 688 個 A 單位（社區整合型服務中心）、6,195 個 B 單位（複合型服務中心）和 3,169 個 C 單位（巷弄長照站），建構出綿密的社區長照服務網絡（圖 12-4）。（資料來源：國民健康署）

目前長期照顧給付及支付基準是以長照需要者為服務對象，提供包含照顧的專業服務、交通接送服務、輔具服務、居家無障礙環境改善與喘息服務等各項服務，其設計方式是依長照需要等級，來提供適當且適量的服務，以協助長照需要者培養獨立生活的能力，並減輕照顧者的負荷。

四、長照 2.0 之推動目標

長照 2.0 之推動目標有四（行政院衛生福利政策專區）：

1. 建立優質、平價、普及的長期照顧服務體系，發揮社區主義精神，讓有長照需求的國民可以獲得基本服務，在自己熟悉的環境安心享受老年生活，減輕家庭照顧負擔。
2. 實現在地老化，提供從支持家庭、居家、社區到機構式照顧的多元連續服務，普及照顧服務體系，建立照顧型社區，以期能提升具長期照顧需求者與照顧者之生活品質。

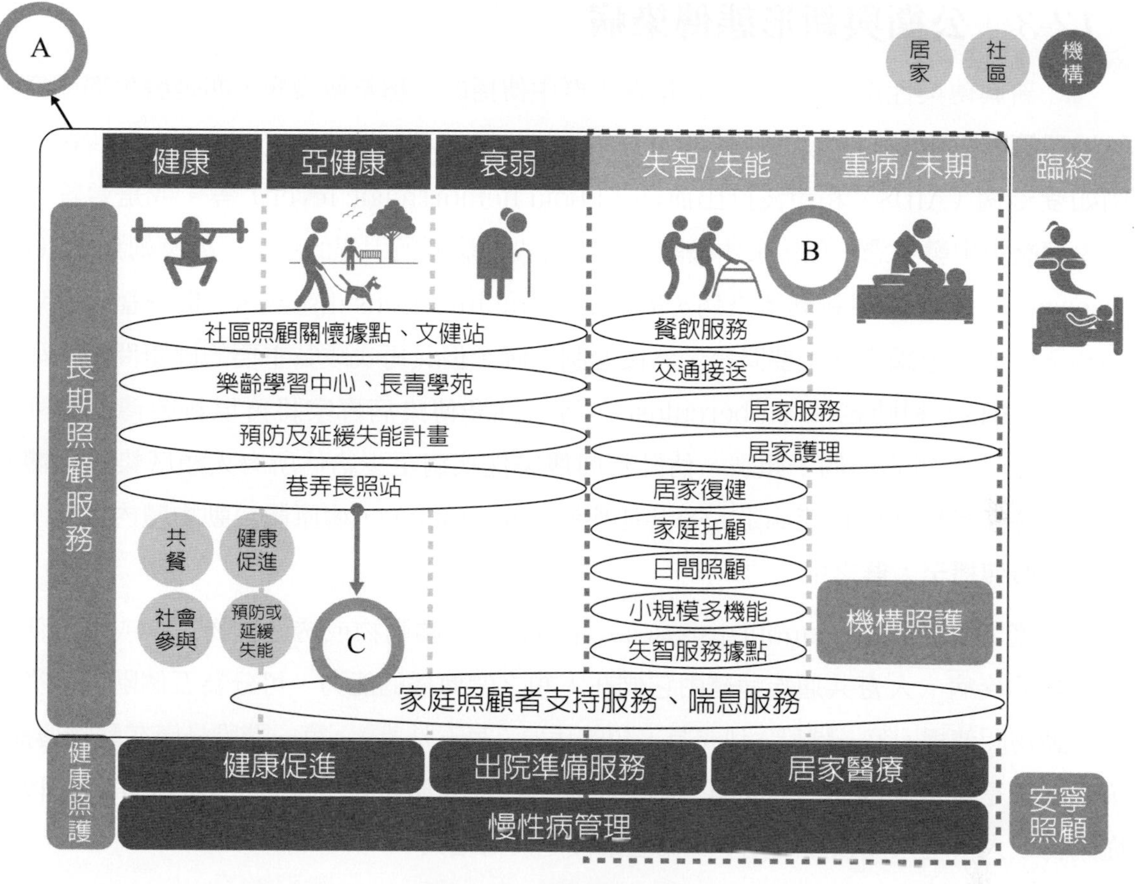

圖 12-4　長期照護系統

3. 延伸前端初級預防功能，包括預防保健、活力老化、減緩失能，以促進長者健康福祉，提升老人生活品質。

4. 向後端提供多目標的社區式支持服務，銜接居家醫療及在宅臨終安寧照顧，減輕家屬照顧壓力，減少長期照顧負擔。

世界衛生組織於 2002 年提出活躍老化的觀念，並定義為「提升民眾老年期生活品質，並達到最適宜的健康、社會參與及安全的過程。」活躍老化不僅是一種生活態度，也成為全球性社會運動，也是老人福利政策的核心價值和目標。為了推動活躍老化，國健署亦結合社區資源辦理多元化老人健康促進活動，包括健康體能、飲食、防跌、口腔保健、戒菸、心理健康、社會參與、預防保健、慢性病防治與血壓量測等健康議題。其主要之健康促進方案於本書第三章均有詳細說明。

而高齡者健康促進研究之面向，如高齡化的問題、高齡社會政策的建構、活躍老化、高齡友善城市、健康照護、社區健康促進以及長期照護等都是未來研究的重點。

12-3 公衛與新形態傳染病

「新興傳染性疾病」之定義係指在人群中傳播的一種新傳染病，亦是發生率或發生的地理範圍迅速增加之已存在的傳染病。以前曾發生過，但在偏遠地區僅影響少數人，例如愛滋病（AIDS）和伊波拉出血熱（Ebola hemorrhagic fever）等。或是曾經在整個人類歷史中發生過，但後來才被證實係由傳染性病原所引起的疾病，如萊姆病（Lyme disease）。另，再現新興傳染病（Re-emerging infectious diseases）是一種傳染病，曾為全球或特定國家的主要問題，然後急劇下降，但又再次成為主要的健康問題，如瘧疾（malaria）和肺結核（tuberculosis）等。許多傳染病專家將再現新興傳染病列為新興傳染性疾病的一個子類別。估計新興傳染性疾病至少約佔所有人類感染病原體的15%。許多新興傳染性疾病是人畜共通疾病（zoonotic），病原體於動物體內孕育，然後再隨機傳播至人群之中。

人畜共通疾病（Zoonoticdiseases）係指直接接觸動物或透過食物、水或環境傳播給人類的疾病。人畜共通疾病經由它們在人類之間傳播的能力，可分為五個階段，從僅能在動物間傳播（第一階段）到成為人類的病原（第五階段）。第一階段是僅在動物傳播；第二階段是僅從動物傳給人；第三階段是從動物或人傳給人（幾個週期）；第四階段是從動物或人傳給人（很多週期）；第五階段是人傳給人。

一、歷年全球發生的嚴重傳染性疾病

眾所周知的新興傳染病，首推嚴重急性呼吸道感染（SARS）、禽流感（Avian influenza）、大流行新型流感（H1N1）、嚴重特殊傳染性肺炎（COVID-19) 與猴痘（monkeypox）等。

（一）嚴重急性呼吸道感染（SARS）

SARS 是由 SARS 病毒所引起的疾病，為 2003 年新發現的一種冠狀病毒。2003 年 4 月 16 日世界衛生組織正式將其命名為「SARS 病毒」。SARS 病毒於當時屬於新興病毒，所以大眾皆無抗體，其傳播力、毒性、致病程度均比一般的呼吸道病毒強，感染後可能會發生肺纖維化，甚至引發呼吸衰竭而死亡。世界衛生組織於 2003 年 3 月 15 日公布「嚴重急性呼吸道症候群」名稱，在此之前稱為「非典型肺炎」。感染特點為發生瀰漫性肺炎及呼吸衰竭，因較過去所知病毒、細菌引起的非典型肺炎嚴重，因此命名為嚴重急性呼吸道症候群（severe acute respiratory syndrome, SARS）。根據世界衛生組織統計資

料，2002 年 11 月 1 日至 2003 年 7 月 31 日間，全球共發現 8,096 例 SARS 可能病例，其中 774 例死亡，主要集中於中國、香港、臺灣、加拿大及新加坡等國家。

（二）禽流感（Avian influenza）

流感病毒是一種 RNA 病毒，病毒外表有兩種抗原，分別稱為 H 抗原及 N 抗原，至目前為止引起人類疾病流行的病毒株，只發現三種 H 抗原（H1、H2、H3）與二種 N 抗原（N1、N2），而人、豬、鳥都是流感病毒之寄主。H5N1 禽流感病毒過往只會影響禽鳥，其對雞隻具高度致病力，會造成雞隻大量死亡，但因病毒會不定時發生基因突變、衍生出新品種，導致原來僅感染禽類的流感病毒，也可以影響人類。由於這些突變的流感病毒對人類是全新的病毒，多數人對此病毒均沒有抗體，因此容易導致嚴重的病症。

（三）大流行新型流感（H1N1）

H1N1 新型流感流行於 2009 年 3 月，始於墨西哥後傳至美國、加拿大，隨後迅速遍及全世界。在病毒確認後不到二個月，世界衛生組織便宣布全球進入「大流行」階段。2009 年 6 月至 9 月期間，南半球國家邁入冬季，疫情持續延燒；北半球國家則自 2009 年秋季，又開始第二波流行，多數地區的疫情曲線在 2009 年年底前開始下降。世界衛生組織於經過數個月的觀察，於 2010 年 8 月宣布此次大流行結束。

（四）嚴重特殊傳染性肺炎（COVID-19）

2019 年 12 月以來，中國湖北省武漢市展開呼吸道疾病及相關疾病監測，發現不明原因病毒性肺炎病例。個案臨床表現主要為發熱，少數病人呼吸困難，胸部 X 光片呈雙肺浸潤性病灶。2020 年 1 月 9 日接獲中國大陸通知，病原體初步判定為新型冠狀病毒，已完成病毒全長基因定序，電子顯微鏡下亦呈典型冠狀病毒型態，該病毒不同於以往發現的人類冠狀病毒。冠狀病毒（CoV）為一群有外套膜之 RNA 病毒，外表為圓形，在電子顯微鏡下可看到類似皇冠的突起因此得名。除已知會感染人類的七種冠狀病毒以外，其他的動物宿主包括蝙蝠、豬、牛、火雞、貓、狗、雪貂等，並有零星的跨物種傳播報告。

（五）猴痘（Monkeypox）

1958 年猴痘病毒首次從研究用猴子身上發現，被命名為「猴痘」。人類感染最早的個案是 1970 年在剛果民主共和國的一名九個月男孩，此後中非和西非靠近熱帶雨林的偏遠地區陸續有個案報告，屬人畜共通傳染病。2022 年 5 月 14 日英國接獲兩例家庭群聚猴痘病例通報，隨後歐洲與北美洲其他國家陸續通報確定病例。2022 年 7 月 23 日世界衛生組織宣布猴痘疫情構成國際關注公共衛生緊急事件（PHEIC）。

二、新興傳染病發生時公共衛生與醫療的介入

美國疾病預防與管制中心（Centers for Diseases Control and Prevention，CDC）自 1994 年起即提出四項重要防疫工作，以訂定美國防疫工作之策略，並提供全球傳染病防治努力之方向。現今美國 CDC 仍以此為目標，這四項工作如下：

1. 提升疾病監測與爆發流行時之應付能力：目的在於偵測、調查與監視新浮現之致病原，及其所引發之疾病與其發生因子。
2. 增加相關之研究以因應威脅人類之重要傳染病：目的在於整合實驗室檢驗與流行病學兩大領域，使公共衛生之執行更完善。
3. 傳染病之預防與控制：目的在於增進防疫工作者，其吸收重要疫病資訊之管道以利執行疾病控制計畫。
4. 重建公共衛生體系之傳染病控制架構並加強人員訓練：目的在於重建地方、州與聯邦等各層級之衛生體系，加強相關計畫之監測，以提高執行效率。

依照美國所提 21 世紀之防疫策略，著重於加強傳染病之監測、提升實驗室檢驗能力、與更宏觀的國際視野，係為臺灣未來可以努力的方向。

1. 傳染病的監測：面對日益便捷的交通及門戶之開放，應更加強傳染病的監測工作，WHO 正在推行的症候群偵測系統，正可彌補國內對境外移入之新興與再浮現傳染病監測之不足。
2. 實驗室的檢驗：美國 CDC 相當重視實驗室人力之傳承與經驗之交流，對於藥物濫用所導致的微生物變異而引發的抗藥性問題日趨嚴重之研究，更明示於本世紀之重要預防策略中，臺灣是一個抗生素使用相當普遍的地區，同樣的問題可能亦將成為我們關切的焦點。所以研發更快速的檢驗流程將成為提升實驗室能力重要的工作內容。
3. 開拓更具國際觀的視野：從臺灣歷年積極進入國際性組織努力的方向，及基於國際間的互動與境外移入個案對本土防疫體系之衝擊，未來防疫工作將更脫離不了與世界疫情的發展脈絡更加緊密結合，積極培養本身的實力以介入國際的防疫事務，將是臺灣與國際最良性的互動關係。

全球傳染病關注之焦點仍以新興傳染病為主，面對新興傳染病的挑戰，新病原與傳染模式的認識、流行病學調查的方向、加強實驗室檢驗技術之發展等，最重要的是傳染病防治之精神，必須把握病原的致病機轉、傳染途逕及病原發展過程，以做出最適宜的判斷與處理。當然公共衛生的介入仍然是重視衛生教育的宣導，更是需要全民共同的配合，才能迎接新興傳染病的挑戰。

12-4 智能健康促進與發展

健康管理產業高速整合發展，科技應用的類別，從設備、功能、使用場域、服務等特性，可分為感測裝置、軟體雲端系統平臺、資料數據分析、慢性病管理和健康促進等五大類，如圖 12-1 所示。

一、感測裝置

隨著運算科技的快速發展，行動裝置如智慧型手機或平板電腦的運算功能越來越強大，利用行動裝置的運算功能或內建的感測元件所開發的應用程式呈爆炸性的成長，增加了使用者對這類裝置的依賴性。業者將微控制器與感測元件微小化並降低其功耗，發展成穿戴式裝置。由於穿戴式裝置主要是穿戴在人身上，宜輕薄短小、省電，因此運作模式以蒐集或儲存資訊與簡易運算為主，較複雜的分析運算則傳輸至行動裝置。

二、軟體雲端系統平臺

為因應健康促進及量化生活型態，如了解日常身體活動量和睡眠品質等狀況，穿戴式裝置結合雲端服務的行動健康促進系統應運而生。在發展穿戴式產品時，都會建立自己的雲端健康促進生態圈，包含完整的生理訊號感測之穿戴式裝置、行動裝置的應用軟體、健康管理加值服務，以及雲端服務系統所提供的適性化健康促進內容或課程。使用者透過 24 小時配戴智慧手錶或手環，以記錄日常活動與睡眠資料，並使用應用程式上傳相關生理資料或飲食記錄內容至雲端資料庫分析，即可從應用程式或網站中瀏覽個人的健康資料。

三、資料數據分析

健康大數據分析主要是導入的智慧分析引擎以符合臨床系統指引為基礎，進而結合生活飲食文化等習慣，整合生理特徵、健康生活習慣、體質、家庭遺傳等投入因子，形成一個全方位的健康風險分析服務。

表 12-1　智能健康促進發展

項目	產品	廠商業者
感測裝置	接觸式（包含健康穿戴裝置、居家無線醫材）	●健康穿戴裝置廠商：包括宏碁電腦、華碩電腦、研鼎智能、路提科技、愛克智慧、台灣國際航電、麗臺科技等。 ●居家無線醫材則有優盛醫學、泰博科技、英華達、合世生醫、華廣生技等，投入血壓、血糖、血氧等生命跡象數據收集。
	非接觸式	●鴻海集團研發的 iHCTV 等。
軟體雲端系統平台	儲存整合大量數據，提供個人化健康照護服務	●華碩集團的華碩雲端、宏碁電腦的宏碁智雲、廣達集團的雲達科技、凌群電腦與日本東海集團成立的雲碼等資通訊業者。 ●電信營運業者，包括中華電信健康雲、台灣大哥大 myHealth 健康雲、遠傳電信 Health+。
數據處理分析	結合 AI 的數據分析	●廣達、緯創醫學、宏碁、智齡科技、高登智慧等。
	區塊鏈	●數金科技、瑞得康等。
慢性病管理	以長期監控血糖、血壓等數值，幫助三高慢性病患者，進行疾病管理，以及遠距醫療照護	●居家無線醫材業者可以提供醫材設備，收集生理量測數據，協助慢性病管理。 ●仁寶 i 照護及愛糖寶。 ●華碩智慧健康錶與手持式超音波等遠距醫療照護應用。
健康促進	將科技導入健身運動設備，結合感測器、AR 等，提供智慧運動方案	●仁人醫材、永鈞英美檢測、利原、亞太智能機器、畀馬、真醫健康企業、基赫科技、愛力實業、樂齡智造等。 ●台塑生醫結合鴻海等業者，推出居家智慧健康管理系統。 ●友達頤康結合 AIoT 及運動健康管理，推出運動健康促進方案。 ●真醫健康與緯創資通開發智慧健康管理系統，包含 AI 等速肌力訓練設備等。

參考資料：PwC 資誠「數位健康大未來」報告、《AnkeCare 創新照顧》雜誌。

四、慢性病管理

全球高齡趨勢衍生之龐大醫療與慢性病管理照護需求，目前即使罹患三高、糖尿病等慢性病，只要透過飲食和運動進行適當的控制，病患仍可享有良好的生活品質。隨著使用者人數及數據累積，藉由人工智慧技術，以提供飲食辨識、個人化建議，來達到更好的糖尿病照護效果。此外，搭配藍牙裝置，居服員到民眾家中進行生理量測，其數據即可上傳至雲端，並立即通知使用者、家屬及個管師，以提供個人化的醫療關懷。

五、健康促進

個人健康除了維持現況外，還需進行積極的促進與提升。隨著運動抗衰老意識的湧現，越來越多廠商瞄準精準運動市場，例如在健身設備中導入科技應用，結合感測器、擴增實境（AR）影像技術等來分析運動遵從度，再整合使用者的生理數據，打造智慧運動方案。以科學運動的概念，建構 PDCA（Plan-Do-Check-Act，根據規劃、執行、查核與行動進行循環式管理），涵蓋心肺、肌耐力、伸展、協調等四大訓練模式，透過運動健康管理平臺及 AIoT 技術整合的生理量測及功能性運動設備，提升銀髮族的身體機能及代謝能力，邁向成功老化。

許世明 2020 年指出，過去大家會強調癌症的早期發現與早期治療，所有坊間的「健康管理」均強調各種血液生化、基因、蛋白或代謝組學、特殊影像檢查等；並基於健康體檢結果，建立專屬健康檔案，給出健康狀況評估，並期望能夠有針對性提出「個人化健康管理方案」；據此，再由專業人士提供一對一諮詢指導和追蹤輔導服務，使人們從社會、心理、環境、營養、運動等多個角度，得到全面的健康維護和保障服務。但現實的狀況是「個人化的健康管理」至今仍高掛雲端，離我們甚遠。如可以利用這些醫療（尤其未病、亞健康者）數據，再透過人工智慧（AI）便能預測病人罹患某種疾病的風險，或是驗證某些資訊的準確度，為病患提供更多、更好的治療選擇和治療效果。

未來如果要做好「智慧醫療」或「健康管理」，必須開發一套基於「精準大數據集」的預測模型，來推估病患未來罹患某種病症的概率，以進行風險管理，實踐「早期發現，早期治療」的鐵則，改善醫療品質與病患健康。但是這是一個很巨大的挑戰，也是智能科技未來很大的商機與願景。

參考文獻

1. 用一代人的時間彌合差距：針對健康的社會決定因素採取行動以實現健康公平》
https://apps.who.int/iris/bitstream/handle/10665/43943/9789245563709_chi.pdf?sequence=4
2. COVENTRY – A MARMOT CITY An evaluation of a city-wide approach to reducing health inequalities
https://www.instituteofhealthequity.org/resources-reports/coventry-marmot-city-evaluation-2020/coventry-marmot-city-evaluation-2020.pdf
3. United Nations, 2019, World Population Ageing 2019
4. 國發會，2020。中華民國人口推估（2020-2070 年）。
5. 行政院主計處，國情統計通報，第 068 號。
6. 黃繼慶。傳染病 -20 世紀末之回顧與 21 世紀公共衛生之挑戰。疫情報導，第十七卷第九期
https://www.cdc.gov.tw/Disease/Index
7. 賴昭智。新興傳染性疾病。臺灣急診醫學通訊第六卷第二期 2023/04/30
https://www.sem.org.tw/EJournal/Detail/487
8. 王振興。行動科技與應用：穿戴式科技的保健應用 2015/08/03
https://scitechvista.nat.gov.tw/Article/c000008/detail?ID=67c22cfd-4439-444c-bd0b-d50ea3a52d50
9. 許世明。以 AI 健康管理提升生命品質。工業技術與資訊月刊 341 期 2020/06
https://www.itri.org.tw/ListStyle.aspx?DisplayStyle=18_content&SiteID=1&MmmID=1036452026061075714&MGID=1072136750243660702

Chapter

13 數位健康管理與智能健康促進

學習內容

13-1 雲端健康大數據管理與分析

一、雲端健康大數據

數位健康管理和智能健康促進的核心在於各類健康數據的蒐集、儲存、整理和分析，因此雲端技術和大數據分析之相關技術在健康管理與促進領域中也越顯重要。所謂雲端技術是一種基於網際網路的服務，主要概念是將資料儲存在遠端伺服器上而不在本機儲存，讓用戶可於任何時間與地點，訪問儲存在雲端的數據和軟體，以降低硬體建置成本、提高資料存取速度與增加資料備份可靠性。

對於健康管理與促進領域，首先，雲端技術可讓用戶隨時隨地透過網際網路將穿戴式裝置、物聯網（Internet of Things, IOT）及手機 APP 等數位工具所收集之健康資料儲存於雲端資料庫中，協助個人、醫療機構或企業更快速方便地存取。例如，使用者可透過 Apple Watch 智慧手錶之類的穿戴式裝置進行心率監測、活動追蹤或睡眠追蹤，並透過與手機 APP 的同步來隨時存取個人健康資訊；而智慧血壓機與血糖機這類 IOT 產品則可將用戶的健康監測相關資料儲存在雲端，之後個人或醫療院所可以透過手機、平板或個人電腦，在遠端隨時隨地監測、追蹤或分析用戶之健康資訊。其次，雲端技術可以提供安全、高可用性且可隨時擴充之資料儲存及共享機制，協助健康機構間更好地協同作業。例如，醫療院所可將患者資料透過雲端技術與受認證或核可之健康相關機構進行跨機構或地區的資料分享與協作，為患者提供適當與完整的服務。最後，雲端技術能不受地域限制來提供機構在健康大數據之資料收集、整理、分析、理解與應用等方面的所需計算資源。例如，機構可自建或租用亞馬遜 Amazon Web Services（AWS）、谷歌 Google Cloud Platform（GCP）或微軟 Azure 等雲端運算平臺，透過相關的應用程式隨時隨地進行健康大數據之分析或應用。

健康大數據分析是基於大數據技術來對健康資料進行資料分析的方法。所謂的大數據（Big data）是指具有 3V 特性，即數量龐大（Volume）、產生速度快（Velocity）及資料型態多樣（Variety），致使傳統分析方法不易處理的資料。健康大數據分析旨在將大量健康數據進行有效的整合，之後對這些數據進行挖掘與分析，從而提取有用的資訊與知識。這些資訊與知識可協助健康管理與促進領域之決策者制定有效決策，以及幫助臨床專業人員進行更好之臨床實踐。健康大數據分析需處理大量來自相同或不同來源的各類型態資料，而這些資料可能來自於病患、醫療院所、健康照護機構、研究單位與公共衛生組織等，雲端大數據管理與分析就是透過雲端技術提供了一個可隨時隨地對這些大量健康資料進行儲存、處理、分析與應用的整合性平臺或系統。

在雲端大數據分析上，我們可以使用各種工具與技術來分析健康資料，其中最重要的工具之一是資料視覺化。資料視覺化是指將數據以圖形或表格形式呈現出來，讓人們可以更好地理解和分析資料，以發現資料中之模式與趨勢，進而從中獲取有價值的資訊。統計圖是資料視覺化中最常見的形式之一，其主要是將數據透過不同圖形，如長條圖、圓餅圖、雷達圖、環形圖、折線圖等（如圖 13-1），將資料特性呈現出來，直觀地顯示數據本身的特性或數據與數據之間的關係或差異情況，進而以讓使用者更好地理解和分析數據。

資料視覺化可用於健康管理與促進領域的各種方面。例如在臨床決策支援方面，醫護人員可使用資料視覺化來更好地理解患者的病情與病史，以便做出更好的健康促進決策；在疫情監測方面，公衛機構可使用資料視覺化來監測疾病的傳播趨勢和地理分佈情況，以便即時採取控制措施；在疾病預測方面，可使用資料視覺化來探索疾病的風險因素和預測疾病的發展趨勢，以便制定預防和治療策略。

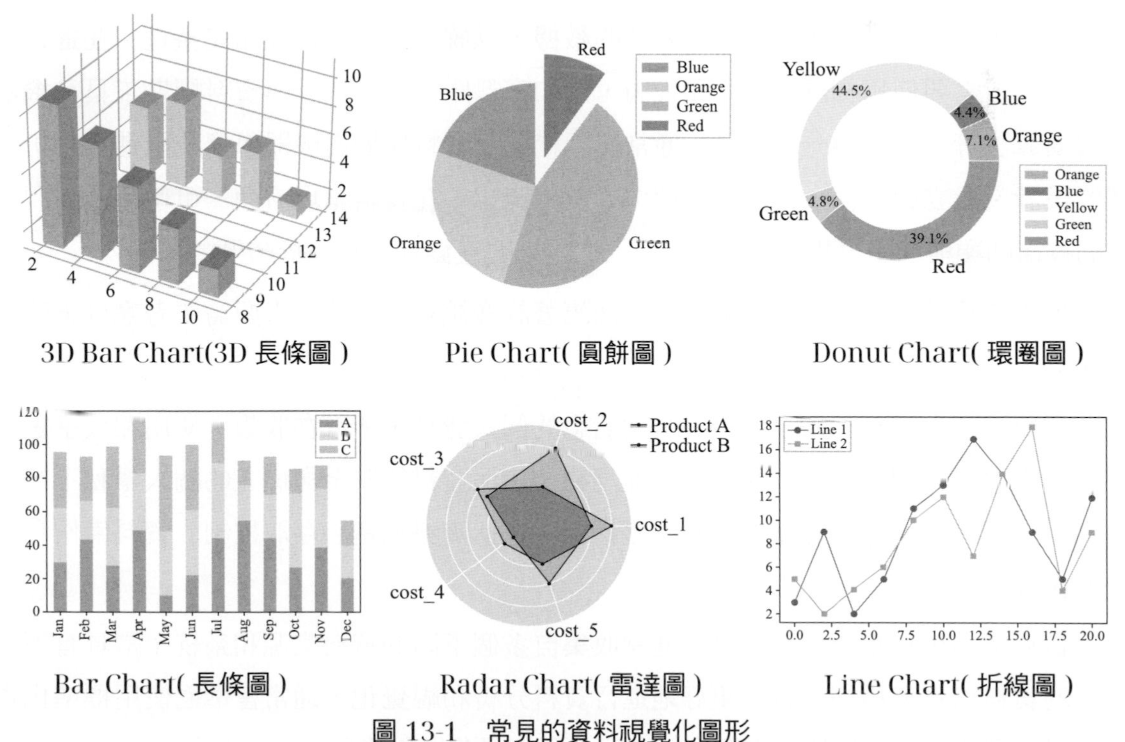

圖 13-1　常見的資料視覺化圖形

在進行資料視覺化時，需注意到資料品質與正確性非常重要。如果資料存在錯誤或缺失，將會影響到分析結果的有效性。此外，資料視覺化應根據受眾的需求和背景進行設計。例如，針對醫護專業人員之資料視覺化可能需要較多的細節和技術性，而針對一般大眾的資料視覺化則應著重在易於理解和使用；然後，資料視覺化應具有交互性與可操作性，使用者應能夠通過資料視覺化技術方便的進行資料間之交叉分析及探索分析。

除了資料視覺化外，還有一些其他的技術和工具可以幫助人們更好地分析和管理健康大數據。例如，人工智慧技術可以協助自動或半自動化的分析數據，從而提高分析效率和準確性。區塊鏈技術則可以幫助良好的地管理和共享數據，確保數據的安全與隱私。

二、健康大數據分析程序與挑戰

健康大數據分析通常包括資料的收集、整合、清理、分析和呈現等五個步驟。在資料收集方面，主要從健康機構的管理資訊系統、醫療與照護設備和行動裝置（如智慧型手機、平板與智慧手錶等）收集數據。這些數據可來自各種管道，包括實體的醫療院所、研究單位和公共衛生機構、以及虛擬的網路資訊、社交媒體和移動應用軟體（Mobile APP）資料等。在資料整合和清理方面，需要將來自不同來源的數據整合在一起，並清理掉不正確、缺失、重複或不具代表性的數據，以確數據的正確性和完整性。在進行數據清理時，需要使用相應的工具和技術，例如資料庫技術、統計與資料探勘工具和機器學習演算法等。在資料分析方面，通常使用統計、資料探勘與機器學習技術進行分析模型的設計、建立與評估，以揭示數據中的有用資訊。在資料呈現方面，可使用資料視覺化的技術凸顯與展示分析後的資訊，使人們可以更直觀地理解分析結果。

值得注意的是，健康大數據分析也面臨著許多挑戰和風險，主要需要考慮以下四個面向：

1. 資料安全和隱私保護。由於涉及到病患的個人隱私，所以在收集、使用和共享數據時需要嚴格遵守相關的法律和倫理規範，確保資料的安全與病人的個人隱私不被侵犯。因此必須採取適當的資料保護措施，包括資料加密、存取控制、資料備份和恢復等。
2. 資料標準化和整合。健康資料通常收集自多個不同的資料來源和系統，常具有不同的資料格式和結構。為了更好地進行資料分析和視覺化，通常會透過使用標準化資料模型和資料交換格式來對資料進行必要的標準化和整合。

3. 資料共用和合作。機構間的健康資料分享與共用能產生更大的效益，但由於健康資料具有高度的保密性和敏感性，因此在進行健康資料的共用和合作時，需要在考量資料的安全、隱私及資料使用目的和範圍下，制定相應的資料共用協定和政策。
4. 系統管理和維護。雲端健康大數據的分析與管理需要相應的硬體、軟體和人員資源來支援。因此需建立有效的管理和維護機制，以確保系統的正常運行和資料的安全性。

13-2 人工智慧於健康促進與管理

一、AI 與大數據、雲端、ML 及 DL 之關聯

科技正驅動醫療與健康照護產業的革新，尤其是大數據與人工智慧（Artificial Intelligence, AI）的發展。AI 是電腦科學的一個分支，目的在建構能夠模擬人類的思考模式、邏輯與行為的電腦系統。更進一步的說，AI 是基於大數據（Big data）與雲端技術（Cloud）的基礎將機器學習（Machine Learning, ML）與 ML 中的深度學習（Deep Learning, DL）演算法應用到軟體或硬體系統中的架構，以模擬人類的智能來萃取資訊以完成工作或解決問題（如圖 13-2）。現今，AI 的應用範圍廣泛，從金融、製造乃至醫療與健康照護產業等各領域等都可以見到 AI 應用的身影（如圖 13-3）。

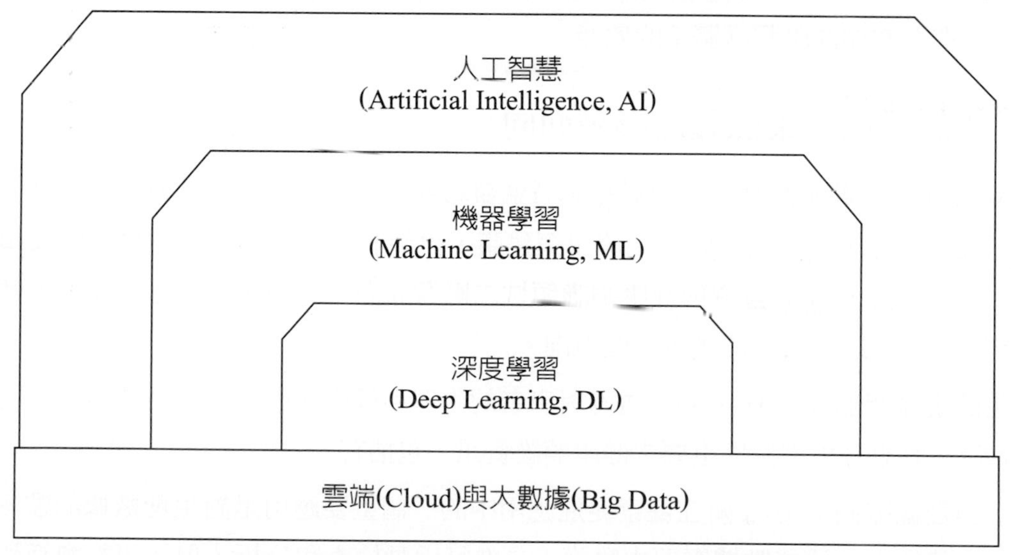

圖 13-2 大數據、雲端、AI、ML 與 DL 的關聯圖

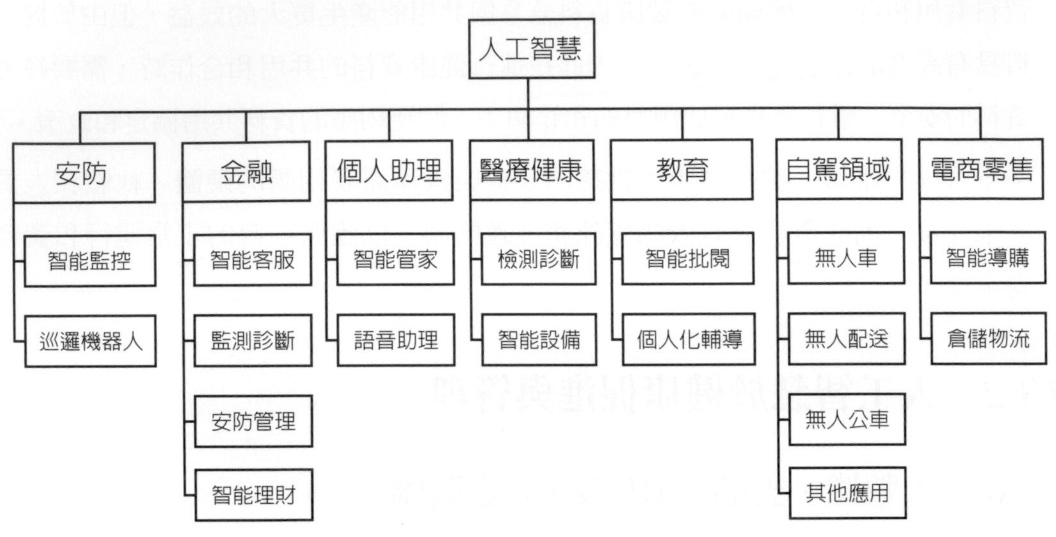

圖 13-3　人工智慧技術的應用範圍

而針對醫療與健康照護領域，許多國際性的市場調查與研究報告均指出，AI 應用在此領域之市場規模正持續的成長中，並且越來越受到重視。主要是因為在長期蒐集下，來自健康管理、臨床醫療、健康照護、醫護設備、穿戴式設備與消費性電子產品等所累積的大量醫療與健康照護數據，已能有效地訓練 AI 分析模型與進行 AI 模型的驗證與使用。此外，持續提升健康照護服務效能之需求也是另一項推動 AI 應用在健康領域的重要因素，因為 AI 能協助改善健康照護成效與患者的體驗，使醫療與健康照護服務更可親與有效率，進而增加健康照護體系的效能。

二、AI 於醫療健康照護之影響面向

AI 在醫療與健康照護的應用貫穿患者就醫之前、中、後時期，涵蓋其從亞健康狀態的自主健康管理、到疾病診斷與治療決策建議，再到病人醫囑遵從的追蹤，以及預後的照護。整體而言，AI 於醫療與健康照護領域之影響面向，可簡單分為健康監測、健康預測與風險評估，以及長期照護等三個方向。

在健康監測部分，AI 主要是透過對患者的生理和健康狀態進行即時或長期的監測、追蹤與資料收集分析來提供重要之健康照護資訊，包括有。

1. 生理數據監測：AI 技術在健康促進應用中的一個重要應用是對生理數據的監測和分析。傳統上，這些數據需要由醫護人員進行手動檢查和分析，但這可能會導致人為錯誤和延誤。現透過 AI 技術，可以實現自動收集和分析生理數據，如心率、血壓、血糖等，讓個人和醫療專業人員可以即時了解健康狀態。

2. 健康數據分析：AI 技術能夠處理龐大的健康數據，從中識別出有價值的資訊。通過對健康大數據的分析，AI 可以協助發現一些潛在的健康問題，並提供預防性的建議。
3. 健康預警系統：透過 AI 技術可以設計完整的健康預警系統，通過監測和分析健康數據，即時發現異常情況並發出預警。這樣可使醫護人員能夠迅速實施應對措施，提高患者的生活品質與健康照護服務效率。
4. 行為監測： AI 技術可用於行為監測，特別是對於長期照護中需要特別關注的特定行為。例如，老年人中可能因長時間缺乏活動，導致肌肉萎縮和其他健康問題。通過 AI 感應技術，可以對患者的行為進行監測，識別出是否存在長時間的靜態行為，並提示患者進行適度的運動。這樣的應用有助於預防健康問題的發生，增進患者的身體健康。

在健康預測和風險評估方面，主要透過 AI 分析模型或架構，預測患者未來可能面臨的健康問題與識別風險因素，提供醫療與健康照護方案的有用資訊以協助相關決策，包括有：

1. 醫療影像診斷：AI 技術在醫療影像診斷中有著廣泛的應用，如 X 光片、電腦斷層掃描（Computed Tomography, CT）和磁振造影（Magnetic Resonance Imaging, MRI）等。通過深度學習技術，AI 可協助醫生快速準確地辨識和分析影像，輔助診斷各類的疾病。
2. 個人化治療計畫：每個人的健康狀況和需求各不相同，因此個人化治療方案變得至關重要。AI 使得為每位病患創建個人化治療計畫成為可能。通過分析病患的特定資料，包括基因資訊、醫療與健康照護歷史和治療反應等，AI 可以識別出對每位病患最有效的治療方法，從而實現更好的治療效果和減少不良反應。例如，AI 可以分析來自癌症病患的基因資料，識別出影響治療反應的特定基因突變和生物標記物，協助醫生設計個人化癌症治療計畫，以提高治療效果並減少副作用。
3. 早期診斷。AI 技術可以從龐大的醫療與健康照護資料中學習和提取知識，幫助醫生更好地理解不同疾病的發展規律、風險因素和治療效果，有助於識別具有特定疾病風險的病患，並採取預防措施和早期干預。例如，通過分析患者的血糖狀況、生活習慣、病歷狀況和家族病史等資料，AI 可以協助預測其罹患糖尿病或病程惡化的風險，讓醫護人員可以密切監測高風險個體，預防或延緩糖尿病的發生。

4. 疾病爆發的偵測和控制：AI 在偵測疾病爆發和追蹤其擴散方面也起著關鍵作用。通過分析大規模的流行病學資料，AI 可協助偵測疾病爆發和追蹤其擴散，讓公衛機構可即時的實施控制策略並有效分配資源。例如，在流感的流行期間，AI 可分析來自多種來源的資料，包括各醫院的就醫記錄、各類媒體上的討論內容、網路搜尋的趨勢等，以追蹤疾病的擴散。這些資訊有助於醫護資源分配、公共衛生宣傳和針對性的疫苗接種工作。

在長期照護方面，AI 技術可在人口老齡化加劇的現在，在各種長照重要議題上發揮作用，包括有。

1. 照護機器人：AI 技術可提供照護機器人更人性化的互動功能，幫助醫療與健康照護機構提供更有效的照顧服務，例如提供陪伴、遊戲互動與復健活動等。
2. 智能監護：AI 技術可用於即時監測受照護者的生理指標和活動狀態，發現異常情況並即時通知。同時，AI 也可提供輔助照護的功能，如智能助行器和語音助理等。
3. 慢性病管理：AI 技術可幫助監測受照護者的慢性病進展，並根據個人的歷史與即時健康數據建議治療方案，實現個人化的長期照護。
4. 心理支持：透過 AI 技術設計智能對話系統來為受照護者提供心理支持和陪伴，減輕孤獨感和憂鬱症狀。
5. 老齡化預測：AI 技術可基於個人的歷史與現在的健康數據與活動特徵，預測老年人的健康狀況和照護需求，協助制定適當的長期照護計畫，提高照護服務之品質。

除了與病患照護相關的三個面向外，AI 也能協助識別各種醫療與健康照護流程的瓶頸，優化工作流程並改善資源分配，提高整個系統的效率。例如，健康機構通常面臨各項資源，如病床、人員和醫療用品有效分配的挑戰。AI 可以分析患者出入院、看診人流及等候時間的歷史資料，預測未來的相關需求以進行資源分配的規劃與優化，確保機構能夠有效應對患者需求。

13-3 機器學習於健康大數據分析

一、機器學習的類型

機器學習（ML）是人工智慧（AI）的一個子領域，是一種數據驅動的技術，主要目的是通過從大量數據中學習資料的型樣（Pattern）與規律以發展模式，並且通過反覆學習和優化，進而改進模式的效能。亦即，機器學習之主要概念為模擬人類學習行為，讓模式從數據中學習和成長。在醫療與健康照護領域，機器學習可透過大量的醫療與健康資料來建構分析與預測模式，協助醫護人員識別與整理出有用資訊，進而協助醫療診斷與照護之決策。

機器學習的主要類型包括監督式學習（Supervised Learning）、非監督式學習（Unsupervised Learning）和強化學習（Reinforcement Learning）（如圖 13-4）。在監督式學習中，演算法通過已標記（Labeled）的資料進行訓練，其中每個資料點都有已知的輸出，其目標是使演算法學習輸入與輸出之間的映射（Mapping）關係，以便能夠準確預測新及未知資料的標記。監督式學習可分為分類問題（Classification）與迴歸分析（Regression）兩種議題。而在非監督式學習中，演算法針對未標記（Unlabeled）的資料自行探索，目的是發現資料內隱含的結構或關係，以協助識別資料中的自然分組或關聯。非監督式學習可分為聚類分析（Clustering Analysis）與關聯分析（Association Analysis）兩種議題；強化學習主要目的是訓練演算法能根據試誤之過程做出決策。演算法會收到獎勵或懲罰的回饋，以指導演算法能逐漸做出更好的決策策略。以下針對機器學習的五個主要應用議題，分類問題、迴歸分析、聚類分析、關聯分析及強化學習，分別進行介紹。

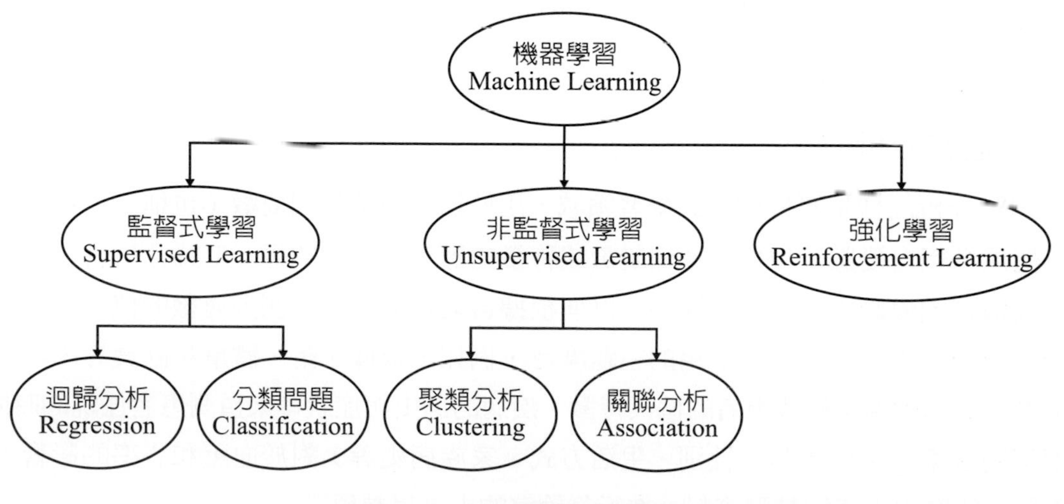

圖 13-4　機器學習的主要類型

二、機器學習的應用議題

（一）分類問題

分類問題是屬於監督式學習領域，其目的是根據已標記或已知類別的資料中之某些特徵來構建模型，之後基於這模型來判斷一個新的未知樣本屬於哪種已知類別中。在醫療領域中，分類技術廣泛應用於各類的疾病診斷、治療建議、病人風險分層、風險預測與風險評估。例如，分類技術可用於醫學影像資料中以協助區分良性和惡性腫瘤；用於健康檢查資料中預測受檢者是否會罹患慢性腎病；用於乳房攝影資料協助評估受檢者罹患乳癌的風險程度；用於中風患者的病歷資料預測其未來的惡化程度。

常用的分類技術包括有決策樹（Decision Tree, DT）、隨機森林（Random Forest, RF）、支援向量機（Support Vector Machine, SVM）及梯度提升法（Boosting）。其中，決策樹是醫療與健康照護領域中最常用的機器學習分類演算法之一（如圖 13-5）。其通過遞歸過程創建一個樹狀結構，結構中的每個主節點表示一個特徵，每個節點的分支代表對應於該特徵的一個可能值，最後每個葉節點表示一個類別標籤。決策樹演算法透過主節點、分支與葉節點的連結產生建議的決策規則。支援向量機是一種基於統計學習（Statistical Learning）的演算法，主要是通過找到最佳分離不同類別資料點的超平面（Hyperplane）來建模。隨機森林是一種基於集成式學習（Ensemble Learning）的演算法，通過結合多個決策樹來提高準確性並減少過擬合（Overfitting）問題；梯度提升是另一種集成式學習架構，通過依次構建多個弱學習器，每個學習器專注於修正前一個學習器的錯誤，並最後得到一個較佳的模型。常見的梯度提升演算法有 AdaBoost（Adaptive Boosting）, XGBoost（Extreme Gradient Boosting）與 CatBoost（Categorical Boosting）。

（二）迴歸分析

迴歸分析同樣是屬於監督式學習領域，用於描述連續型因變數（也稱為目標變數）與一個或多個自變數（也稱為預測變數或特徵變數）之間的關係。迴歸分析旨在找出這些自變數和因變數之間的函數關係，以便根據自變數的值來預測因變數的值。在醫療與健康照護領域中，迴歸分析應用的主題廣泛，例如，根據年齡、體重和飲食等因素來預測患者的血糖數值；根據患者的個人特徵、疾病的病史與症狀等來預測患者住院的時間；探索不同因素（例如年齡、性別、生活方式、家族病史等）對於血壓和心率的影響；根據急診室的歷史人流與類型資料，進行急診室的人流趨勢預測。

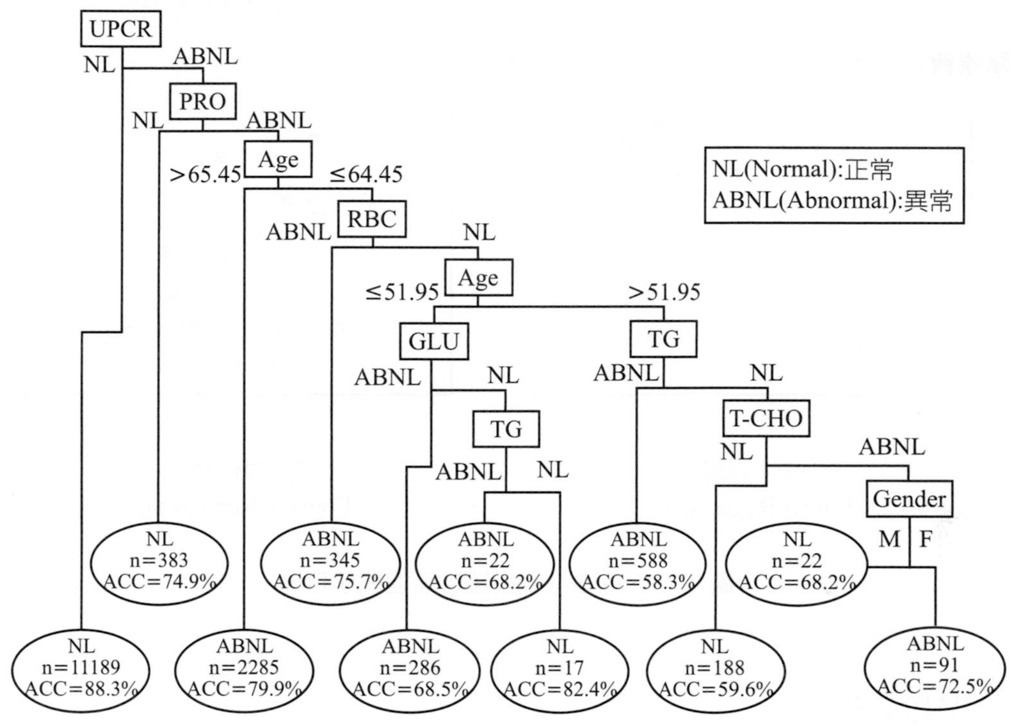

圖 13-5　決策樹演算法示例圖

最常見的迴歸分析模式是多元線性迴歸（Multiple Linear Regression）。在多元線性迴歸中，我們假設自變數和因變數之間存在直線的關係，通過最小化預測值與實際值之間的平方差異（Mean Square Error）來將一條直線擬合到數據上，然後可以使用該直線方程來對新的數據實例進行預測。然而，還有其他形式的迴歸模型，如多項式迴歸（Polynomial Regression）、分段線性迴歸（Piecewise Linear Regression）等，可以更好地擬合不同類型的數據。

另一個重要的迴歸分析模式是羅吉斯迴歸（Logistic Regression）。儘管它被稱為「迴歸」，但它主要用於預測離散型目標變數（即分類問題），且通常是二元分類問題，即預測結果只有兩個可能的值（如是 / 否、成功 / 失敗等）。羅吉斯迴歸使用邏輯函數（Logit function）將自變數的線性迴歸結果轉換為機率值，並根據機率值對目標進行分類（如圖 13-6）。羅吉斯迴歸在醫療與健康照護領域廣泛用於預測疾病發生的可能性或特定治療的成功率，如利用病人的臨床數據預測心臟病發作的風險；根據病人特徵，預測對特定藥物治療的反應和效果。

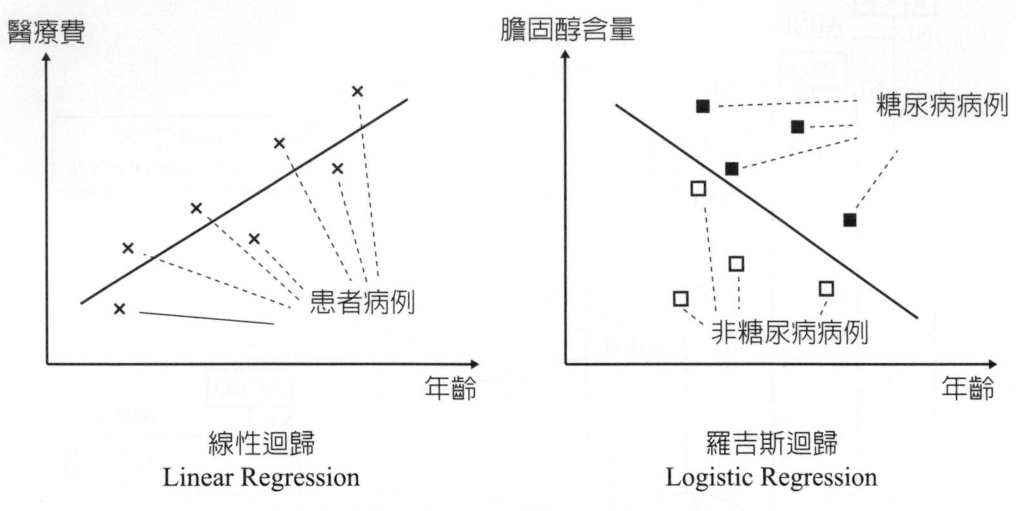

圖 13-6　線性迴歸與羅吉斯迴歸示例圖

（三）聚類分析

聚類分析是屬於非監督式學習範疇，主要目的是針對沒有已定義或確定分群之資料，根據資料本身的特性與隱含結構與關係，基於群（Cluster）內差異小與群間差異大的概念，透過演算法自動地將資料分為不同的集群，讓同一集群內的資料點特性彼此具有相似，而不同集群間之資料點特性則具有較大的差異性（如圖 13-7）。

聚類分析在醫療與健康照護資料中，可用於疾病分型與預後分析、生理數據分析、疫情分析等各種不同的任務。例如，可以利用聚類分析技術將患者根據其症狀、生理數據和病歷資料分為不同的群組，有助於醫護人員提供更適當的醫療照護策略；又如，利用聚類分析技術將不同地區的疫情數據進行分組，找出疫情的高風險區域和熱點。

最常用的聚類演算法之一是 K 均值法（K-means Algorithm）。K 均值法將數據分成 K 個集群，每個集群由其中心點（稱為重心）表示。其演算法過程是迭代地將數據點分配給最近的重心，然後重新計算重心，直到收斂。K 均值法具有計算效率高且易於實現的特點，適用於各類的醫療與健康照護之分群問題。

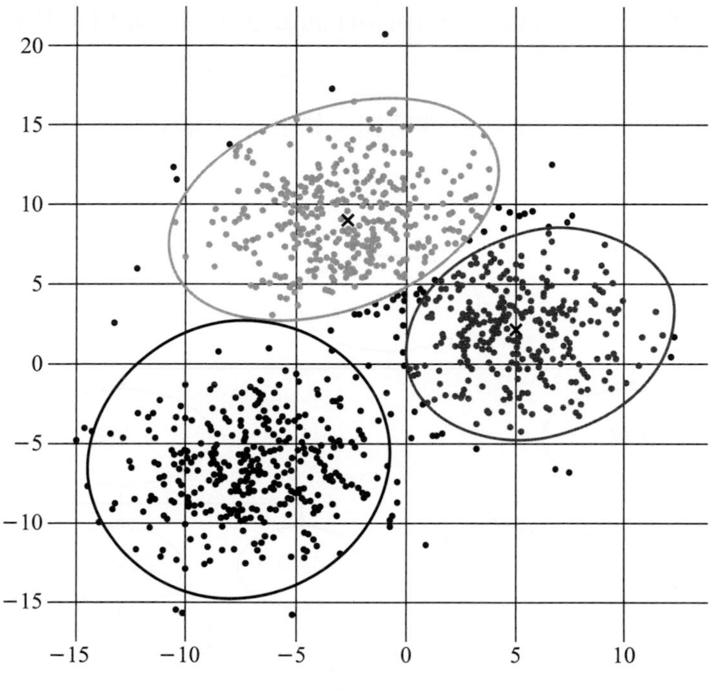

圖 13-7　聚類分析示意圖

（四）關聯分析

關聯分析，又稱為購物籃分析（Basket Analysis），同樣屬於非監督式學習領域，主要用於識別大型數據集中的變數（或特徵）之間的隱含且有意義的關係。關聯分析的目標是找出資料集中很常共同出現的組合，我們會把這樣的組合稱為「頻繁樣式集（Frequent Pattern）」，組合間的關係稱為「關聯（Associations）」。例如，從在一個超級市場的購買資料內，可以發現多數的顧客買了柳橙汁會再買巧克力冰淇淋、或是買了優格會再買泡芙、或是買碳酸飲料會同時再買香草冰淇淋與香草泡芙等（如圖 13-8）。

在健康數據分析中，關聯分析常用於發現醫療資料中症狀的頻繁共現模式，進而暗示可能的特定關聯的存在，可用於疾病診斷、治療方案推薦、藥物副作用評估等。例如，透過關聯分析來找出某些症狀的同時或前後出現與病人罹患流感之關聯性；找出藥物間聯合使用提高療效的關聯，以及其與副作用風險的關聯。又如，透過關聯分析於醫療院所的整體資料，找出疾病分類模型與住院流程模型，讓醫護人員更好地了解患者資訊並提供個人化服務。

最常用的於關聯分析的演算法是 Apriori 演算法，其主要概念為如果一個項目集是頻繁的，那麼其的所有子集也應該是頻繁的，這種性質有助於減少搜索空間。Apriori 演算法過程包括的主要步驟有：生成候選項集、修剪不頻繁的候選項、找到頻繁項目集、和生成關聯規則。

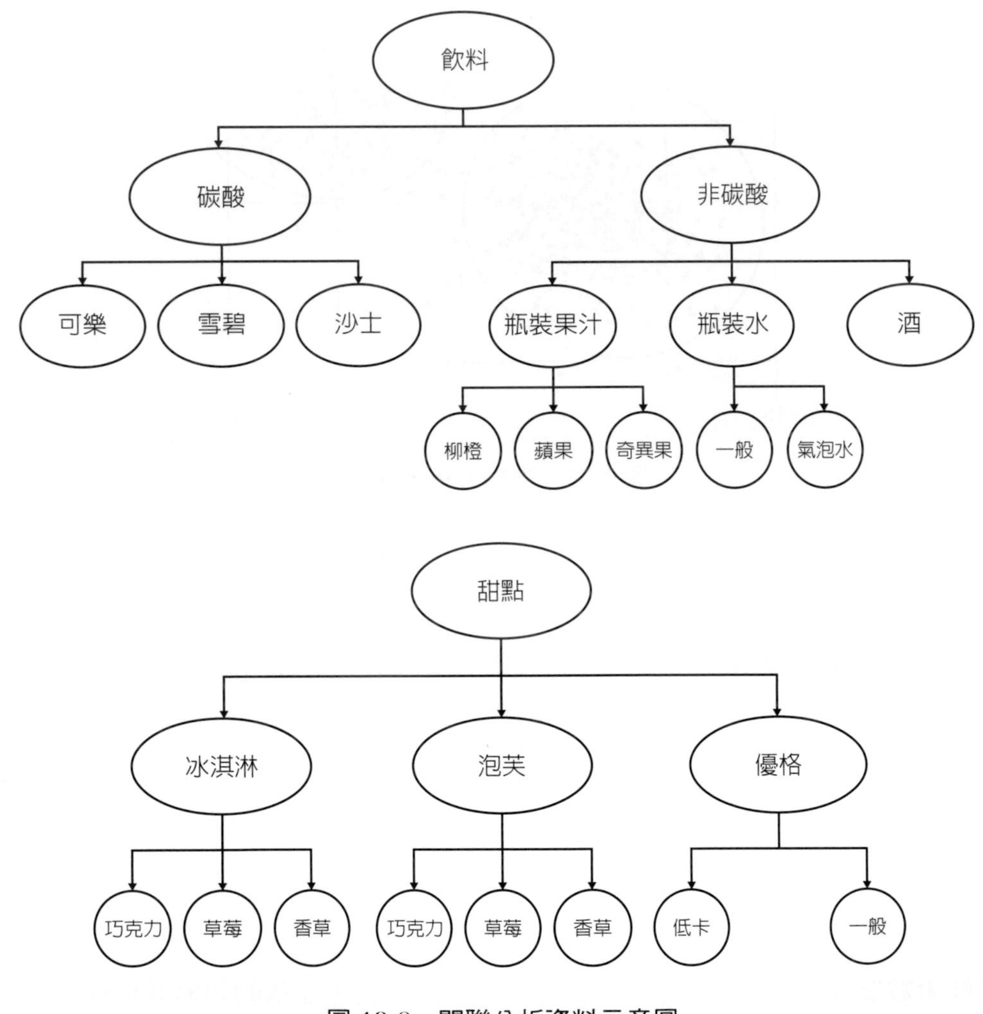

圖 13-8　關聯分析資料示意圖

（五）強化學習

強化學習不屬於監督式或非監督式學習領域，其目的為基於決策與環境的交互關係，發展出能在考慮最大化獎勵與避免懲罰下，學習如何做出適當決策和採取行動的演算法。強化學習的主題和對象是兩個核心要素，即智能體（或代理人）（Agent）和環境（Environment）。然後強化學習透過三要素，包括，觀察 / 狀態（Observation/State）、行動（Action）與獎懲（Reward），來描述智能體與環境互動並學習過程中動態互動過程。其中，智能體是學習者或決策者根據其接收或觀察到資訊在環境中設計出政策（或策略）（Policy）與學習演算法（Learning Algorithm），以根據當前狀態（State）來選擇後續行動（Action）（如圖 13-9）；環境代表智能體在設計與行動時的考慮範圍，是與智能體交互作用並接收獎懲反饋的外部系統；觀察 / 狀態是特定時間下環境的表示，包含智能體在設計政策與學習演算法以做出決策時所需之所有相關資訊；行動是智能體根據當前之狀態、政策與學習演算法以過渡到另一個狀態的決策；獎懲是智能體在採取行動後獲得的結果，它反映了智能體進行之行動的適當性。

在強化學習中，目的是透過智能體與環境的互動來學習與找出優化序列決策的行為，因此與監督式學習用於分析有標籤資料，非監督式學習用於發現資料結構不同，強化學習在醫療與健康照護領域中主要用於處理系統化策略優化的議題，如個體化治療方案優化、醫學影像診斷優化及臨床決策支持系統優化等。例如，強化學習可以幫助優化患者的治療計畫。通過從歷史患者數據中學習，智能體可以推薦個性化的治療方案，根據每位患者的特徵和醫療歷史量身定制。這種方法可以實現更有效的治療和更好的患者結果。或是，強化學習可應用於管理糖尿病、哮喘或高血壓等慢性病。智能體從患者的即時數據中學習，並相應調整治療策略，以維持最佳健康狀態並預防疾病惡化。

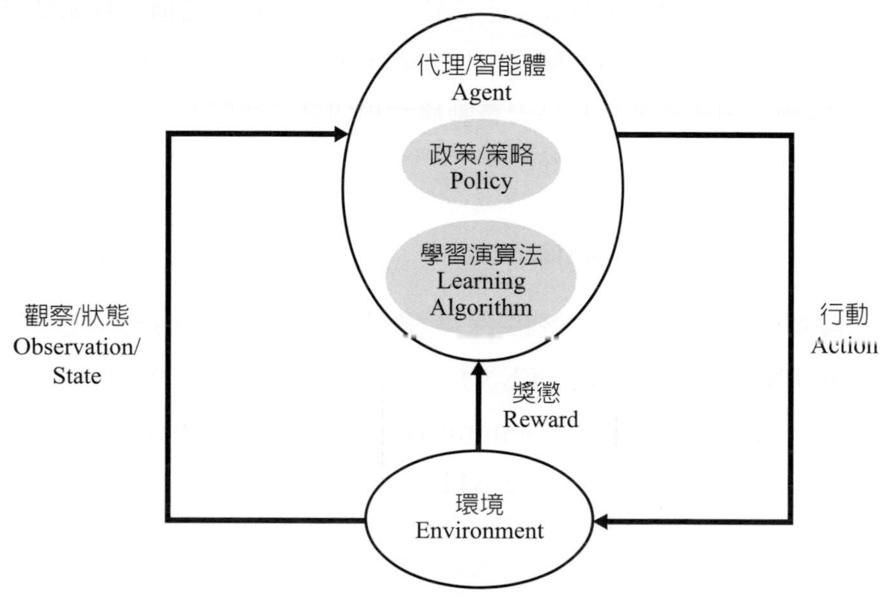

圖 13-9　強化學習演算法之概念圖

13-4 深度學習與智能化健康促進

一、深度學習概念

深度學習（DL）是基於機器學習演算法中的一個子領域。機器學習中包含許多不同類型的演算法，如前面提到的決策樹（DT）、隨機森林（RF）、支援向量機（SVM）、K-means、Apriori 等。類神經網路（Artificial Neural Network, ANN）也是機器學習中的一個重要演算法類型，其核心是模仿自然神經元相互連結和信息傳遞機制的演算架構。類神經網路由大量相互連接的人工神經元來組成多層次的網路架構，每個人工神經元接受來自其他神經元的輸入資訊，並根據激勵函數（Activation Function）進行處理以產生輸出資訊。類神經網路的網路架構透過學習大量資料的內含資訊來自我調整網路的連結權重，以更好地從資料中提取特徵進而處理各種複雜的任務，包含前述機器學習中的分類問題、迴歸分析、聚類分析、關聯分析及強化學習等議題（如圖 13-10）。由於資料量與電腦計算能力的限制，早期的類神經網路並沒有在實際應用中取得令人滿意的結果，因此在使用上有所侷限，且常被其他機器學習演算法所取代。不過隨著大數據時代的來臨、電腦計算能力的提高、及一些關鍵技術（如深度學習架構）的成功發展，類神經網路重新引起關注並取得了巨大的成功及廣泛的應用。

深度學習是基於類神經網路發展出來的演算法。深度學習中的「深」指的是其比傳統的類神經網路架構擁有更大量且具有不同特性或目的之層次結構，且深度學習模型的每一層都可以自動學習資料的不同層次的抽象表示，進而使得模型能夠更好地處理複雜的資料模式和特徵，因此能夠在基於大量數據的相關應用議題上，如圖形識別、語音處理、自然語言處理等方面獲得良好的成效。

二、深度學習主要演算法與應用

常用於醫療與健康照護領域的深度學習演算法與應用有：卷積神經網路（Convolutional Neural Network，CNN）、循環神經網路（Recurrent Neural Network, RNN）、生成對抗網路（Generative Adversarial Network, GAN）和自然語言處理（Natural Language Processing, NLP）。

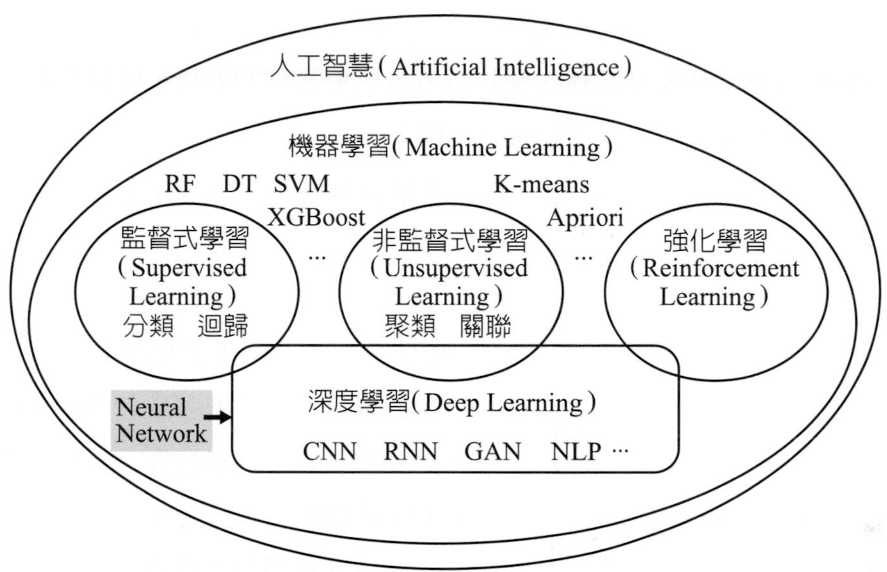

圖 13-10 機器學習與深度學習演算法間之關係。

1. 卷積神經網路（CNN）主要應用在在醫療與健康照護領域中有關影像分析與識別的議題。例如，CNN 可以檢測和分類 X 光片、CT 或 MRI 影像中的異常，以協助放射科醫師進行準確的診斷，提高診斷的效率和可靠性；又如，CNN 可在複雜且噪聲較多的醫學影像中識別腫瘤邊界及對腫瘤區域進行分割，讓醫生可以有效的規劃治療計畫並監測腫瘤的進展。
2. 循環神經網路（RNN）是設計用於處理具序列性結構的資料，特別適用於時間序列分析，也讓其非常適合處理健康監測和管理的相關議題。例如，RNN 可以通過分析連續的病患資料，如心跳、血壓和血糖的水準，預測未來的健康趨勢以協助檢測異常事件並即時發出警示；又如，RNN 可以用於基於長期的病患記錄來建構疾病進展的預測模式，讓醫護人員可以通過 RNN 模式了解疾病隨時間的演變，進而預測其可能的併發症，並相應地優化相關的治療與照護規劃。
3. 生成對抗網路（GAN）的架構是由生成器與判別器組成。生成器創建逼真的數據，而判別器試圖區分真實和虛構的數據。透過反覆的訓練與迭代，生成器不斷提升製作近似真實資料的能力，與判別器形成一場不斷升級的“對抗”而得名。生成對抗網路在醫療與健康照護領域，在擴充數據集、創建合成醫學影像和模擬病患資料等方面具有良好的成效。例如，GAN 可以在基於真實數據的分佈下生成模擬的新樣本或影像，用於擴充醫療與健康資料，以提供具有不同特徵且更多樣化的訓練樣本，可用於增加深度學習模型的效能；又如，GAN 可以創建逼真的合成病患資料，這些資料可用於評估健康監測系統、藥物療效或治療策略的效果，可用於在不影響病患隱私的情況下測試和驗證醫療相關的演算法。

4. 自然語言處理（NLP）是基於多種深度學習演算法，包含 CNN、RNN 和變換器(Transformer) 的應用領域，來處理、理解與生成人類語言的領域，主要能夠自動學習語言結構和語義以進行機器翻譯、文本理解與摘要、情感分析、自然語言生成等任務。在醫療與健康照護領域中，NLP 可用於更快速且有效的從龐大的醫療臨床文本或記錄中提取有價值的資訊，以協助進行疾病診斷與患者資料管理。例如，NLP 演算法針對大量的臨床文本資料，如病歷資料、病患註釋、治療計畫和用藥歷史等，自動擷取關鍵詞以識別病人的症狀、診斷和治療歷史，從而提供資訊來協助醫護人員更有效地規劃相關的計畫；又如，NLP 可用於對患者的反饋意見、評論或對話進行情感分析，有助於及早發現患者的心理健康問題或情緒變化，進而提供更適當的照護。

深度學習中各種演算法的互相結合能在醫療健康領域中發揮更大的效果。例如，將 CNN 與 RNN 結合在一起可以幫助分析病患在長期下的 MRI 資料，以提供對病患狀況的長期分析（Longitudinal）結果；或是，在遠距醫療或健康平臺下，可透過 RNN 分析病患來自可穿戴設備所產生的長期量測數據並透過 NLP 處理病患所報告的症狀或反饋來互相驗證；又如，OpenAI 的 ChatGPT 與 Google 的 Gemini 等透過整合 CNN、RNN、Transformer、強化學習與預訓練模式（Pre-trained model）等技術的大型語言模型（Large Language Model，LLM），因其能處理各類的 NLP 任務且功能強大，因此目前已開始應用於醫療及健康促進相關的議題，如透過病歷或護理記錄之資訊整理與摘要來生成醫療文本以提高醫護工作效率；透過分析患者病歷文本與影像等資料，輔助醫護進行醫療與照護決策；透過訓練聊天機器人（Chatbot）來開發虛擬醫護助理，為患者提供不間斷的健康照護的諮詢服務等。且 LLM 的應用領域越來越廣泛，也非常受到產官學研的各方重視，其未來的發展潛力無窮。

最後，隨著各類大量健康資料的持續累積、各種電腦技術進步與演算法的突破，深度學習在醫療與健康照護領域的應用將持續進化，包括有：

1. 隨著 AI 在醫療與健康照護的決策應用越來越廣泛，對於可解釋性 AI（Explainable AI）的需求將不斷增長。透過可解釋性 AI 模型的能力將有助於建立醫護人員和病患對於 AI 在醫療建議上之信任。
2. 聯邦學習（Federated Learning）和保護隱私技術的發展可協助解決在醫療與健康機構之間分享敏感病患資料的問題。通過無需集中式資料存儲的分散式模型訓練與驗證過程，機構可以在保護病患隱私的同時共同受益於 AI 技術的協助。
3. 持續學習（Continual learning）或增量式學習（Incremental Learning）技術能使 AI 模型能夠不斷地從新數據中學習並累積知識。由於醫療與健康資料是動態的，隨著時間而變化，需要能夠適應並持續保持有效性的 AI 模式，因此其將成為醫療與健康照護應用中的關鍵。

參考文獻

1. Abdellatif, A. A., Mhaisen, N., Mohamed, A., Erbad, A., & Guizani, M. (2023). Reinforcement learning for intelligent healthcare systems: A review of challenges, applications, and open research issues. IEEE Internet of Things Journal, 10(24), 21982-22007.
2. Aceto, G., Persico, V., & Pescapé, A. (2020). Industry 4.0 and health: Internet of things, big data, and cloud computing for healthcare 4.0. Journal of Industrial Information Integration, 18, 100129.
3. Ali, O., Abdelbaki, W., Shrestha, A., Elbasi, E., Alryalat, M. A. A., & Dwivedi, Y. K. (2023). A systematic literature review of artificial intelligence in the healthcare sector: Benefits, challenges, methodologies, and functionalities. Journal of Innovation & Knowledge, 8(1), 100333.
4. Chen, M. S., Liu, T. C., Jhou, M. J., Yang, C. T., & Lu, C. J. (2024). Analyzing longitudinal health screening data with feature ensemble and machine learning techniques: investigating diagnostic risk factors of metabolic syndrome for chronic kidney disease stages 3a to 3b. Diagnostics, 14(8), 825.
5. Garg, A., & Mago, V. (2021). Role of machine learning in medical research: A survey. Computer science review, 40, 100370.

6. Chiu, Y. L., Jhou, M. J., Lee, T. S., Lu, C. J., & Chen, M. S. (2021). Health data-driven machine learning algorithms applied to risk indicators assessment for chronic kidney disease. Risk Management and Healthcare Policy, 14, 4401–4412.
7. Lee, T. S., & Lu, C. J. (2023). Health informatics: The foundations of public health. Healthcare,11(6), 798.
8. Martinez-Millana, A., Saez-Saez, A., Tornero-Costa, R., Azzopardi-Muscat, N., Traver, V., & Novillo-Ortiz, D. (2022). Artificial intelligence and its impact on the domains of universal health coverage, health emergencies and health promotion: An overview of systematic reviews. International Journal of Medical Informatics, 166, 104855.
9. Morley, J., Machado, C. C., Burr, C., Cowls, J., Joshi, I., Taddeo, M., & Floridi, L. (2020). The ethics of AI in health care: A mapping review. Social Science & Medicine, 260, 113172.
10. Piccialli, F., Di Somma, V., Giampaolo, F., Cuomo, S., & Fortino, G. (2021). A survey on deep learning in medicine: Why, how and when?. Information Fusion, 66, 111-137.
11. Rao, A. B., & Kiran, J. S. (2023). Application of market–basket analysis on healthcare. International Journal of System Assurance Engineering and Management, 14(Suppl 4), 924-929.
12. Rajabion, L., Shaltooki, A. A., Taghikhah, M., Ghasemi, A., & Badfar, A. (2019). Healthcare big data processing mechanisms: The role of cloud computing. International Journal of Information Management, 49, 271-289.
13. Shamshirband, S., Fathi, M., Dehzangi, A., Chronopoulos, A. T., & Alinejad-Rokny, H. (2021). A review on deep learning approaches in healthcare systems: Taxonomies, challenges, and open issues. Journal of Biomedical Informatics, 113, 103627.
14. Shih, C. C., Lu, C. J., Chen, G. D., & Chang, C. C. (2020). Risk prediction for early chronic kidney disease: results from an adult health examination program of 19,270 individuals. International Journal of Environmental Research and Public Health, 17(14), 4973

15. Thirunavukarasu, A. J., Ting, D. S. J., Elangovan, K., Gutierrez, L., Tan, T. F., & Ting, D. S. W. (2023). Large language models in medicine. Nature medicine, 29(8), 1930-1940.

16. Tsai, M. H., Jhou, M. J., Liu, T. C., Fang, Y. W., & Lu, C. J. (2023). An integrated machine learning predictive scheme for longitudinal laboratory data to evaluate the factors determining renal function changes in patients with different chronic kidney disease stages. Frontiers in Medicine, 10, 1155426.

17. Tseng, C. J., Lu, C. J., Chang, C. C., Chen, G. D., & Cheewakriangkrai, C. (2017). Integration of data mining classification techniques and ensemble learning to identify risk factors and diagnose ovarian cancer recurrence. Artificial Intelligence in Medicine, 78, 47–54.

18. Ullah, E., Parwani, A., Baig, M. M., & Singh, R. (2024). Challenges and barriers of using large language models (LLM) such as ChatGPT for diagnostic medicine with a focus on digital pathology–a recent scoping review. Diagnostic Pathology, 19, 43.

19. Yu, C., Liu, J., Nemati, S., & Yin, G. (2021). Reinforcement learning in healthcare: A survey. ACM Computing Surveys, 55(1), 1-36.

國家圖書館出版品預行編目(CIP)資料

健康促進 / 陳銘樹、楊文仁、江慧珊、呂奇傑、李銘杰、吳淑慧、林金定、林柳吟、林萃芬、林靜宜、胡益進、郭憲文、陳致潔、黃奕孝、鄭麗媛、劉鴻文、簡聰義、歐陽鍾美 編著. -- 初版. -- 新北市：全華圖書股份有限公司, 2024.06
面；　公分
ISBN 978-626-328-926-0(平裝)
1.CST: 衛生教育
411.03　　　　113005361

健康促進

總校閱 / 黃松元
主編 / 陳銘樹、楊文仁
編著者 / 江慧珊、呂奇傑、李銘杰、吳淑慧、林金定、林柳吟、林萃芬
林靜宜、胡益進、郭憲文、陳致潔、黃奕孝、鄭麗媛、劉鴻文
簡聰義、歐陽鍾美
發行人 / 陳本源
執行編輯 / 林昆明
助理編輯 / 許丘宜、賴予欣
封面設計 / 盧怡瑄
出版者 / 全華圖書股份有限公司
郵政帳號 / 0100836-1號
圖書編號 / 09143
初版 / 2024年6月
定價 / 新臺幣440元
ISBN / 978-626-328-926-0（平裝）
ISBN / 978-626-328-921-5（PDF）
全華圖書 / www.chwa.com.tw
全華網路書店 Open Tech / www.opentech.com.tw
若您對書籍內容、排版印刷有任何問題，歡迎來信指導book@chwa.com.tw

臺北總公司(北區營業處)
地址：23671 新北市土城區忠義路 21 號
電話：(02)2262-5666
傳真：(02)6637-3695、6637-3696

南區營業處
地址：80769 高雄市三民區應安街 12 號
電話：(07)381-1377
傳真：(07)862-5562

中區營業處
地址：40256 臺中市南區樹義一巷 26 號
電話：(04)2261-8485
傳真：(04)3600-9806(高中職)
(04)3601-8600(大專)

（請由此線剪下）

讀者回函卡

掃 QRcode 線上填寫 ▶▶▶

姓名：＿＿＿＿＿ 生日：西元＿＿＿年＿＿＿月＿＿＿日 性別：□男 □女

電話：（ ）＿＿＿＿＿ 手機：＿＿＿＿＿

e-mail：（必填）＿＿＿＿＿

註：數字零，請用 Φ 表示，數字 1 與英文 L 請另註明並書寫端正，謝謝。

通訊處：□□□□□＿＿＿＿＿

學歷：□高中・職 □專科 □大學 □碩士 □博士

職業：□工程師 □教師 □學生 □軍・公 □其他

學校／公司：＿＿＿＿＿ 科系／部門：＿＿＿＿＿

・需求書類：

□ A. 電子 □ B. 電機 □ C. 資訊 □ D. 機械 □ E. 汽車 □ F. 工管 □ G. 土木 □ H. 化工 □ I. 設計

□ J. 商管 □ K. 日文 □ L. 美容 □ M. 休閒 □ N. 餐飲 □ O. 其他

・本次購買圖書為：＿＿＿＿＿ 書號：＿＿＿＿＿

・您對本書的評價：

封面設計：□非常滿意 □滿意 □尚可 □需改善，請說明＿＿＿＿＿

內容表達：□非常滿意 □滿意 □尚可 □需改善，請說明＿＿＿＿＿

版面編排：□非常滿意 □滿意 □尚可 □需改善，請說明＿＿＿＿＿

印刷品質：□非常滿意 □滿意 □尚可 □需改善，請說明＿＿＿＿＿

書籍定價：□非常滿意 □滿意 □尚可 □需改善，請說明＿＿＿＿＿

整體評價：請說明＿＿＿＿＿

・您在何處購買本書？

□書局 □網路書店 □書展 □團購 □其他＿＿＿＿＿

・您購買本書的原因？（可複選）

□個人需要 □公司採購 □親友推薦 □老師指定用書 □其他＿＿＿＿＿

・您希望全華以何種方式提供出版訊息及特惠活動？

□電子報 □ DM □廣告（媒體名稱＿＿＿＿＿）

・您是否上過全華網路書店？（www.opentech.com.tw）

□是 □否 您的建議＿＿＿＿＿

・您希望全華出版哪方面書籍？＿＿＿＿＿

・您希望全華加強哪些服務？＿＿＿＿＿

感謝您提供寶貴意見，全華將秉持服務的熱忱，出版更多好書，以饗讀者。

填寫日期： / /

2020.09 修訂

親愛的讀者：

感謝您對全華圖書的支持與愛護，雖然我們很慎重的處理每一本書，但恐仍有疏漏之處，若您發現本書有任何錯誤，請填寫於勘誤表內寄回，我們將於再版時修正，您的批評與指教是我們進步的原動力，謝謝！

全華圖書　敬上

勘誤表

書號		書名		作者	
頁數	行數	錯誤或不當之詞句		建議修改之詞句	

我有話要說：（其它之批評與建議，如封面、編排、內容、印刷品質等・・・）

得 分

健康促進

學後評量

第 1 章

健康促進的導論與發展演進

班級：__________

學號：__________

姓名：__________

一、選擇題

(　) 1. 對於健康促進的理念發展與宣言，下列敘述何者正確？ (A)1986 年渥太華憲章首先提出健康促進五大行動領綱，強調醫療服務不再局限臨床治療，需擴及健康促進，提供以人為中心之完整性照護 (B)1988 年世界衛生組織（WHO）指出，新公共衛生運動因著健康促進的呼籲而展開，各國推出健康城市運動及生態學觀點研擬的健康促進計畫，此增進健康的過程不可結合政治活動或配合政策，才能創造有益於健康的環境 (C) 美國 Healthy People 2000 針對西元 2000 年提出國家衛生目標及行動方針，規劃三大類：身體健康、心理健康以及社會健康三個面向 (D) 在歐洲，不同學者提出的健康促進定義雖然內容不盡相同，但有其一致性的看法，即不可同時採用個人取向（生活型態的改變）及結構取向（包括環境及社會經濟面的改變）技術策略（110 年專技高考 _ 公共衛生師）。

(　) 2. 下列何者不是 WHO 渥太華憲章（1986）健康促進之五大行動綱領？ (A) 發展個人技能 (B) 加強社區行動 (C) 增加健康預算 (D) 營造支持性環境（110 年專技高考 _ 公共衛生師）。

(　) 3. 行政院布自 112 年 3 月 22 日起施行害防制新法，維護國人健康。這個方式屬於渥太華憲章五大行動綱領的何者？ (A) 創造支持性環境 (B) 強化社區行動 (C) 建立健康的公共政策 (D) 調整健康服務方向（112 年專技高考 _ 公共衛生師）。

(　) 4. 在行為改變的諸多理論中，強調改變個人層次的危害健康行為及其相關因素，以下何者為非？ (A) 社會認知理論（Social Cognitive Theory） (B) 計畫行為理論（Theory of Planned Behavior） (C) 跨理論模式（The Transtheoretical Model） (D) 採取預防措施過程模式（Precaution Adoption Process Model）（109 年專技高考 _ 公共衛生師）。

(　) 5. 計畫行為理論（Planned Behavior Theory）指出，對行為的態度由對「行為的信念（behavioral belief）」所組成，下列何者屬於對行為的信念的敘述？ (A) 我的同事贊成我吸菸 (B) 吸菸可能導致肺癌 (C) 我一天平均要吸十支菸 (D) 菸品價格太低讓我不太想吸菸（111 年專技高考 _ 公共衛生師）。

(　) 6. 健康行為理論通常具有其獨特之理論概念，其中「強調個人認知、行為表現與環境之互動與影響性」屬於下列那個模式或理論之核心概念？ (A) 健康信念模式（Health Belief Model） (B) 社會認知理論（Social Cognitive Theory） (C) 跨理論模式（Transtheoretical Model, TTM） (D) 理性行動論（Theory of Reasoned Action）（111 年專技高考 _ 公共衛生師）。

（請沿虛線撕下）

(　) 7. 計畫行為理論（Planned Behavioral Theory）指出，對行為的態度由對「行為的信念（behavioral belief）」所組成，下列何者屬於對行為的信念的敘述？　(A) 我的同事贊成我吸菸　(B) 吸菸可能導致肺癌　(C) 我一天平均要吸十支菸　(D) 菸品價格太高，讓我不太想再吸菸（111 年專技高考 _ 公共衛生師）。

(　) 8. 比較個人層次及社區層次的健康促進策略模式，下列敘述何者錯誤？　(A) 健康信念模式（Health Belief Model）曾被應用於許多健康行為探討，其偏重描述影響行為的個人因素，較少考慮社會環境因素對個人行為的影響　(B) 跨理論模式（Transtheoretical Model of Behavior Change）解釋個體問題行為改變的過程，認為行為的改變並非單純的全有或全無，應將行為以改變的階段（stage of change）加以思考　(C) 理性行動理論及計畫行為理論（Theory of Reasoned Action & Theory of Planned Behavior）認為人具理性思考能力，主要應用於社區層次的健康促進策略　(D) 創新擴散理論（Diffusion of Innovations Model）由 Rogers 於 1962 年提出，創新指的是新的觀念方法、事物或技術；擴散指的是過程（110 年專技高考 _ 公共衛生師）。

(　) 9. 防疫中心為鼓勵有疫苗猶豫心態的國人接種 COVID-19 疫苗，邀請社會中德高望眾者當眾接種疫苗，此作法可以說是下列那個理論之應用？　(A) 健康信念模式　(B) 理性行動模式　(C) 社會認知理論　(D) 跨理論模式（110 年專技高考 _ 公共衛生師）。

(　)10. 健康行為理論通常具有其獨特之理論概念，其中「強調個人認知、行為表現與環境之互動與影響性」屬於下列那個模式或理論之核心概念？　(A) 健康信念模式（Health Belief Model）　(B) 社會認知理論（Social Cognitive Theory）　(C) 跨理論模式（Transtheoretical Model, TTM）　(D) 理性行動論（Theory of Reasoned Action）（111 年專技高考 _ 公共衛生師）。

二、問答題

1. 新公共衛生運動是基於健康促進理論和渥太華健康促進憲章的基礎上發展起來的。請問在新公共衛生運動框架下，WHO 提出了哪三個主要目標？

答：

2. 請運用渥太華憲章提出的五大行動綱領，提出降低電子煙使用率的防制策略。（110 年專技高考 _ 公共衛生師）

答：

得 分

健康促進

學後評量

第 2 章

健康促進理論與模式

班級：__________

學號：__________

姓名：__________

一、選擇題

(　　) 1. 某研究欲探討與使用乳房攝影有關的影響因素，並運用健康信念模式發展問卷，其中有一題目為「請問您覺得自己得到乳癌的可能性為何？」，此題最有可能是測量下列何者？ (A) 自覺嚴重度 (B) 自覺利益 (C) 自覺罹患性 (D) 自我效能（112 年專技高考 _ 公共衛生師）。

(　　) 2. 下列對於跨理論模式（Transtheoretical Model, TTM）的敘述，何者錯誤？ (A) 自我效能（Self-efficacy）是在特定情境下改變問題行為的能力（ability） (B) 是將多樣不同的行為改變理論，系統性整合不同心理治療領域的理論模式 (C) 行為改變是一個隨著時間演進的過程 (D) 多數高風險族群尚未準備好採取行動，以行動導向的行為改變計畫對他們沒有明顯成效（112 年專技高考 _ 公共衛生師）。

(　　) 3. 某人與朋友聊天時提及，其正在收集健康減重的資訊，預計要開始進行健康減重的行為。根據跨理論模式的改變階段，此人最有可能處於哪個階段？ (A) 準備期 (B) 意圖期 (C) 行動期 (D) 前意圖期（112 年專技高考 _ 公共衛生師）。

(　　) 4. 根據 Lazarus&Folkman 的壓力理論，壓力事件的因應（coping）可以分為「問題聚焦的因應（problem-focused coping）」與「情緒聚焦的因應（emotion-focused coping）」兩大類。下列敘述何者錯誤？ (A) 遇到壓力藉酒消愁，屬於問題聚焦的壓力因應 (B) 壓力事件的標準太高自己達不到，嘗試向上級反映降低標準，是問題聚焦的壓力因應 (C) 壓力太大很焦慮，無法有效思考解決之道，出去外面走走放空一下，屬於情緒聚焦的壓力因應 (D) 對壓力事件的評估，從負向的「是一種威脅」，轉為正向的「是一種挑戰」，調整理解事件的視角，屬於情緒聚焦的壓力因應（111 年專技高考 _ 公共衛生師）。

(　　) 5. 某人因不確定 COVID-19 疫苗是否可有效預防其染疫，故至今仍未完成疫苗施打，此敘述屬於健康信念模式（Health Belief Model）中之何種概念？ (A) 自覺嚴重性（perceived severity） (B) 自覺罹患性（perceived susceptibility） (C) 自覺利益（perceived benefits） (D) 自覺障礙（perceived barriers）（111 年專技高考 _ 公共衛生師）。

(　　) 6. 創新擴散（Innovation Diffusion）是將一個創新的事物傳遞出去的過程，這個過程發生在某個社會系統，利用某種溝通管道，而且經過一段時間；也就是說它所傳遞的是新的事物，參與在傳遞過程當中的人有所創新，並共同分享，以期達到共識。下列何者不是創新擴散的要素？ (A) 時間 (B) 社會系統 (C) 溝通管道 (D) 獲利金額（110 年專技高考 _ 公共衛生師）

（請沿虛線撕下）

(　)7. 某人打算最近一個月內要開始規律運動，已購買運動服裝，且上網查詢住家附近的運動中心及相關運動課程，此敘述屬於跨理論模式（Transtheoretical Model, TTM）中的何種改變階段？ (A) 沉思期（contemplation） (B) 準備期（preparation） (C) 行動期（action） (D) 維持期（maintenance）（111 年專技高考 _ 公共衛生師）。

(　)8. 在跨理論模式（Transtheoretical Model, TTM）裡，「改變階段（stage of change）」用別種較為健康的選項替代不健康的行為，屬於何種「改變階段」？ (A) 反制約（counter-conditioning） (B) 自我解放（self-liberation） (C) 刺激控制（stimulus control） (D) 社會解放（social liberation）（111 年專技高考 _ 公共衛生師）。

(　)9. 於介入方案之規劃階段可進行教育和生態評估（educational and ecological assessment），若參與調查訪談之吸菸者表示，因受到同住家人之抱怨，故決定報名參加戒菸班，此敘述屬下列何種因素？ (A) 前傾因素（predisposing factor） (B) 增強因素（reinforcing factor） (C) 使能因素（enabling factor） (D) 調節因素（moderating factor）（111 年專技高考 _ 公共衛生師）。

(　)10. 下列關於商業行銷（commercialmarketing）和社會行銷（socialmarketing）之比較，何者錯誤？ (A) 商業行銷的成本通常比社會行銷高 (B) 商業行銷期望帶來實質營收的改變 (C) 商業行銷通常是銷售有形產品，社會行銷則主要是自願性的行為改變 (D) 商業行銷主要考量公司的利益，社會行銷多在乎群體的利益（111 年專技高考 _ 公共衛生師）。

(　)11. 依據 Rogers（1995）提出的創新傳播（diffusion of innovation），將創新訊息的擴散情形依採納者類型進行分析，下列敘述何者正確？ (A)「早期採納者」通常會經過深思熟慮才採用新方法 (B)「早期多數採納者」通常為具備高教育程度的成功人士 (C)「晚期多數採納者」通常會在同儕壓力下才採用新方法 (D)「落伍者」通常為社會上具有一定財務或資源者（110 年專技高考 _ 公共衛生師）。

(　)12. 有關壓力之相關敘述，下列何者錯誤？ (A) 初級評估乃評估壓力事件對個體的意義是否具威脅性 (B) 次級評估指個體自己因應壓力事件的資源 (C) 所有壓力源都會引發一系列生理反應，包括警覺反應（alarm reaction）、抵抗期（stage of resistance）及耗竭期（stage of exhaustion） (D) 睡眠被視為是生理緊張狀態回復之重要資源（110 年專技高考 _ 公共衛生師）。

得 分

健康促進

學後評量

第 3 章

高齡長者的健康促進

班級：__________

學號：__________

姓名：__________

一、選擇題

(　　) 1. 2015 年，政府首次頒布「高齡社會白皮書」，提出四大願景，下列何者為非？ (A)「健康生活」、「幸福家庭」、「活力社會」與「友善環境」 (B)「健康生活」、「幸福家庭」、「友善環境」與「活力社會」 (C)「健康生活」、「活力社會」、「幸福家庭」與「友善環境」 (D)「健康生活」、「幸福家庭」、「活力城市」與「友善環境」。

(　　) 2. 近年來，為了能夠早期發現長者功能衰退徵兆，國民健康署引用世界衛生組織（WHO）長者整合性照護指引，推動長者功能評估工作，可以幫助長者早期發現可能導致失能的風險因子以及早介入，請問下列何者為長者整合性照護指引英文縮寫？ (A)ICOPE (B)ICOEP (C)ICPOE (D)IOCPE。

(　　) 3. 有學者將健康行為分成「健康促進」和「預防疾病」二個層面。在積極健康促進行為層面，包括營養、運動、壓力控制與下列何者為正確？ (A) 事故預防 (B) 人際關係 (C) 職業安全 (D) 視力保健。

(　　) 4. 規律運動的定義，即是在運動頻率上，每週至少運動 3 天，每次運動時間為多少為正確？（ACSM, 2004）。 (A)15-20 分鐘 (B)10-20 分鐘 (C)10-30 分鐘 (D)15-30 分鐘。

(　　) 5. 國健署於西元哪一年為提升高齡者的身體活動推動「我家就是健身房」、「公園就是我的健身房」、「條條道路都是我的健房」策略？ (A)2021 年 (B)2022 年 (C)2023 年 (D)2020 年。

(　　) 6. 國家發展委員會（簡稱國發會）資料指出，我國 65 歲以上之高齡人口占總人口比率於 1993 年達 7.1%，正式邁入聯合國定義的高齡化（aging）國家門檻，請問下列哪一年預估會升高至 20.7%，接近高齡者人口比達 21% 的超高齡（super-aged）國家？ (A)2025 年 (B)2024 年 (C)2023 年 (D)2026 年。

(　　) 7. 1980 年美國衛生福利部（U. S.Department of Health and Human Services）中的公共衛生局（U. S. Public Health Services）所推行的國民健康目標（Health Objectives for the Nation）開始，內容分成哪三部分？ (A) 健康促進、健康社區與健康服務 (B) 健康促進、健康保護與健康城市 (C) 健康學校、健康保護與健康服務 (D) 健康促進、健康保護與健康服務。

(　　) 8. 長者功能評估中，共包括哪六項延緩失能的關鍵指標？ (A) 認知功能、行動能力、失智、視力、聽力及憂鬱 (B) 認知功能、行動能力、營養、視力、聽力及憂鬱 (C) 認知功能、行動能力、營養、視力、孤單及憂鬱 (D) 認知功能、行動能力、營養、視力、聽力及咬合力。

（請沿虛線撕下）

(　　) 9. 聯合國最新出版的全球高齡人口報告中，從 2019 年至 2050 年間全球高齡人口比率成長最快的三個國家，請問下列何者正確？ (A) 日本、新加坡與臺灣 (B) 南韓、日本與臺灣 (C) 南韓、新加坡與臺灣 (D) 南韓、新加坡與日本。

(　　)10. 高齡者生理特質，有關感官老化，視覺從四十歲開始退化，如青光眼、老花眼、白內障、黃斑部病變等，其中以何者退化最常見？ (A) 青光眼 (B) 老花眼 (C) 白內障 (D) 黃斑病變。

二、問答題

1. 肌力會隨著年齡增長而退化，相同的骨質密度也會隨著年齡增長而降低，因而造 成骨質疏鬆，因此高齡者從事重量訓練所獲得的運動效益，越加受到重視，請問重量訓練對高齡者有何功能？

答：

2. 衆所皆知，運動有益身心健康，針對在帶領高齡者接觸身體活動與健康促進的實際場域，時常會面臨高齡者反映出無法運動的理由與問題，其中以「沒空運動」為理由佔多數，請問其對應策略為何？

答：

3. 靜態生活除了增加死亡率，還會增加心血管疾病、糖尿病、肥胖的風險，也提升了骨質疏鬆、憂鬱、焦慮與罹患癌症的風險，請說明高齡者「懶得運動」的對應策略？

答：

得　分

健康促進

學後評量

第 4 章

健康風險評估與健康促進

班級：＿＿＿＿＿
學號：＿＿＿＿＿
姓名：＿＿＿＿＿

一、選擇題

(　　) 1. 下列何者不是屬於「健康風險評估」的意義範疇？　(A) 預防和管理疾病　(B) 法律訴訟之參考　(C) 醫療資源分配　(D) 健康促進與教育。

(　　) 2. 下列健康風險評估何者「不是」正確的敘述？　(A) 能夠向個人和社區傳遞健康相關信息　(B) 提供健康促進和預防措施的教育　(C) 能夠處罰企業造成民眾健康之危害性　(D) 提高其健康識能（Health literacy）和行為的改變。

(　　) 3. 根據環保署公告健康風險評估技術規範，依此技術規範就營運階段，可能運作或運作時衍生之危害性化學物質，將辦理開發行為影響範圍內居民健康之風險評估時，應特別計算「何種」健康風險？　(A) 基本風險（Basic risk）　(B) 環境風險（Environmental Risk）　(C) 增量風險（Excess Risk）　(D) 財務風險（Financial Risk）。

(　　) 4. 健康風險評估技術規範中，下列何者不是運作時衍生之危害性化學物質？　(A) 食品污染之化學物　(B) 固定污染源空氣污染物　(C) 放流水標準之化學物質　(D) 土壤污染管制標準之化學物質。

(　　) 5. 下列哪些不是國際環境保護公約用於規範之化學物質？　(A) 斯德哥爾摩公約　(B) 蒙特婁議定書　(C) 巴塞爾公約　(D) 巴黎協定。

(　　) 6. 健康風險評估範疇涵蓋是多方面，下列不是正確的敘述？　(A) 範疇是從個人到社區　(B) 範疇是從生活方式到環境暴露　(C) 高風險族群健康風險評估　(D) 法律訴訟賠償的參考依據。

(　　) 7. 下列哪一個是健康風險評估作業之第三個步驟？　(A) 危害確認（Hazard identification）　(B) 暴露評估（Exposure Assessment）　(C) 劑量效應評估（Dose Response Assessment）　(D) 風險特徵描述（risk characterization）。

(　　) 8. 下列哪一個不是評估污染物質毒理資料的方式？　(A) 流行病學研究資料　(B) 動物實驗資料　(C) 臨床實驗數據　(D) 分子結構的比較。

(　　) 9. 下列哪一個「不是」劑量效應評估之不確定（Uncertainty）的來源？　(A) 高劑量外推到低劑量　(B) 民眾合作的意願　(C) 動物外推到人類　(D) 人種間感應性之差異。

(　　)10. 下列哪一個是指暴露濃度與人體最終標的（Target）器官劑量？　(A) 內在劑量（Internal Dose）　(B) 給予劑量（Administrated Dose）　(C) 吸收劑量（Absorbed Dose）　(D) 生物反應劑量（Biological Effect Dose）。

（請沿虛線撕下）

( )11. 下列哪一個不是進行完整之「暴露評估」的參數？ (A) 暴露濃度（Concentration） (B) 暴露期間（Duration） (C) 暴露頻率（Frequency） (D) 暴露危害（Hazard）。

( )12. 下列哪一個「風險特徵」描述是錯誤的？ (A) 單位風險度是指暴露於每濃度單位致癌物質會導致癌症的風險 (B) 通常愈少的假設，風險特徵描述之準確度將愈高 (C) 風險特徵係針對危害確認、劑量效應評估及暴露量評估所得之結果 (D) 通常風險特徵的計算是以平均風險值作為判定基準值。

( )13. 下列哪一個不是一般「環境影響評估」的主要步驟？ (A) 估算所需的經費 (B) 環境影響之預測 (C) 環境問題之識別 (D) 環境範疇定義。

( )14. 下列哪一個是健康促進不正確的敘述？ (A) 注重個人和群體的和生活方式的改變，進而實現全面的健康提升 (B) 健康促進強調個人不健康行為改變，不支持建立健康的環境 (C) 健康促進強調早期偵測和預防疾病 (D) 健康促進鼓勵個人參與社會活動，建立社會夥伴關係。

( )15. 何者「不是」健康風險評估在個人健康促進和社區健康的功能？ (A) 可作為個人健康保險參考的工具 (B) 可幫助識別個人的健康風險因素 (C) 可提供個人的風險預測 (D) 有助於評估政府制定健康促進政策。

得 分

健康促進

學後評量

班級：__________

學號：__________

姓名：__________

第 5 章
社區健康促進與實務

一、選擇題

(　) 1. 下列何者不是 WHO 渥太華憲章（1986）健康促進之五大行動綱領？ (A) 發展個人技能 (B) 加強社區行動 (C) 增加健康預算 (D) 營造支持性環境（110 年專技高考 _ 公共衛生師）。

(　) 2. 「社區組織」最常被提及三種模式為何？ (A) 社會行動、社會計畫、社會賦能 (B) 社區營造、社區參與、社會計畫 (C) 地區發展、社會計畫、社會行動 (D) 社會行動、地區發展、地區賦能（112 年專技高考 _ 公共衛生師）。

(　) 3. 行政院布自 112 年 3 月 22 日起施行害防制新法，維護國人健康。這個方式屬於渥太華憲章五大行動綱領的何者？ (A) 創造支持性環境 (B) 強化社區行動 (C) 建立健康的公共政策 (D) 調整健康服務方向（112 年專技高考 _ 公共衛生師）。

(　) 4. 下列對健康促進與社區營造關鍵一夥伴關係建立的敘述，何者錯誤？ (A) 組織與組織間的財務支持，是有利於夥伴關係的因素 (B) 社區組織之在地聲音（local voice in action），設定健康議題的代表性，皆有利於夥伴關係之建立 (C) 批判與挑戰當前健康政策之執行，有利於組織與組織間之夥伴關係建立 (D) 健康促進政策與社區夥伴關係，考慮因素包含當前健康議題、全球化、結盟合作、永續經營等（112 年專技高考 _ 公共衛生師）。

(　) 5. 關於「賦權（empowerment）」的敘述，列何者錯誤？ (A) 建立在社區（community）的力量是可以被改變的假設上 (B) 是一個社會行動過程（social action process）讓人們可以重拾人生掌控權 (C) 社區賦權（community empowerment）的結果可能包括政策改變 (D) 政策改變才是驅動賦權（empowerment）的主因（111 年專技高考 _ 公共衛生師）。

(　) 6. 政府有一經費要在原住民部落進行社區健康促進，下列種策略是以「增能（empowerment）」為核心的社區健康促進？ (A) 透過專家團隊進行需求估，了解當地的健康問題及影響因子，例如吸菸率、青少年未預期生育率、低收入比率等 (B) 盤點在地資源了解部落存在那些人物與組織，建立合作夥伴關係，加以扶植起來 (C) 透過外部的力量與資源，有效率地為部落遇到的健康問題提供協助 (D) 為部落辦理許多衛生教育與健康促進活動，邀請名人與專家，給居民增能（111 年專技高考 _ 公共衛生師）。

(　) 7. 在推動社組織（community organizing）計畫時，有三種常用的模式，下列何者錯誤？ (A) 地區發展（locality development） (B) 社會參與（social participation） (C) 社會計畫（social planning） (D) 社會行動（social action）（111 年專技高考 _ 公共衛生師）。

（請沿虛線撕下）

(　　) 8. 有關社區健康促進計畫的需求評估（needs assessment），下列何者錯誤？　(A) 需求評估一開始就須將居民納入進來，強化居民對計畫的擁有感（ownership）　(B) 除了了解健康問題及其影響因子，也要了解社區所擁有的資產（asset）為何　(C) 拜訪社區的關鍵人物或作決定者，讓他們了解計畫，爭取他們的支持與合作　(D) 社區中的弱勢族群，例如低收入戶、患病者，是計要照顧的對象，不需要了解他們擁有的資產（asset）為何，他們過度負擔（111 年專技高考 _ 公共衛生師）。

(　　) 9. 以社區發展（community development）為取向推動健康促進方案時，雖然有許多不同的進行方式，但有一些核心原則，下列何者錯誤？　(A) 參與（participation）　(B) 以社區為導向（community-led）　(C) 個人充權（individual empowerment）　(D) 社會正義（social justice）（111 年專技高考 _ 公共衛生師）。

(　　)10. 傳統以調查資料或生命、社會統計資料了解社區問題進行社區診斷，常面臨物力、人力資源不夠而無法解決問題。為了解決這種困境，學者建議改以資產為本的社區發展模式，有關此模式之敘述，下列何者錯誤？　(A) 此模式以增能為基礎　(B) 此模式著重在社區的資產、優勢與潛力之發掘　(C) 社區資產不包括個人之天賦、能力與專業　(D) 此模式所指之主要資源為在社區內，最容易被使用且為社居民所控制之資源（110 年專技高考 _ 公共衛生師）。

得　分

健康促進
學後評量
第 6 章
學校健康促進與實務

班級：＿＿＿＿＿
學號：＿＿＿＿＿
姓名：＿＿＿＿＿

一、選擇題

(　　) 1. 為促進學生及教職員工健康，各級學校應依學校衛生法辦理學校衛生工作。下列何者非屬學校衛生法之規範內容？　(A) 各級學校應有健康中心之設施，作為健康檢查與管理、緊急傷病處理、衛生諮詢及支援健康教學之場所；高級中等以下學校班級數未達 40 班者，應置護理人員 1 人；40 班以上者，至少置護理人員 2 人　(B) 學校應建立學生健康管理制度，定期辦理學生健康檢查；學生健康檢查及疾病檢查結果應載入學生資料並殖入健保卡，併隨學籍轉移　(C) 各級教育主管機關應會同農業及衛生主管機關定期抽查學校餐飲衛生，每學年至少 1 次，並由農業或衛生主管機關抽驗學校食品之衛生安全及品質　(D) 學校發現學生或教職員工罹患傳染病或有造成校內傳染之虞時，應會同衛生、環境保護機關做好防疫及監控措施；必要時，得禁止到校。

(　　) 2. SWOT 分析是為滿足下列哪一項管理機能所使用的工具？　(A) 策略　(B) 計畫　(C) 控制　(D) 溝通。

(　　) 3. 某校老師發現近來性騷擾事件頻傳，於是以校園社區共同防護網為主題，邀請老師、附近里長及家長參加，透過會議使學校、家長及社區代表了解性騷擾意義及防護通報等規定及交換意見。該老師運用的是 WHO 在 Global School Health Initiative 中的那一個策略？　(A) 強化學校執行健康計畫的能力　(B) 運用研究改善學校健康促進計畫　(C) 將健康促進計畫提升為國家層級的政策　(D) 建立健康促進學校的網絡和聯盟。

(　　) 4. 依據我國學校衛生法的相關規定，下列何者正確？　(A) 各級學校全面禁菸　(B) 教育部應組成學校午餐輔導會，負責規範、輔導、考核及獎懲學校辦理午餐相關業務　(C) 專科以下學校應開設健康相關課程　(D) 國民小學一年級新生，應完成入學前之預防接種。

(　　) 5. 學校衛生法有關學生健康管理制度之敘述，下列何者錯誤？　(A) 學校應定期辦理學生健康檢查　(B) 學校應將學生健康檢查結果載入學生資料　(C) 學校對學生健康檢查資料應予保密，不得併隨學籍轉移　(D) 應教學需要，經學生家長同意，學校得例外提供學生健康檢查資料。

(　　) 6. 下列何者不是我國 18 歲以下兒童及青少年預防保健服務項目？　(A) 新生兒先天代謝異學疾病篩檢　(B) 國中學生牙齒塗氟　(C) 各級學校新生及小學四年級健康檢查　(D) 學齡前兒童斜弱視及視力篩檢。

(　　) 7. 為有效預防齲齒，一般建議使用含氟牙膏，其含氟比率應達到何種比率較佳？　(A)500ppm 以上　(B)800ppm 以上　(C)1000ppm 以上　(D) 沒有差別。

(請沿虛線撕下)

(　) 8. 下列何者違反「學校衛生法」所規定的內容？ (A) 學校應指定單位或專責人員，負責規劃、設計、推動學校衛生工作 (B) 學校應建立學生健康管理制度，定期辦理學生健康檢查 (C) 為遏止學校傳染病蔓延，各級主管機關得命其停課 (D) 學生疾病及健康檢查結果應載入學生資料，不得隨學籍轉移以保障學生隱私。

(　) 9. 下列何者非為健康促進學校之推動議題？ (A) 口腔保健 (B) 交通安全 (C) 全民健保 (D) 性教育。

(　)10. 我國健康促進學校有關於正向心理議題的推動中，所謂的「五正四樂」並未包含下列何者？ (A) 正向參與 (B) 樂眠 (C) 正向意義 (D) 樂善。

(　)11. 健康促進學校在推動健康體位的議題上，有所謂的「健康體位五大核心能力 85210」，請問下列何者非其內容？ (A) 晚上 8 點前上床睡覺 (B) 天天 5 蔬果 (C) 每天使用四電 3C 產品少於 2 小時 (D) 天天運動 30 分鐘。

(　)12.「學校衛生法」之相關規定，下列敘述何者正確？ (A) 高級中等以下學校，班級數五十班以上者，應至少置營養師一人 (B) 學校每週應至少檢查餐飲場所一次，並予記錄；其紀錄應保存三年 (C) 學校供應膳食其食材應優先採用中央農業主管機關認證之在地優良農業產品，含基因改造之生鮮食材及其初級加工品應儘量少用 (D) 高級中等以下學校，除吸煙區外，應全面禁菸。

二、問答題

1. 六大範疇為推動學校健康促進的主要內涵，請簡述其內容及各有何重要性。

答：

2. 請以「健康體位」為推動議題，至少舉出 3 項學校可進行之推動策略或行動。

答：

得　分

健康促進

學後評量

第 7 章

職場健康促進與實務

班級：__________

學號：__________

姓名：__________

一、選擇題

(　　) 1. 下列哪一類職場需要執行職場健康促進？　(A) 第 1、2、3 類作業場所　(B)50 人以下的作業場所　(C) 特別危害健康作業的作業場所　(D) 以上皆是。

(　　) 2. 下列哪一個不是勞工健康保護規則？規定的臨場健康服務項目？　(A) 協助雇主選配勞工從事適當之工作　(B) 辦理健康檢查結果異常者之追蹤管理及健康指導　(C) 瞭解作業環境現況　(D) 辦理未滿十八歲勞工、有母性健康危害之虞之勞工、職業傷病勞工與職業 健康相關高風險勞工之評估及個案管理。

(　　) 3. 職業衛生或職業健康之相關研究報告及傷害、疾病紀錄之保存應該由誰進行？　(A) 工作場所負責人　(B) 職業衛生管理員　(C) 職場健康促進人員　(D) 行政部門。

(　　) 4. 下列哪些不是職場健康促進的範圍？　(A) 辨識與評估工作場所環境、作業及組織內部影響勞工身心健康之危害因子，並提出改善措施之建議　(B) 職場暴力　(C) 製程危害評估　(D) 熱危害。

(　　) 5. 某同仁，評估顯示十年內心血管疾病風險為低風險、個人疲勞為低負荷、工作疲勞為低負荷、超時工作為低負荷、工作型態為低負荷。建議執行的健康促進工作有：　(A) 個案管理　(B) 心臟科、新陳代謝科門診追蹤　(C) 不需進行健康促進　(D) 控制血壓、血糖、血脂肪、戒菸。

(　　) 6. 下列哪些技術是可以用在職場健康促進的工具？　(A)PSM 風險評估　(B) 肌肉骨骼症狀調查　(C) 心情溫度計　(D) 工作負荷調查。

(　　) 7. 夏日進行戶外高氣溫作業時哪些健康促進措施可以不必進行？　(A) 熱危害宣導　(B) 熱適應　(C) 體適能　(D) 評估熱危害風險等級。

(　　) 8. 醫師及護理師針對哪些同仁進行健康促進？　(A) 健康檢查項目異常、各項問卷中度風險以上　(B) 新進同仁　(C) 有健康問題之同仁　(D) 所有同仁。

(　　) 9. 下列項目哪一個不是職場健康促進事項？　(A) 新進員工之體格檢查　(B) 員工之年度健康檢查　(C) 健康結果進行評估、統計及分析，以用於選、配工　(D) 噪音頻譜分析。

(　　)10. 勞工人數達 100 人以上的事業單位應訂定執行職務遭受不法侵害的預防計畫並且執行；人數未達 100 人者？　(A) 不需執行　(B) 不需訂預防計畫，但是仍然需要執行　(C) 如果風險高仍然必須執行　(D) 得以執行紀錄或文件替代不法侵害預防計畫。

（請沿虛線撕下）

得　分

健康促進

學後評量

第 8 章

醫院健康促進與實務

班級：__________

學號：__________

姓名：__________

一、選擇題

(　　) 1. 何者不是健康醫院 2.0 重點方向？　(A) 精簡條文　(B) 以醫療團隊為中心　(C) 健康永續　(D) 以人為中心。

(　　) 2. 以下何者非美國健康照護促進協會發展之 4Ms ？　(A)Memory　(B)Medication　(C)What Matters　(D)Mentation。

(　　) 3. 危害國人健康四大危險因子包括：不健康飲食、缺乏運動、菸檳和下列何者？　(A) 心理障礙　(B) 不當飲酒　(C) 作息不正常　(D) 空氣污染。

(　　) 4. 臺灣於何時通過世界衛生組織健康促進醫院國際網絡推動委員會的審核，成為第 32 個國家區域網絡會員？　(A)2005 年 11 月 26 日　(B)2006 年 11 月 26 日　(C)2007 年 11 月 26 日　(D)2007 年 12 月 26 日。

(　　) 5. 下列敘述何者正確？　(A) 根據世界衛生組織定義：健康是生理、心理、心靈和社會完全安適之靜態狀態，就只是沒有生病或虛弱而已　(B)1988 年世界衛生組織在渥太華健康促進宣言中，提到醫療服務機構對人民健康促進的任務及使命，強調組織措施及自身能力是影響健康的多重因素　(C) 世界衛生組織所創始的健康促進醫院，概念源自於渥太華憲章以及世界衛生組織歐洲部門於 1991 年發表的布達佩斯健康促進宣言，主要目標是要將醫院發展成為更健康的場所　(D) 以上皆正確。

(　　) 6. 社區定義何者為非？　(A) 社區居民之間很少互動　(B) 彼此間有相似的文化、價值觀或態度　(C) 住在同一個地理區域　(D) 在社會的互動上能互助合作。

(　　) 7. 全人照護除了五全照護外，亦包含預防保健、疾病診斷等，其中下列哪一項「非屬於照護理念」？　(A) 身體照護　(B) 了解病人社經環境　(C) 宗教信仰需求　(D) 積極治療病人疾病。

(　　) 8. 醫院為民眾持續提供高品質的全人醫療和健康促進服務，逐漸以社區的全人照護為導向，下列哪一項為強化社區全人照護作為？　(A) 提供優質醫療服務　(B) 提供健康促進活動　(C) 合理使用醫療資源　(D) 給予長期照護計畫。

(　　) 9. 下列全人照護敘述何者錯誤？　(A) 醫療人員的服務對象只侷限於生病的個案　(B) 由全體實習學生、醫師、醫事及其他人員自發性具體落實於日常生活　(C) 全人照護強調照護的全程、全家和全社區　(D) 以上皆正確。

(　　)10. 全人照護中以健康照護矩陣找到病人需求後，可給予病人相關治療計畫，哪一項最適當？　(A) 提供支持環境及社會資源　(B) 聆聽病人需求　(C) 語言治療師進行吞嚥障礙評估與訓練　(D) 給予良好照護品質。

（請沿虛線撕下）

(　)11. 有關成人健檢，下列敘述何者為非？　(A)40 歲以上未滿 65 歲民眾每 3 年 1 次　(B)55 歲以上原住民每年 1 次成人健康檢查　(C) 罹患小兒麻痺且年在 35 歲以上者每 2 年 1 次成人健康檢查　(D)65 歲以上民眾每年 1 次成人健康檢查。

(　)12. 我國預防保健四大癌症篩檢有哪些？ A. 子宮頸癌 B. 胃癌 C. 乳癌 D. 大腸癌 E. 口腔癌 F. 胰臟癌　(A)A+B+C+F　(B)B+C+D+E　(C)C+D+E+F　(D) A+C+D+E。

(　)13. 除了四癌篩檢之外，依據國際證實及國內研究結果，推出的第五癌篩檢為何？　(A) 肺癌　(B) 胃癌　(C) 胰臟癌　(D) 攝護腺癌。

(　)14. 有關四癌篩檢，下列敘述何者為非？　(A)30 歲以上女性每 2 年 1 次子宮頸抹片檢查　(B)45-69 歲或 40-44 歲二等血親內曾罹患乳癌之女性每 2 年 1 次乳房攝影 (C)50-74 歲民眾每 2 年 1 次糞便潛血檢查　(D)30 歲以上正在吸菸或吃過檳榔者（18 歲以上有吃過檳榔之原住民）每 2 年 1 次口腔黏膜檢查。

(　)15. 預防醫學中的四段七級，宣導大家要勤洗手，屬於哪個分級？　(A) 健康促進　(B) 特殊保護　(C) 早期診斷立即治療　(D) 限制殘障。

(　)16. 預防醫學中的四段七級，癌症篩檢，屬於哪個分級？　(A) 健康促進　(B) 特殊保護　(C) 早期診斷立即治療　(D) 限制殘障。

(　)17. 預防醫學中的四段七級，不包含　(A) 緩和醫療　(B) 復健　(C) 限制殘障 (D) 安全與衛生。

(　)18. 針對肝炎檢查，45-79 歲民眾或 40-79 歲原住民可以檢查幾次？　(A) 每年 1 次　(B) 終身 1 次　(C) 每 2 年 1 次　(D) 不限次數。

(　)19. 世界衛生組織啓動之「健康促進醫院行動」（Health-Promoting Hospitals initiative），著重的面向何者錯誤？　(A) 促進病患與工作人員的健康　(B) 改變組織成為一個健康促進場域　(C) 促進醫院周邊社區的健康　(D) 強調提升診斷與治療的品質。

(　)20. 有關醫院健康促進的推動，下列敘述何時錯誤？　(A) 世界衛生組織（WHO）為推動健康促進醫院，於 1988 年啓動「健康促進醫院（Health promoting hospital initiatives）」　(B) 健康醫院之任務為病人提供高品質醫療照護服務，醫院的健康促進應採附加型式，成立健康促進委員會，單純個別計畫推動　(C) 對於病人的健康照護部分，應提供病人影響健康的因素之評估，注意臨床健康促進　(D) 高齡化社會來臨，健康醫院在高齡者健康照護方面，應提供健康促進、疾病預防相關服務以及友善的照顧服務環境。

得　分

健康促進

學後評量

第 9 章

營養與健康促進

班級：＿＿＿＿＿＿

學號：＿＿＿＿＿＿

姓名：＿＿＿＿＿＿

一、選擇題

(　　) 1. 有關臺灣「每日飲食指南」下列敘述何者不正確？ (A) 建議每天攝取 35 份蔬菜 (B) 建議每天奶類攝取 1 杯 (C) 建議每天水果攝取 24 份 (D)1 份油脂大約 1 茶匙油或 1 把堅果。

(　　) 2. 臺灣衛福部「我的餐盤」之建議，何者不是六口訣內容？ (A) 豆魚蛋肉一掌心 (B) 飯跟蔬菜一樣多 (C) 每餐水果拳頭大 (D) 堅果種子每餐有。

(　　) 3. 以膳食方式有效降低高血壓，主要是指何飲食？ (A) 地中海飲食 (B) 低油飲食 (C) 得舒飲食 (D) 原始人飲食。

(　　) 4. 臺灣衛福部成人體位判斷標準，下列何者正確？ (A) 過輕：BMI<18 (B) 肥胖：BMI ≧ 30 (C) 正常：25 ≦ BMI<30 (D) 女生腰圍≧ 80 公分。

(　　) 5. 劉先生為一般上班族，活動量少，身高 175 公分，體重 78 公斤，請問他的身體質量指數 (BMI) 為何？ (A)25.5 (B)22.4 (C)28.7 (D)34.6。

(　　) 6. 有關低熱量飲食之敘述，下列何者不正確？ (A) 熱量通常高於 800 大卡 (B) 熱量設定通常每日約 800~1200 大卡 (C) 短期效果不如極低熱量飲食 (D) 具有長期體重維持之效果。

(　　) 7. 「此飲食不限熱量，但須減少澱粉與糖的攝取，通常醣類攝取量約 20~50 公克 / 天，使身體容易利用脂肪作為能量來源，以達減重的目的」，請問上述內容是指何飲食？ (A) 代餐減重飲食 (B) 極低熱量飲食 (C) 生酮飲食 (D) 低醣飲食。

(　　) 8. 下列哪個不是 RE-AIM 模式的面向？ (A) 涵蓋率 (Reach) (B) 效果 (Effectiveness) (C) 參與度 (Adoption) (D) 輸入 (Input)。

(　　) 9. 下列飲食何者不是「間歇性斷食」？ (A)168 飲食 (B) 份量控制飲食 (C) 隔日自由食 (D)52 方案飲食。

(　　) 10. 有關飲食與慢性疾病，下列敘述何者不正確？ (A) 鈣和維生素 B6 對維持骨骼健康很重要 (B) 高飽和脂肪含量高的食物會增加心臟病的風險 (C) 選擇低 GI 食物對糖尿病的預防和管理有幫助 (D) 飲食中抗發炎性食物如蔬果類，可緩解炎症。

（請沿虛線撕下）

二、問答題

1. 張女士 68 歲，身高 156 公分，體重 64 公斤，平日活動量少，請問她的 BMI 多少？體位為何？建議每天熱量需求大約多少？

答：

2. 何謂健康飲食？其主要核心特徵包括哪些？

答：

3. 「未精製」之主食類食物包括哪些？

4. 何謂「代餐減重法」和「份量控制餐盤法」？

5. 何謂「植物性飲食」它對健康和疾病風險有何相關？

得　分

健康促進

學後評量

第 10 章

心理健康促進

班級：＿＿＿＿＿＿

學號：＿＿＿＿＿＿

姓名：＿＿＿＿＿＿

一、選擇題

(　) 1. 根據 Martin Seligman 對正向心理學（positive psychology）的定義，正向心理學的主題探討人類在多層次的生活面向上之正向功能與昌盛發展。下列何者不屬於正向心理學的研究議題？　(A) 個人在工作中的「心流」（flow）經驗　(B) 引發憂鬱症的影響因子　(C) 人際間有效溝通的特徵　(D) 個人壓力調適的能力。

(　) 2. 教育部推動「健康促進學校計畫」，包含「正向心理健康促進」議題，有關正向心理健康促進的核心意涵與推動策略，下列何者錯誤？　(A) 強調正向與幸福感（well-being）　(B) 依據健康促進的原則，整合心理健康促進支持性環境的建置以及個人心理健康促進能力的增能　(C) 整合校園內心理疾患（mental disorder）之一段、二段與三段預防策略　(D) 整合個人心理健康能力與其健康生活型態因子，例如菸害防制、健康體位等。

(　) 3. 根據職場健康心理學會 1997 年一份針對壓力管理專家的學術調查，抒解身心壓力一般最有效方式為：　(A) 運動　(B) 吃甜食　(C) 聽音樂　(D) 吃藥。

(　) 4. 勞工安全衛生研究所之 2007 年工作環境安全衛生狀況認知調查報告顯示，國人於遭遇工作壓力或困擾時，最常處理方式（73.2%）為下列何者？　(A) 休息或睡覺　(B) 散步或運動　(C) 向親友抱怨　(D) 逛街看電影。

(　) 5. 艾立斯（Ellis）的理情療法（RET）在人格結構理論強調 ABC 模式，其中所指的「A」是代表何者？　(A) 信念　(B) 結果　(C) 事件　(D) 行為。

(　) 6. 「我毫無優點，沒有一件事做得好」。這是屬於理情治療探討的哪一個英文字母？　(A) A（生活事件）　(B) B（信念）　(C) C（結果）　(D) D（辯證）。

(　) 7. 不論是心理上的支持或是外在資源的補助，皆能多少化解個人的壓力程度，是指壓力緩衝盾中的：　(A) 生活經驗　(B) 支援系統　(C) 態度或信仰　(D) 社會行動技巧。

(　) 8. 下面哪一個是常見的壓力反應？　(A) 老是睡不好，常常失眠或睡眠品質不佳　(B) 經常有情緒低落、焦慮、煩躁的情況　(C) 常忘東忘西、變得很健忘　(D) 以上皆是。

(　) 9. 下面哪一個答案不符合「正念減壓」的原則？　(A) 接納（acceptance）　(B) 信任（trust）　(C) 評價（judging）　(D) 耐心（patience）。

(　)10. 下面哪一個不是心理健康促進的重點？　(A) 提升心理健康的知能　(B) 心理健康環境的維護　(C) 積極的作為以促進心理健康　(D) 不要想太多，自然會心理健康。

（請沿虛線撕下）

二、問答題

1. 請試述什麼是「壓力緩衝盾」？

答：

2. 「正念減壓」（MBSR，Mindfulness-Based Stress Reduction）是由美國麻州大學醫學院前醫學教授喬·卡巴金博士（Jon Kabat-Zinn）所創立，請試述「正念」的四個關鍵概念為何？

答：

得　分

健康促進

學後評量

第 11 章

健康數據資訊判讀量測與管理

班級：＿＿＿＿＿
學號：＿＿＿＿＿
姓名：＿＿＿＿＿

一、選擇題

(　　) 1. 臺灣 2019 年 ~2022 年的十大死因的前五名，不包含以下哪種疾病？ (A) 惡性腫瘤 (B) 糖尿病 (C) 高血壓性疾病 (D) 心臟腦血管疾病。

(　　) 2. 以下何者並非檢測肥胖與否的相關參考數據？ (A) 身體質量指數（BMI） (B) 三酸甘油脂（TG） (C) 體脂肪率（%） (D) 腰臀圍比（%）。

(　　) 3. 以下何者並非量測「視力」或視力檢查的疾病評估項目？ (A) 黃斑部病變 (B) 青光眼 (C) 白內障 (D) 腰臀圍比（%）。

(　　) 4. 以下在尿液中的檢測項目，哪一種項目對於評估腎臟功能較具臨床意義？ (A) 尿糖 (B) 尿潛血 (C) 尿蛋白 (D) 尿酸鹼值。

(　　) 5. 請問，量測「尿潛血」的健康與疾病評估，主要的評估疾病哪一種疾病並非直接相關？ (A) 腎臟疾病 (B) 血液疾病 (C) 膀胱疾病 (D) 輸尿管疾病。

(　　) 6. 三高中高血脂，指的是抽血檢測膽固醇相關項目偏高，請問不包含哪個檢測項目數值偏高？ (A) 總膽固醇（T-Cho） (B) 三酸甘油脂（TG） (C) 高密度脂蛋白（HDL） (D) 低密度脂蛋白（LDL）。

(　　) 7. 下列哪一種型的肝炎病毒臺灣目前已透過疫苗達到有效的控制？ (A) A 型肝炎 (B) B 型肝炎 (C) C 型肝炎 (D) D 型肝炎。

(　　) 8. 醫學檢驗數據的功能包含哪些？ (A) 發現潛在疾病 (B) 早期診斷疾病 (C) 評估治療效果 (D) 以上皆是。

(　　) 9. 一般血液常規檢查中白血球數量過低可能是身體產生了健康問題，以下何種問題可能性較低？ (A) 病毒感染 (B) 自體免疫疾病 (C) 感染或發炎 (D) 脾臟腫大。

(　　)10. 我國學生的活動量明顯不足，造成過重肥胖率偏高，以下哪個學齡階段較為嚴重？ (A) 高中 / 職 / 五專三年級生 (B) 國中三年級生 (C) 國中一年級生 (D) 國小六年級生。

二、問答題

1. 國人的平均壽命延長，但國人的不健康餘命卻也隨之上升，帶來了哪些負擔？

答：

（請沿虛線撕下）

2. 目前勞工安全衛生法規與學校衛生法，提供國人哪些健康的方向？

答：

3. 身體質量指數（BMI）的檢測結果，包含正常 / 過重 / 肥胖前期 / 肥胖等定義與參考標準為何？

答：

4. 一般血壓數值的檢測結果，對身體的參考意義為何，透過血壓可以評估哪些疾病？

答：

5. 何謂新陳代謝症候群 (Metabolic Syndrome)，包含哪五個指標及國民健康署的標準為何？

答：

得 分

健康促進

學後評量

第 12 章

健康促進的未來研究方向重點

班級：＿＿＿＿＿

學號：＿＿＿＿＿

姓名：＿＿＿＿＿

(　　) 1. 關於「健康不平等」的敘述，下列選項何者錯誤？ (A) 指的是個人或群體之間的健康存在差異 (B) 社會制度造成的健康差異 (C) 牽涉到道德規範的判斷 (D) 主要是醫療的差異。

(　　) 2. 下列哪一個不是「高齡友善城市指標」八大面向之一？ (A) 大衆運輸 (B) 政治 (C) 社會參與 (D) 工作與志願服務。

(　　) 3. 長照 2.0 政策所成立的服務單位中，不包括下列何者？ (A) 社區整合型服務中心 (B) 巷弄長照站 (C) 關懷據點 (D) 複合型服務中心。

(　　) 4. 關於長照計畫的敘述，下列選項何者有誤？ (A) 實現在地老化 (B) 建立優質、平價、普及的長期照顧服務體系 (C) 提供高端的醫療品質 (D) 提供多目標的社區式支持服務。

(　　) 5. 關於「美國疾病預防與管制中心」提出的防疫工作的四大目標，下列敘述何者錯誤？ (A) 提升疾病監測與爆發流行時之應付能力 (B) 加強民衆的體能訓練 (C) 傳染病之預防與控制 (D) 重建公共衛生體系之傳染病控制架構並加強人員訓練。

(　　) 6. 有關臺灣防疫策略未來努力的方向，下列敘述何者錯誤？ (A) 傳染病的監測 (B) 開拓更具國際觀的視野 (C) 實驗室的檢驗 (D) 加強邊境管制。

二、問答題

1. 健康管理產業高速整合發展，科技應用的類別，從設備、功能、使用場域、服務等特性，可分為幾大類？

答：

2. 試描述「智慧醫療與健康促進」未來該如何結合？

答：

（請沿虛線撕下）

3. 人畜共通疾病經由動物在人類之間傳播的能力，可分為哪五個階段？

答：

4. 請說明何為「高齡友善城市八大面向」？

答：

5. 健康不平等存在於臺灣社會的許多角落，請舉例說明。

答：

得 分

健康促進

學後評量

第 13 章

數位健康管理與智能健康促進

班級：__________

學號：__________

姓名：__________

( ) 1. 大數據技術在健康管理中的主要應用？ (A) 降低系統建置成本 (B) 從大量健康數據中提取有用資訊 (C) 增加醫療服務的可用性 (D) 提高資料存取速度。

( ) 2. 在健康大數據分析中，資料視覺化的主要目的是什麼？ (A) 增加資料處理速度 (B) 資料安全和保護 (C) 增加醫療服務的可用性 (D) 協助理解和分析健康資料。

( ) 3. 在進行健康大數據分析時，需要考慮的主要風險不包括哪一項？ (A) 資料安全和隱私保護 (B) 資料標準化和整合 (C) 資料的存儲空間 (D) 系統管理和維護。

( ) 4. AI 技術在健康數據分析中如何協助醫護人員？ (A) 提供基本數據分析 (B) 評估數據處理時間 (C) 協助識別潛在的問題與提供建議 (D) 設計健康資訊共享架構。

( ) 5. AI 在早期診斷中的主要作用是什麼？ (A) 從資料中識別風險因素 (B) 增加預防計畫的剛性 (C) 減少醫生的參與 (D) 協助數據收集。

( ) 6. AI 如何協助慢性病管理？ (A) 增加治療方案的剛性 (B) 根據健康數據提供個人化治療計畫 (C) 提供諮詢系統 (D) 增加照護服務範圍。

( ) 7. 監督式學習中的分類問題與迴歸分析的區別在於： (A) 分類問題的因變數是離散變數 (B) 迴歸分析的因變數是離散變數 (C) 分類問題的因變數是連續變數 (D) 這兩者沒有區別。

( ) 8. 下列醫療應用問題，決策樹（Decision Tree）演算法較適合處理： (A) 心電圖趨勢之預測 (B) 癌症復發之預測 (C) 護理人員之排班規劃 (D) 患者的血糖數值之預測。

( ) 9. 下列醫療應用問題，多元線性迴歸技術較適合處理： (A) 醫療影像中惡性與良性腫瘤之區分 (B) 護理人員之排班規劃 (C) 癌症復發之預測 (D) 患者血糖數值之預測。

( )10. 關聯分析中 Apriori 演算法的主要步驟不包括以下哪一項？ (A) 生成候選項集 (B) 修剪不頻繁的候選項 (C) 找到頻繁項目集 (D) 最小化預測誤差

( )11. 哪種深度學習演算法最適合針對急診室的看診人數進行預測？ (A) 卷積神經網路（CNN） (B) 循環神經網路（RNN） (C) 生成對抗網路（GAN） (D) 自然語言處理（NLP）。

( )12. 下列醫療應用問題，卷積神經網路（CNN）演算法較適合處理： (A) 醫療影像中惡性與良性腫瘤之區分 (B) 護理人員之排班規劃 (C) 癌症復發之預測 (D) 患者血糖數值之預測。

（請沿虛線撕下）

( )13. 關於機器學習與深度學習的關係，下列敘述何者最為正確？ (A) 深度學習是機器學習的一種演算法，但機器學習不一定是深度學習 (B) 深度學習與機器學習是完全相同的概念，只是稱呼不同 (C) 深度學習是一種獨立的演算法，與機器學習沒有任何關係 (D) 機器學習是深度學習的一種演算法，深度學習一定是機器學習。

( )14. 下列哪一個醫護應用問題，生成對抗網路（GAN）演算法較適合處理？ (A) 醫療影像中惡性與良性腫瘤之區分 (B) 癌症復發之預測 (C) 創建合成醫學影像和模擬病患資料 (D) 患者血糖數值之預測。

( )15. 哪種深度學習演算法最適合處理從龐大的醫療臨床文本或記錄中提取有價值的資訊？ (A) 卷積神經網路（CNN） (B) 循環神經網路（RNN） (C) 生成對抗網路（GAN） (D) 自然語言處理（NLP）。

二、問答題

1. 雲端技術在數位健康管理中扮演什麼角色？

答：

2. AI 在長期照護中的應用包括哪些方面？

答：

3. 機器學習的主要類型？

答：